Aanbevelingen voor de Wim Hof-methode

‘Wim Hof is een man met buitengewone talenten die een enorme controle heeft over willekeurige fysiologische functies. Deze controle heeft hij ontwikkeld door koude-training en door verschillende ademhalingstechnieken. Hij heeft de Wim Hof-methode al aan heel veel mensen geleerd, en in dit boek legt hij deze methode tot in detail uit. Aanbevolen leesvoer voor iedereen die geïnteresseerd is in het ware potentieel van de mens.’

Andrew Weil, directeur van het University of Arizona Center of Integrative Medicine, auteur van ***Optimaal gezond in 8 weken***

‘Het programma van Wim Hof is een essentieel onderdeel geworden van mijn dagelijkse routine voor zelfzorg en aarding. Ik beveel het van harte aan.’

Gabor Maté, schrijver van ***Wanneer je lichaam nee zegt***

‘Wim Hof heeft miljoenen mensen geïnspireerd om niets dan hun lichaam en ademhaling te gebruiken om zichzelf te verwarmen en vervolgens te genezen van een waslijst aan chronische ziekten. Twijfelachtig, zeg je? Dat dacht ik ook, totdat ik het wetenschappelijke onderzoek ontdekte dat wereldwijd is uitgevoerd, en waaruit bleek dat deze “onmogelijke” beweringen wel degelijk klopten. Dit boek is een waardevolle gids voor iedereen die meer controle wil krijgen over zijn gezondheid en de warmte en het onbenutte potentieel dat wij allemaal in ons hebben.’

James Nestor, *New York Times*-bestseller auteur van ***Het nieuwe ademen***

‘Als je één boek zou moeten lezen over hoe je ervoor kunt zorgen dat je je goed voelt, dan is het dit boek. Ik ben zo blij dat Wims technieken op zo’n begrijpelijke manier zijn samengevat. Ik heb zijn methode heel nauwgezet toegepast omdat ze werkt.’

Jesse Itzler, serie-ondernemer, bestsellerauteur, duursporter en eigenaar van de Atlanta Hawks

‘Met de bombastische zelfverzekerdheid van een man die volledig vervuld is van zijn missie beschrijft Wim Hof wetenschappelijke curiositeiten die verder onderzoek waard zijn. Daarnaast reikt hij de lezer baanbrekende zelfhelende technieken aan die het experimenteren met jezelf waard zijn, vooral als de reguliere geneeskunde je niet heeft kunnen helpen.’

Lissa Rankin, *New York Times*-bestsellerauteur van *Meer brein, minder medicijn*

DE WIM HOF METHODE

Overstijg jezelf met The Iceman Wim Hof

KOSM•S

Kosmos Uitgevers, Utrecht/Antwerpen

KOSMOS

www.kosmosuitgevers.nl
www.facebook.com/kosmosuitgeverspgs/

Twaalfde druk 2021
Oorspronkelijke titel: *The Wim Hof Method*
Oorspronkelijke uitgever: Sounds True, Boulder, Colorado

Vertaling: Jörgen van Drunen
Omslagontwerp: Blikgoed
Vormgeving binnenwerk: 2-D'sign, Amersfoort
ISBN 978 90 215 7841 5
ISBN e-book 978 90 215 7842 2
NUR 770

De informatie in dit boek is niet bedoeld als vervanging voor professioneel medisch advies. Raadpleeg een arts als er zich problemen met uw gezondheid voordoen. Noch de auteur noch de uitgever aanvaardt aansprakelijkheid voor schade doordat u de aanbevelingen uit dit boek opvolgt, of doordat u verzuimt deskundig medisch advies in te winnen of op te volgen.

Kosmos Uitgevers vindt het belangrijk om op milieuvriendelijke en verantwoorde wijze met natuurlijke bronnen om te gaan. Bij de productie van het papieren boek van deze titel is daarom gebruikgemaakt van papier waarvan het zeker is dat de productie niet tot bosvernietiging heeft geleid.

Ik draag dit boek op aan mijn kinderen, jouw kinderen, je moeder en vader, en je broers en zussen. Maar ik draag het vooral op aan JOU. De JOU die geen angst kent, en die bereid is om echt diep te gaan.

Ik hoop dat je weer in je kracht komt te staan, anderen zult helpen en uiteindelijk Moeder Natuur zelf de hand reikt.

Wat achter ons ligt en wat voor ons ligt is slechts onbeduidend in vergelijking met wat er in ons aanwezig is.

En als we datgene wat in ons aanwezig is naar buiten brengen, de wereld in, gebeuren er wonderen.

– **Henry Stanley Haskins**

Inhoud

Voorwoord

Een onwaarschijnlijke ontmoeting

Elissa Epel

Het was een niet zo voor de hand liggende plek voor een nogal conservatieve onderzoeker van de medische faculteit: een op zakenmensen gerichte wellnessconferentie in Palm Beach (Florida). Ik had me al afgevraagd of ik wel moest gaan, en zei tegen mezelf dat ik er gewoon onbevooroordeeld in moest staan, dat je nooit weet wat de wereld voor je in petto heeft, wie je zou kunnen ontmoeten, wat je zou kunnen leren. Op een gegeven moment gebeurde er iets waardoor ik wist waarom ik daar moest zijn. Daar was hij. Hij liep naar het podium, in een T-shirt, terwijl de meeste aanwezigen netjes in het pak waren, en hij droeg een baard die iets uitstraalde van: 'Ik heb wel wat beters te doen dan mezelf tot in de puntjes verzorgen.' Wim Hof vertelde ons een deel van zijn verhaal. Hij legde ons iets uit over de ademhalingsoefeningen die bij zijn methode horen. Ik wist niet wat ik hoorde.

Wat hij van zijn ervaringen beschreef was precies waar ik naar op zoek was: manieren om ons lichaam aan hormetische prikkels bloot te stellen. Theoretisch gezien kan blootstelling aan stress schadelijk voor ons zijn wanneer dit langdurig gebeurt, maar als de prikkel niet te heftig is en niet te lang duurt, kan hij veranderingen in ons lichaam teweegbrengen die ons gezonder en sterker maken. Dit soort prikkels noemen we 'hormetische prikkels'.

Stressonderzoekers zoals ik besteden veel tijd aan het onderzoeken van de negatieve kant van stress, bijvoorbeeld hoe chronische stress en depressie ons uitputten, onze telomeren verkorten en bijdragen aan ziekten. Maar we weten ook dat stress positief kan zijn. Acute kortstondige stress kan in onze cellen tot positieve veranderingen leiden die een zeer krachtige uitwerking hebben. Als je een worm bijvoorbeeld een heel klein beetje 'opwarmt', kan hij langer leven, maar als hij te warm wordt, overleeft hij het niet. Er is nog niet zoveel onderzoek gedaan naar hormetische prikkels bij de mens. Daardoor zijn er nog een heleboel vragen niet beantwoord. Zijn er natuurlijke methoden om de positieve effecten van stress in onze cellen op een veilige manier te ontsluiten? Hebben we de sleutels tot ons eigen welzijn gewoon al in eigen handen? Waar moeten we naar de antwoorden op deze vragen zoeken? Toen ik Wim Hof daar hoorde spreken, leek hij een interessante route voor ons te hebben uitgestippeld die we eens goed konden gaan verkennen.

Na zijn lezing kwam er een stel naar me toe, Victor en Lynne Brick. Victor, die op tragische wijze zijn broer was verloren vanwege een psychische aandoening, was op zoek naar manieren waarop hij iets kon bijdragen aan het onderzoek naar natuurlijke methoden om depressies en andere ernstige psychische gezondheidsproblemen te voorkomen of zelfs te genezen. (Ondanks de talloze tv-reclames voor antidepressiva wijzen verschillende meta-analyses erop dat de oplossingen die Big Pharma aandraagt niet beter werken dan een placebo). Uit die ontmoeting met Victor en Lynne is een onderzoek voortgekomen.

Toen ik weer terug was op de Universiteit van Californië in San Francisco, en mijn collega's over Wim Hof en zijn methode vertelde, zei ik niet meteen: 'Kunnen we onderzoek doen naar de Iceman?' Zijn bijnaam is wellicht een van de eerste dingen die je over hem te weten komt. In de talloze documentaires over Wim zie je kleine groepjes mensen de methode samen met hem beoefenen. Je voelt hun adrenaline gewoon, evenals de saamhorigheid binnen de groep. Je ziet ze de grenzen van hun lichaamsregulatie opzoeken, door zich bijvoorbeeld gekleed in een korte broek aan ijs bloot te stellen – tijdens een ijskoude winter in Polen of zo – en hun lichaam op te warmen met niets anders dan hun intentie en de ademhalingstechniek die ze gebruiken. Je ziet mensen push-ups doen terwijl ze hun adem inhouden, meer push-ups dan ze dachten te kunnen doen. Je ziet jonge mensen in drommen naar hem toe gaan, vooral mannen, die weleens even willen laten zien wat ze kunnen. Je hoort verhalen over wonderbaarlijke genezingen van zieke mensen die Wims methode toepassen. Dit zijn allemaal zaken waardoor er bij gewetensvolle medische onderzoekers allerlei waarschuwingslampjes gaan branden. Maar de kans om nieuwe krachtige effecten van hormetische prikkels bloot te leggen, won het van de alarmbellen die afgingen bij de buitengewone claims van Wim en de sceptische reactie op diens groeiende populariteit. Net als ik zagen mijn collega's het potentieel. Tot onze vreugde verleende Wim Hof alle medewerking aan ons nauwgezette, gecontroleerde onderzoek.

Ondanks de roem die het breken van 26 wereldrecords met zich meebrengt, en de documentaires en populaire boeken waarin hij voorkomt, kent Wim de grenzen van anekdotisch bewijs, van wat mensen vertellen, als het gaat om de acceptatie van een methode binnen de medische gemeenschap. Hij weet dat een onderzoekstraject, dat langzaam, zorgvuldig, en met de nodige objectiviteit en scepsis verloopt, de enige manier is om deze methode te begrijpen en binnen de gezondheidszorg toe te passen. Onderzoek kan de mechanismen van de methode aan het licht brengen, de veiligheid en doeltreffendheid ervan in kaart brengen en door middel van gecontroleerde klinische studies bepalen welk effect deze methode heeft op mensen die een bepaalde ziekte hebben.

Tot nu toe is de methode in kleine pilotstudies onderzocht. Hierbij zag men een verbetering van de reactie van het immuunsysteem op een endotoxine[1] en van inflammatoire artritis in de wervelkolom. Dit wijst erop dat je met behulp van de methode chronische ontstekingen kunt terugdringen en symptomen kunt verlichten.[2] De methode wordt ook toegepast bij mensen met ruggenmergletsel die hun autonome en cardiovasculaire systeem niet zo gemakkelijk door middel van lichaamsbeweging kunnen activeren. Er zijn ook ouderen die de methode gebruiken. Sommige leden van de oefengroep van de Wim Hof-methode zijn al boven de negentig. Wim weet dat nauwgezet onderzoek de te volgen weg is om dingen te ontdekken die meer mensen de controle over hun eigen gezondheid en welzijn geven.

Ik heb het recente peer-reviewed onderzoek naar de Wim Hof-methode nauwlettend in de gaten houden. Daaruit heb ik geconcludeerd dat we zijn methode serieuzer moeten onderzoeken, omdat zij unieke mogelijkheden biedt om onze gezondheid te verbeteren en het verouderingsproces te vertragen. Tijdens het onderzoek van het Department of Psychiatry van de University of California hebben we het afgelopen jaar de Wim Hof-methode geleerd aan mensen die veel stress ervoeren, en hebben we nauwkeurig onderzocht hoe deze methode van invloed is op hun dagelijkse emotionele reacties, op de reacties van hun autonome zenuwstelsel op stress, en op cellulaire indicatoren van veroudering. Daarbij noemen we zijn naam of de methode niet, omdat dat een 'goeroe-effect' (een sterk geloof in de methode) teweeg zou kunnen brengen dat we niet zouden kunnen oproepen in de andere omstandigheden die we bestuderen (fysieke activiteit, meditatie). We verwachten het onderzoek dit jaar af te ronden.

Dit is het begin van een nieuw onderzoeksveld. We weten al een aantal specifieke dingen over de methode, bijvoorbeeld dat de ademhalingstechniek de pH van ons bloed tijdelijk kan veranderen. De methode heeft tot een groot aantal theorieën geleid over hoe zij precies werkt. Maar ook al denken we op een gegeven moment te weten wat de mechanismen achter de methode zijn, dan kan dat in de loop van de tijd zomaar veranderen door de resultaten van nieuw onderzoek. Ik kijk er enorm naar uit om meer over de methode te weten te komen. Dat is in het belang van ons allemaal, en heel belangrijk voor de broodnodige verschuiving van gezondheidszorg naar zelfzorg.

Het zeer opmerkelijke verhaal dat je gaat lezen is het verhaal van Wim zelf, dat zich in dit boek ontvouwt. Wim is nooit op zoek naar roem als hij bijzondere dingen presteert, zoals 30 meter onder het ijs van een bevroren meer zwemmen, of binnen 28 uur met een groep mensen naar de top van de Kilimanjaro klimmen. Maar deze prestaties spreken wel boekdelen. Ze laten zien dat zijn methode ervoor kan zorgen dat we onze grenzen kunnen verleggen, dat we het enorme potentieel van ons lichaam en onze geest kunnen ontsluiten.

Waar het echt om gaat, is de passie van een man, zijn liefde voor de natuur, voor alle levende wezens, voor zijn familie, voor de mensheid, en dus zijn drang om zijn kennis door te geven zodat bepaalde ziekten hopelijk kunnen worden genezen. (Als jongetje voelde hij zich al sterk verbonden met de natuur, zozeer zelfs dat hij op zijn dertiende stopte met het eten van dieren, helemaal op eigen kracht, in een samenleving die voornamelijk uit omnivoren bestond.) Het is ook een verhaal over menselijk lijden en streven, de vermenselijkende ervaringen en onverzadigbare nieuwsgierigheid die Wim ertoe dreef om de grenzen van lichaam en geest te verkennen.

Waar het verhaal echt over gaat, is dat Wim ons heeft laten zien wat we allemaal kunnen. De methode die daaraan ten grondslag ligt, vereist iets dat uniek voor de mens is: de kracht van het geloof in onszelf, de kracht van onze intentie in combinatie met gerichte aandacht. De unieke toestand van ontspanning terwijl je lichamelijk ongemak en pijn ervaart – door ijs, door koud water, door het inhouden of vasthouden van je adem – vind ik zeer opmerkelijk. Als iemand die graag mediteert, geloof ik dat het een bijzonder interessante gesteldheid is vanwaaruit je de geest kunt observeren. Het is iets totaal anders dan in je eentje in een meditatiehouding zitten. Het heeft scherpe, onmiddellijke effecten, die onze volledige aandacht en interoceptie (het vermogen om prikkels vanuit het lichaam waar te nemen) vereisen. Het op deze manier trainen van het lichaam en de geest lijkt een enorm potentieel in zich te dragen voor het ontwikkelen van stressbestendigheid.

De methode laat duidelijk zien dat wat we geloven bepalend is voor wat we kunnen. Zoals Wim aangeeft: 'Of je nu denkt dat je iets kunt of denkt dat je iets niet kunt, in beide gevallen heb je gelijk.' De onderzoeksgroep van de Radboud Universiteit (Nijmegen) onder leiding van dr. Kox en dr. Pickkers publiceerde een onderzoek waaruit blijkt dat optimistische verwachtingen met betrekking tot het toepassen van de methode in verband kunnen worden gebracht met een aantal fysiologische reacties op de methode.[3] De methode vereist betrokkenheid van lichaam en geest, en op zijn minst enig geloof in de effectiviteit ervan.

Ik ben zo blij dat ik er in Palm Beach bij was. Het is een eer voor mij om je voor te stellen aan Wim Hof en je kennis te laten maken met wat misschien wel een enorme revolutie is op het gebied van onze gezondheid en zelfzorg, ons vermogen om zelf te bepalen in welke mate we onszelf blootstellen aan hormetische prikkels en deze voor onze gezondheid toepassen. De volgende generatie van antwoorden ligt besloten in de wetenschap. Ik herinner mezelf, en jou, eraan dat wetenschap een langzaam proces is van stapsgewijze kennisopbouw waarbij geen enkele studie op zichzelf iets bewijst. We moeten deze methode, en de methoden die ervan zijn afgeleid, heel zorgvuldig bekijken door er op een veilige manier zelf mee te experimenteren en door er nauwgezet onderzoek naar te doen. Ik zou je daarom willen vragen om eventueel aanwezige vooroordelen die gebaseerd zijn op ongeloof even naast je neer te leggen en te kiezen voor een nieuwsgierige en open houding. Ontdek zelf wat de Wim Hof-methode met jouw lichaam doet. Veel plezier!

Woord vooraf

Alles is al in je aanwezig

Wil je meer energie, minder stress en een sterker immuunsysteem? Wil je beter slapen, je cognitieve vaardigheden en sportieve prestaties verbeteren, lekkerder in je vel zitten, afvallen en je angst verlichten? Wat als ik je zou vertellen dat je al deze dingen, en nog veel meer, tot stand kunt brengen door de kracht van je eigen geest te gebruiken? En dat je daar maar een paar dagen voor nodig hebt?

Naarmate de mensheid steeds verder is geëvolueerd en allerlei technologieën heeft ontwikkeld die het leven steeds comfortabeler maken, zijn we ons aangeboren vermogen kwijtgeraakt om onder extreme omstandigheden niet alleen te overleven, maar ook te gedijen. In afwezigheid van omgevingsstress hebben de dingen die we hebben opgebouwd om ons leven gemakkelijker te maken ons eigenlijk zwakker gemaakt. Maar wat als we de inactieve fysiologische processen die onze voorouders zo sterk hebben gemaakt, weer wakker zouden kunnen schudden?

Mijn methode, die ik in de loop van bijna veertig jaar heb ontwikkeld en verfijnd, is gebaseerd op drie eenvoudige, natuurlijke pijlers: blootstelling aan kou, bewust ademhalen en de kracht van de geest. Ik heb deze methode gebruikt om dingen te presteren die door veel mensen als onmogelijk worden beschouwd. Daarbij heb ik meer dan 25 Guinness Wereldrecords gevestigd en medische professionals totaal in verwarring gebracht. Ik heb bijvoorbeeld op blote voeten en met alleen maar een korte broek aan een halve marathon boven de poolcirkel gelopen, en een hele marathon door de Afrikaanse Namibwoestijn zonder ook maar één druppel water te drinken. Ik heb ook meer dan zestig meter onder een dikke laag ijs gezwommen en urenlang in ijs gestaan zonder dat mijn kerntemperatuur daalde. Ik heb een aantal van 's werelds hoogste bergen in mijn korte broek beklommen. Echt waar!

Door deze dingen te doen heb ik de bijnaam 'The Iceman' gekregen, maar ik ben geen superheld. Ik ben geen genetische freak. Ik ben geen goeroe, en ik heb deze technieken ook niet zelf bedacht. Blootstelling aan kou en bewuste ademhaling worden al duizenden jaren beoefend. Ik noem de dingen die ik allemaal gepresteerd heb niet om op te scheppen, maar om je eraan te herinneren dat we veel meer kunnen dan we denken. Ik wil je respect voor je lichaam, je geest en je prachtige menselijkheid aanwakkeren. Ik nodig je uit om getuige te zijn van het opbloeien van je diepste wezen, om je conditionering te doorbreken. Deze methode is voor iedereen toegankelijk. Alles wat ik kan, kan jij ook. Dat weet ik doordat ik al vijftien jaar sceptici in gelovigen heb zien veranderen. Ik heb de methode over de hele wereld aan mensen onderwezen en de opmerkelijke resultaten met mijn eigen ogen gezien. Er zijn mensen die door het toepassen van mijn methode van diabetes zijn afgekomen. Andere mensen slaagden erin om de slopende symptomen van de ziekte van Parkinson, reumatische artritis en multiple sclerose te verlichten. En ook een groot aantal andere auto-immuunziekten is met succes behandeld, variërend van lupus tot de ziekte van Lyme.[1]

Het geheim van een leven lang gezondheid en geluk ligt ook voor jou binnen handbereik. Je kunt de Wim Hof-methode op een veilige manier zelf beoefenen, in je eigen tempo en binnen het comfort van je eigen huis. Geen pillen, injecties, vitaminen, supplementen, apparaten of speciale diëten. Het enige wat je nodig hebt is jezelf en een verlangen om het verborgen potentieel van je lichaam te ontsluiten. Dit boek kun je daarbij als gids gebruiken.

Ben je er klaar voor? In dit boek vertel ik je het verhaal van de weg die ik heb afgelegd, van het kleine Nederlandse dorp waar ik geboren werd tot het wereldtoneel waarop ik inmiddels verblijf. Ik leg je alle ins en outs van mijn methode uit, evenals de filosofie en wetenschap die eraan ten grondslag liggen. Daarbij geef ik voorbeelden van mensen die de methode hebben gebruikt om hun leven radicaal te veranderen. Hiermee hoop ik je te inspireren om de immense kracht van je geest te ontketenen en daardoor weer de controle over je lichaam en leven te krijgen. Alles is al in je aanwezig, en we hebben geen tijd te verliezen.

Laten we beginnen!

1 De missionaris

De ademhaling is een soort deur. Wat zijn we zonder onze ademhaling? Jouw leven en mijn leven, en dat van alle andere mensen, is begonnen met de ademhaling. Het hele leven begint met de ademhaling.

Ik ben er één van een tweeling, maar toen ik in 1959 werd geboren, waren er geen echoapparaten waarmee je kon zien dat er nóg een baby in de baarmoeder zat. Ik zat er dus nog steeds in toen mijn moeder weer naar haar bed werd gebracht om te herstellen van de bevalling van mijn broer André. Ze voelde iets vreemds in haar lichaam. Er zat nog wat, maar ze wist niet wat. Door de heftige ervaring van een bevalling zijn vrouwen vaak een beetje gedesoriënteerd.

Maar wat gebeurde er? Ze voelde zich een beetje vreemd nadat André was geboren. En omdat ze daarvoor al van vier kinderen was bevallen, wist ze dat ze zich niet vergiste. Ze had zich na die andere bevallingen nooit zo gevoeld. Dus toen ze daar zo in de verkoeverkamer lag, zei ze: 'Er zit nog iets in, dokter.' De dokter wuifde het echter weg.

'Dat gebeurt nu eenmaal na een bevalling,' zei hij. 'Dat zijn gewoon de naweeën, meer niet.' De dokter ging weg, en mijn moeder werd weer alleen gelaten om op krachten te komen. Maar haar gevoel werd alleen maar sterker, en op een gegeven moment wist ze gewoon dat er nog een baby in haar buik zat. Ze schreeuwde dat de verpleegsters moesten komen, en *uiteindelijk*, nadat meerdere verpleegkundigen bij haar waren geweest om haar gerust te stellen dat de dokter gelijk had, en dat het dus naweeën waren waarover ze zich geen zorgen hoefde te maken, en dat het vanzelf wel over zou gaan, kwamen ze erachter dat er inderdaad nog een baby in haar buik zat. En dat niet alleen: deze baby zou het niet redden als ze niet meteen in actie zouden komen.

Ze reden het bed meteen terug naar de operatiekamer om mij eruit te halen, want ze hadden gezien dat ik te ver weg zat om op een natuurlijke manier geboren te worden. Daardoor kwam mijn moeder in een andere bewustzijnstoestand terecht, gefixeerd op de vreselijke gedachte dat haar kindje zou kunnen sterven. Vlak voordat ze de operatiekamer werd binnengereden, schreeuwde ze: 'O God, laat dit kind niet doodgaan! Ik zorg er wel voor dat hij missionaris wordt!' Ze vreesde de chirurgische ingreep en dat ze haar kindje zou verliezen. Op dat moment zorgde de kracht van haar angst ervoor dat haar onwrikbare geloof werd opgewekt. Mijn moeder was heel sterk, vroom en intelligent, een toegewijd katholiek. Voordat ze op 28-jarige leeftijd een gezin stichtte, werkte ze op kantoor en was ze zeer zelfstandig. Maar in die tijd mochten vrouwen niet meer werken als ze kinderen kregen. De vrouw moest thuisblijven, de man moest werken. Ze had al drie kinderen thuis lopen toen wij werden geboren, en na ons kreeg ze er nog eens vier bij. In haar beleving waren ze stuk voor stuk een geschenk van God. Ze zag het hebben van kinderen als haar katholieke plicht en voedde ons met diezelfde praktische, nuchtere, eigenzinnige instelling op. Ze had niet zoveel formeel onderwijs genoten. Haar ouders waren boeren en zij en haar broers en zussen hadden het moeilijk met de afwezigheid van hun moeder, die aan schizofrenie leed en in een psychiatrische inrichting werd opgenomen. Hun vader voedde de kinderen helemaal in zijn eentje op, wat in die tijd niet zo vaak voorkwam.

Nu probeerde mijn moeder vanuit haar zeer sterke geloof in God mij door het aanroepen van zijn hulp ter wereld te laten komen. En in de koude gang lukte dat door een kracht die zij niet kende, die niemand kende, maar die er gezien de omstandigheden wel moest zijn. Wellicht zijn en worden er nog veel meer kinderen op deze manier geboren, in zeer extreme omstandigheden, en misschien ook wel in nog veel extremere omstandigheden. Maar wat is karma? Wat is het lot? Ik weet het niet. En op dat moment zag ik er maar armzalig uit. Ik was paars omdat ik bijna stikte. Ik had het koud. Maar de aanroeping van mijn moeder was enorm sterk, als een soort tatoeage op mijn ziel, zonder enig aanknopingspunt voor wat er aan de hand was. Ik was gewoon een hoopje 'niets'. Hulpeloos. Maar toen begon ik adem te halen.

Zo ben ik met mijn leven begonnen. Ik heb het maar amper overleefd. En ik kan me natuurlijk niet echt herinneren wat er is gebeurd, maar mijn moeder heeft het verhaal heel vaak verteld. Misschien heb ik door het ongebruikelijke begin van mijn leven altijd al een verlangen gehad naar iets anders, naar meer, iets diepers, iets mystieks – iets vreemds. Ik herinner me nog dat ik op vierjarige leeftijd een openbaring had waardoor ik volledig in beslag werd genomen. Ik zag alleen maar licht. Licht! *Wat is dit?* Ik werd er helemaal door overweldigd. Ik dacht nergens aan, ik was gewoon in het licht. Maar wat was het? Dat wist ik toen niet, en ik weet het nog steeds niet. Maar de herinnering is onuitwisbaar.

André en ik hebben zestien jaar lang een klein slaapkamertje gedeeld en in hetzelfde bed geslapen. We hadden allebei een liefde voor alles wat ongewoon was en we spaarden vaak geld om exotische planten te kunnen kopen. Maar ook al hadden we bepaalde dingen met elkaar gemeen, toch voelde ik me altijd anders. Ik was gefascineerd door de foto's van Tibetaanse tempels die we aan de muur hadden hangen. Op mijn twaalfde was ik al geïnteresseerd in yoga, hindoeïsme, boeddhisme – die je esoterische disciplines zou kunnen noemen – en psychologie. Maar ik was niet de beste student van de familie. Mijn moeder was liefhebbend en zorgzaam, maar ook heel streng, en ze vond het heel belangrijk dat we een scherpe geest hadden. We hadden geen geld, want mijn vader had gezondheidsproblemen waardoor hij niet op regelmatige basis kon werken. Conventionele intelligentie was het betaalmiddel van die tijd. Mijn oudere broers wilden graag uitblinken op school, maar dat was voor mij niet weggelegd. André en ik kregen de bijnaam de Pipi's, en we waren onafscheidelijk. Soms voelde het zelfs alsof we één waren. Maar ik heb me altijd een beetje het zwarte schaap gevoeld, een beetje vreemder, snel geprikkeld, gewoon anders.

Ik weet nog dat toen ik zeven jaar oud was, ik met mijn vrienden in een besneeuwde weide speelde en een soort iglo bouwde. Tenminste, een iglo zoals je je die als zevenjarige voorstelt. Na een tijdje gingen al mijn vrienden weer naar huis, maar ik bleef achter. Op een gegeven moment kwam er een rozig gevoel over me heen, waardoor ik gewoon in de sneeuw ging zitten. Het werd al laat, en mijn ouders en broers gingen me zoeken omdat ik niet thuis was gekomen. Ik speelde wel vaker in de bossen in de buurt van ons huis in Sittard. Dan bouwde ik hutten en speelde ik Tarzan, zoals kinderen dat doen, maar nu had het gesneeuwd.[1] Ik hield toen al net zoveel van de sneeuw als nu. Maar ik was al zo lang buiten dat ze zich zorgen maakten. Toen ze me vonden, sliep ik al een tijdje, en ik verzette me toen ze me wakker maakten. Later kwam ik erachter dat ik het begin had meegemaakt van wat 'de witte dood' wordt genoemd. Dan dommel je in, je raakt onderkoeld en in coma, en daarna is het gebeurd met je. Ik bedoel, dan is er niets meer aan te doen als er geen externe warmtebron wordt gebruikt.[2] Dus ze haalden me weg uit de sneeuw en namen me mee naar huis, en het was eerlijk gezegd verschrikkelijk om er weer bovenop te komen, omdat ik onderkoeld was. Maar ik kwam er weer bovenop.

Toen ik elf was, gebeurde dit opnieuw. Ik was naar school geweest, en op weg naar huis besloot ik dat ik even wilde gaan zitten. Het was ijskoud buiten, maar ik ging gewoon op de veranda van de buren zitten en viel even later in slaap. Ik weet niet precies wat er is gebeurd, maar blijkbaar is er een ambulance gekomen nadat iemand had gebeld om te zeggen dat er buiten in de vrieskou een kind lag te slapen. Ik werd wakker in het ziekenhuis, en ze hielden me daar een weekje ter observatie. Ook deze keer kwam ik er weer bovenop, maar ik besefte heel goed dat ik allebei de keren dood had kunnen gaan als er niet iemand was geweest die me wakker had gemaakt en me naar een warme omgeving had gebracht. Het vreemde aan onderkoeling is dat je niet wakker wilt worden, je wilt gewoon slapen. Waarom dat zo is, weet ik niet precies, maar dat waren mijn eerste kennismakingen met de kou. En ondanks het zeer reële gevaar dat ze vormden, voelden ze eigenlijk ook best wel fijn. Ik had een rozig gevoel. Je gaat slapen, en dat is het dan. Dank je wel en tot ziens. Het is oké. Geen zorgen. Geen angst. Helemaal niets. Gewoon een prettig rozig gevoel.

Een andere keer toen ik nog heel jong was, een jaar of zes, speelden mijn vriendjes en ik in de buurt van het bos. Eén van hen goot een fles met vies water uit het beekje over me heen. Het bleek rioolwater te zijn waar natuurlijk een heleboel bacteriën in zaten, en ik werd er doodziek van. Ik denk niet dat de jongen die het water over me heen goot er kwade bedoelingen mee had. Hij was gewoon ondeugend, maar legde wel zijn wil aan mij op door als het ware te zeggen: 'Ik ben acht en veel groter dan jij, en kijk eens wat ik met jou kan doen.' Ik kan me dat gevoel van machteloosheid nog heel goed herinneren. Ik kon niets doen omdat hij gewoon veel groter en ouder was dan ik, dus eigenlijk kon ik zijn pesterij alleen maar ondergaan en weer naar huis gaan. Nadat ik twee nachten had overgegeven, brachten mijn ouders me uiteindelijk naar het ziekenhuis. Ik bleek de ziekte van Weil (of leptospirose) te hebben. Dat is een zeldzame, zeer besmettelijke ziekte.[3] De infectie was zo ernstig dat ik drie weken in het ziekenhuis moest blijven, maar natuurlijk ben ik er weer goed van hersteld. Die momenten markeren mijn eerste kennismakingen met sneeuw en met bacteriële infecties, die later in mijn leven een grote rol zouden gaan spelen. Ik denk dat deze gebeurtenissen een voorbode waren van wat me te wachten stond.

Al van jongs af aan ben ik gefascineerd door verhalen. Elke keer als iemand een verhaal vertelde, een *echt* verhaal, over iets dat in de wereld bestond, iets vreemds, iets diepgaands, was ik er volledig door geïntrigeerd en luisterde ik heel aandachtig naar zijn of haar woorden. Ik werd helemaal door die verhalen opgeslokt. Als kind was ik overigens heel speels. Ik vond het heel leuk om Tarzan te spelen, en ik vond het heerlijk om buiten in het bos te zijn. We bouwden hutten in de bomen, en we hingen aan boomtakken en slingerden van boom naar boom aan 'lianen' die we van oude fietsbanden hadden gemaakt. Die bonden we aan elkaar vast, hingen we over de takken en we slingerden dan van de ene boom naar de andere. Dan deden we Tarzans jungleroep na, zo hard als we konden, want wij waren dan apen. We deden alsof we apen waren, en dat vonden we fantastisch. We *waren* Tarzan.

Omdat we graag buiten waren, gingen mijn tweelingbroer en ik zodra we tijd hadden lekker de natuur in, het bos in. Dan waren we de hele dag weg om hutten te bouwen, in bomen te klimmen, tunnels te graven en aardappelen te bakken in het kleine vuur dat we maakten. Tot op de dag van vandaag vind ik dat die aardappelen het beste waren dat ik ooit heb gegeten. Met een beetje zout waren ze ontzettend lekker. Ze smaakten echt voortreffelijk. Ze symboliseerden onze vrijheid, en er is geen enkel restaurant waar ze die smaak kunnen evenaren. Dat komt doordat we met de natuur verbonden waren toen we de aardappelen aten. Doordat we buiten waren, waren onze zintuigen scherper. Ik denk dat veel kinderen dat tegenwoordig missen. Ze zijn zo bezig met hun computers en spelletjes en virtual reality dat ze de echte werkelijkheid uit het oog verliezen: de natuur die hun zintuigen stimuleert, ontwikkelt en aanscherpt. Deze loskoppeling van de natuur draagt volgens mij bij aan depressie en andere problemen, wat ik ontzettend jammer vind.

Hoewel ik me op mijn twaalfde al bezighield met psychologie, hindoeïsme, boeddhisme en yoga, diende ik net als een heleboel van mijn leeftijdgenoten ook als misdienaar. Dat kwam natuurlijk door mijn moeder, die een devoot katholiek was. Ze was heel vroom en eiste daarom van haar kinderen dat ze elke zondag mee naar de kerk gingen. Maar hoewel ik het uit respect voor mijn lieve moeder echt wel probeerde, voelde ik me gewoon niet met de kerk verbonden en vond ik het heel saai om er te zijn. Doordat ik me er zo verveelde, had ik altijd een negatief gevoel over het bijwonen van kerkdiensten, maar mijn moeder drong erop aan; het was onze morele plicht om te gaan. En met zo'n moeder ontkwam je er niet aan. Dat liet mijn moeder niet gebeuren. Ze hield ons heel strak, en mijn broers en zussen en ik moesten dan ook talloze zondagen in de kerk doorstaan, waar er in mijn beleving als kind niet al te veel gebeurde. Ik was een jongen die voor de zaterdagen was gemaakt. Op zaterdag kon ik het bos in, lekker vies worden, en zo hard mogelijk mijn tarzankreet ten gehore brengen. Op zaterdag kon ik door het bos rennen, iets uit niets bouwen, duizenden spelletjes verzinnen. Ik kon mezelf helemaal verliezen in de vrijheid van het spel. Een bos is een wonderland voor een kind met een creatieve fantasie. Totaal anders dan de kerk.

Op mijn dertiende besloot ik vegetariër te worden, wat voor een kind – of eigenlijk voor iedereen – iets heel radicaals was binnen de cultuur waarin ik leefde, waarin iedereen vlees at en dat als heel normaal beschouwde. Maar ik had kort daarvoor een al wat oudere man leren kennen die zich op zijn eigen manier tegen die cultuur verzette. Het was bijna Kerstmis toen hij zei: 'Als God een bewustzijn heeft, en dit de tijd van vrede op aarde is, hoe kan het dan ook de tijd zijn van de grootste massaslachtingen?' Hoe kan dat? Dus ik begon na te denken over de dieren die we eten en de manier waarop ze worden behandeld in de vleesindustrie, en ik ging inzien hoe wreed het eraan toeging. Levende dieren werden afgeleverd door vrachtwagens en gedood. Daar was niets natuurlijks aan, er kwam geen menselijke jager-verzamelaar aan te pas. De dieren werden gewoon genadeloos afgeslacht. En waarvoor?

Hoe meer ik erover nadacht, hoe vastbeslotener ik werd om elke dag minder vlees te gaan eten. Ik besloot om er heel bewust mee aan de slag te gaan en het door te zetten, en een paar maanden later was ik geen vleeseter meer. Binnen de toenmalige cultuur werd ik meteen gebrandmerkt als 'anders', alhoewel mijn familie het gewoon accepteerde als een van de dingen die vreemd aan mij waren. Plotseling was ik een vreemde eend in de bijt. Het leek alsof iedereen naar me keek en naar me wees, en zei: 'Jij bent anders, jij bent anders.' En dat was ik ook.

Ik koesterde mijn onafhankelijkheid en bouwde mijn eigen kleine wereldje op. Doordat ik vegetariër was geworden, me verdiepte in esoterische disciplines, en lang haar had als een hippie, begon ik me af te scheiden van de normale cultuur. Ik leed onder mijn inspanningen om mijn ware natuur te onderdrukken – iets wat veel mensen doen. Toen ik eenmaal accepteerde dat ik anders was en er vrede mee had, begon ik me nog meer af te zonderen, vooral met betrekking tot mijn bewustzijn en de manier waarop ik de wereld om me heen waarnam. Ik was een gevoelige jongen. Ik leerde mijn eigen manier van leven te ontwikkelen.

Op school ben ik nooit een goede leerling geweest. Voor geschiedenis, taal, wiskunde, exacte vakken en zo haalde ik gemiddelde cijfers. Ze waren echt niet slecht, maar ook niet bijzonder goed, en ik was ervan overtuigd dat ik niet zou kunnen gaan studeren, zoals mijn goed presterende broers. In die tijd waren goede schoolprestaties voor kinderen uit grote gezinnen een overlevingskwestie. Andere mensen drukten me op het hart dat degenen die naar de beste scholen gingen, zouden doorstromen naar de beste universiteiten, wat weer zou leiden tot een goede carrière en de aandacht die bij al dat succes hoort. Dus schreef ik me in voor een weekendcursus waarin ik mezelf kon bewijzen, ondanks mijn beperkingen als student. Door te praten en actief deel te nemen aan discussies, slaagde ik erin de cursus in zes weken te doorlopen en werd ik toegelaten tot het hoger onderwijs. Maar ik zag al snel in dat dit soort onderwijs niet goed bij mij paste. Uiteindelijk hield ik het maar driekwart jaar vol voordat ik ermee stopte.

Nee, ik heb mijn opleiding niet afgemaakt, maar daar schaam ik me helemaal niet voor. Nu geef ik over de hele wereld zelf les aan professoren en artsen. Het werk dat ik doe is baanbrekend en zorgt ervoor dat de wetenschappelijke literatuur moet worden herschreven. Dat komt in ieder geval voor een deel juist *doordat* ik mijn opleiding niet hebben afgemaakt. Doordat ikzelf niet in dat wereldje meedraaide en me niet bewust was van wat er zich binnen academische kringen allemaal afspeelt, volgde ik gewoon de natuurlijke stroom van hoe dingen verliepen, en probeerde ik op basis van mijn intuïtie en instincten in de maatschappij te overleven. De maatschappij in het algemeen is enorm gefixeerd op het bereiken van tastbare resultaten en iets worden wat voor anderen duidelijk definieerbaar is. Een advocaat, een bankier, of wat dan ook. Maar dat was niet mijn weg. Mijn instincten en intuïtie leidden me in een andere richting, en dat heb ik aan mijn moeder te danken. Ze had dit niet alleen aangeroepen, ze had het ook ingeprent in de diepten van mijn DNA, van mijn ziel en geest. Al vanaf mijn geboorte was het de bedoeling dat ik een andere missie zou gaan volbrengen. Dat maakt mij niet bijzonder of uniek, maar ik geloof wel dat het leven bijzonder is en dat we ook op die manier met het leven moeten omgaan.

2 De geboorte van The Iceman

Sittard, mijn geboorteplaats in het zuidelijkste deel van Nederland, ligt op bijna een kilometer van Duitsland en op twaalf kilometer van de Belgische grens, in het smalste deel van het land. Als jongeman werd ik dus zowel door de Duitse als de Belgische cultuur beïnvloed, en ook door de Frans- en Duitstalige bevolking, en natuurlijk ook door mijn eigen Nederlandse taal en cultuur. Van mijn twaalfde tot mijn zeventiende bezorgde ik in de vroege ochtenduren het *Algemeen Dagblad* en *De Telegraaf*. Op dat moment van de dag ervaar je een totaal andere dimensie. Er is dan geen kip op straat en je bent volledig in harmonie met je fiets en de natuurlijke elementen.

Ik ben altijd al een eenvoudige jongen geweest, en dat zal ik ook altijd blijven. Ik houd veel meer van mijn oude fietsje dan van alle mooie, nieuwe, blinkende en regenboogkleurige fietsen die je tegenwoordig kunt kopen, met al hun toeters en bellen. Ik ben drie keer op een oude fiets naar Spanje gereden en één keer bijna naar Afrika. Ik weet niet wat het precies was met die oude fietsen, maar ik vond ze gewoon fantastisch.

Het gebied waar ik de kranten bezorgde was een beetje heuvelachtig, waardoor het een flinke uitdaging kon zijn om een zware lading bij je te hebben. Ik reed altijd heuvelop met een tas vol kranten, en dat was zo zwaar (vooral als ik de dikke zaterdageditie van de krant moest bezorgen) dat ik halverwege de heuvel stopte, daar alvast de kranten bezorgde, en vervolgens weer verder fietste. Ik werd er sterker van. Uiteindelijk kreeg ik de heuvels onder de duim. Tijdens een wedstrijd op een festival in Sittard heb ik op een hometrainer een kilometer in één minuut en twee seconden afgelegd. Dat vond ik niet echt bijzonder, tot een beroepsrenner één minuut en vier seconden klokte, en een andere beroepsrenner er één minuut en zes seconden over deed. Ik won de wedstrijd. Al die ochtenden waarop ik in die heuvels kranten bezorgde, in weer en wind, hadden me sterker gemaakt, en niet alleen fysiek sterker. Ik heb er ook van geleerd wat discipline is.

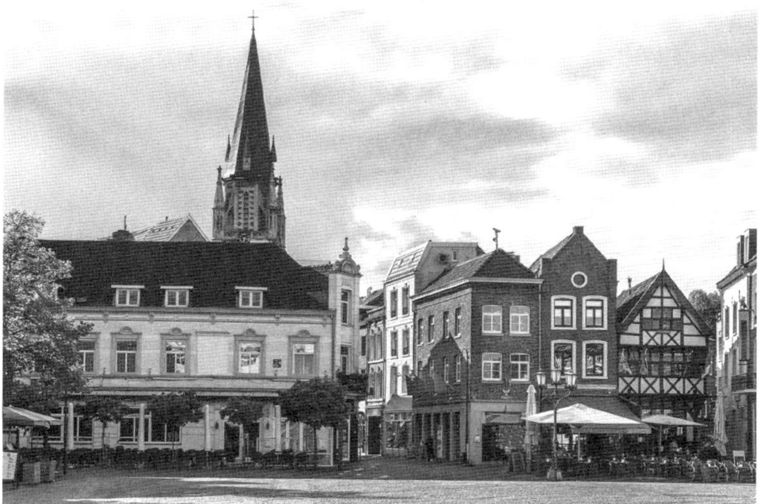

Het historische marktplein van mijn geboorteplaats Sittard

Vijf jaar lang ging mijn wekker elke ochtend om halfvier. Dan rolde ik mijn bed uit en nam ik meteen de push-uphouding aan. Ik deed vijftig push-ups, en dan was ik klaarwakker. Mijn broers en ik kregen van onze vader een flinke kop koffie, en om vier uur 's ochtends gingen we de deur uit, op weg naar onze krantenwijken. We hadden dus best een strak ochtendschema. Zo ging ik dan de nacht in met mijn kranten en fietste op en neer door de heuvels van Sittard. Ik hoorde allerlei soorten vogels en zag konijnen op de straten. Het was allemaal heel magisch en het zette me aan tot allerlei bespiegelingen over het leven. Ik zag en voelde dingen waarvoor geen woorden nodig waren omdat ik alleen was. Alleen ik, mijn fiets en de kranten in de stille heuvels. Vijf jaar lang elke dag.

Ik weet zeker dat die ervaring de basis heeft gelegd voor mijn discipline. Ik was een sterke soldaat in de speciale eenheden van het leger. Dus als een kind sterk wil worden, raad ik het aan om in een heuvelachtig gebied kranten te gaan bezorgen. Je leert jezelf beter kennen omdat er niemand anders in de buurt is met wie je kunt praten. Je gaat over dingen nadenken. Je ziet een vredige wereld zonder geluiden van iets of iemand. Je bent alleen, en je moet ongeacht de weersomstandigheden een taak vervullen. Je vindt jezelf in je diepste wezen. Dat is kracht.

Met die nieuwe kracht, en al het vertrouwen dat daarbij hoort, ben ik op zeventienjarige leeftijd met mijn tweelingbroer op de fiets naar Spanje vertrokken. Duizenden kilometers op de fiets. Ik had mijn oude krantentassen nog, dus daar stopte ik gewoon de spullen in die we het hardst nodig hadden. Het was een prachtige ervaring. In oktober begint in Nederland de herfst pas echt. Dan wordt het koud en nat. Fietsen met de koude regen op je huid zorgt ervoor dat je lichaam sneller afkoelt. Dat komt door het water. We hadden het dus heel koud. Toch gingen we verder, door de Belgische Ardennen. Ik herinner me nog de sneeuw en kou. Op een gegeven moment moesten we stoppen omdat we moesten eten, maar we hadden alleen maar droge havervlokken meegenomen, die ik naar hazelnoten vond smaken. Heel bijzonder.

Als je je helemaal in de natuur onderdompelt, in de elementen, zodat je lichaam vanuit zijn diepste wezen functioneert en al je zintuigen pas echt worden geactiveerd, en je alleen maar eet als je lichaam het nodig heeft, in plaats van op vaste tijdstippen, zul je zien dat je eetlust zo sterk verandert dat zelfs droge havervlokken een feestmaal worden. In onze moderne tijd zijn we deze verbinding, dit diepe gevoel, grotendeels kwijtgeraakt. Daardoor zijn veel mensen niet in staat om de waarde ervan in hun dagelijks leven te integreren. Maar toen, al fietsend over de koude wegen, voelden we het heel duidelijk, en sindsdien dragen we dat gevoel in ons hart met ons mee.

André en ik zijn via de Ardennen zuidwaarts gereden en kwamen langzaam maar zeker in de buurt van de Franse Middellandse Zeekust, de Côte d'Azur. En tijdens onze fietstocht zagen we niet alleen het weer veranderen, dat steeds beter werd, maar ook de vegetatie, de architectuur en het gedrag van de mensen. Hoe warmer, hoe meer de mensen naar buiten gaan en met elkaar praten. Ook zijn hun huizen veel kleurrijker geschilderd. Oktober is in Zuid-Frankrijk een prachtige periode. Vanuit Zuid-Frankrijk zijn we de zon gevolgd naar Spanje, waar het toen net de oogsttijd was voor meloenen, sinaasappels en vijgen. We hebben enorm genoten van het plukken van deze vruchten, en van het kijken naar wat er allemaal om ons heen te zien was. Weet je, reizen met de fiets is gewoon anders. Totaal anders dan met de auto. In de auto zitten kun je vergelijken met televisiekijken. Je zit gewoon te kijken naar wat er allemaal achter het raampje gebeurt. Maar als je met de fiets op pad bent, laad je je gevoelens weer op, je kijkt om je heen, en alles wat je ziet wordt versterkt omdat je er een directe verbinding mee krijgt. Meer dan veertig jaar later proef ik die vruchten nog steeds, en ruik ik nog steeds de zoetheid van die lucht. Ik voel het allemaal nog steeds terwijl ik inmiddels in de zestig ben.

Het is een van mijn doelen om deze gevoelens, deze diepere gevoelens van verbondenheid met de natuur, door iedereen te laten begrijpen. Jij bent Tarzan. Jij bent Jane. Je bent een koning. Je bent een koningin. De corona (lichtkrans) is niet alleen maar een symbool dat op het hoofd geplaatst moet worden van iemand die 'koning' wordt genoemd, maar een aura die je omringt als je straalt, als je hersenen volledig geactiveerd zijn. Je straalt een elektromagnetisch veld uit, en dat is de corona. Die energie maakt jou tot een koning of koningin. Zie het maar als een natuurlijke kroning. Dus gedraag je maar gerust als een koning of een koningin en ga vol trots in je corona staan, want dat is wie je vanbinnen bent.

Ik wist het toen nog niet, maar dat is precies waar ik naar op zoek was. Die connectie. Ik was op zoek naar iets in mij dat ik niet helemaal kon verwoorden, maar na verloop van tijd en met de nodige ervaring werd het steeds duidelijker. De aanroeping van mijn moeder was echt de rode draad van mijn levensgeschiedenis. De kracht van een moeder is goed en liefdevol omdat die uit de natuur voortkomt. Je kunt er dus maar beter naar luisteren. Zij weet. Zij is er. En zo hoort het ook. Ik ontving de liefde van mijn moeder, de energie van haar aanroeping, en begon me op mijn zeventiende echt bewust te verdiepen in deze diepere lagen van mezelf. Ik ging beseffen dat de wereld en ikzelf veel meer waren dan je op het eerste gezicht zou denken. Er waren heel veel ongeziene dingen, en ik verlangde er wanhopig naar om die dingen wel te kunnen zien.

Ik kende een beetje Frans, en dat gebruikte ik om met de mensen te communiceren die we op onze reis tegenkwamen. En hoewel mijn woordenschat erg beperkt was, verliep het contact met deze mensen moeiteloos omdat ik ze iets gaf dat verder ging dan taal, en dat uit mijn hart kwam. Het was een gevoel, een diep gevoel dat ik nu beter begrijp, maar op dat moment voelde ik het gewoon. Mensen leren kennen die uitbundiger en opener waren, bevrijdde mijn geest.

Daardoor kon ik me namelijk verzoenen met de aspecten van mezelf die anderen raar of anders vonden. En hoe verder we naar het zuiden reisden, hoe verder weg van Nederland, van onze geconditioneerde culturele overtuigingen en ervaringen, hoe meer ik het gevoel had dat ik dichter bij mezelf kwam. Dat leverde ook enkele openbaringen op. Het lukte me om alle vooroordelen die ik meestal voelde van me af te schudden. Het is verbazingwekkend wat er in je wezen kan gebeuren als je er contact mee maakt, als je het licht in jezelf tegenkomt. Dan weet je dat gewoon. Ik ben ervan overtuigd dat iedereen die bewust in dat licht stapt, naar hetzelfde op zoek is: de zin van het leven.

Vlak bij de grens tussen Frankrijk en Spanje, in de Pyreneeën, ontmoetten André en ik Wolfgang. Wolfgang was een Duitser die iets ouder was dan wij. De ene helft van het jaar werkte hij in Duitsland als verpleegkundige, en de andere helft van het jaar stapte hij op de fiets naar Afrika. Toen we elkaar leerden kennen had hij al twee van die tochten achter de rug. Ik weet nog dat hij een verhaal vertelde over het reizen door de Soedanese woestijn – de Sahara – en dat hij met de fiets aan de hand moest lopen omdat hij niet in het zand kon rijden. Terwijl hij over het pad liep kwam er vanuit het niets opeens een leeuw te voorschijn! De leeuw zag hem, en waarschijnlijk zag hij ook de reflectie van de zon op zijn fiets of iets anders, want hij rende weer weg. Maar zoals je je wel kunt voorstellen was dit voor Wolfgang een verbijsterende ervaring. Toch weerhield het hem er niet van om diezelfde route nog een keer te fietsen.

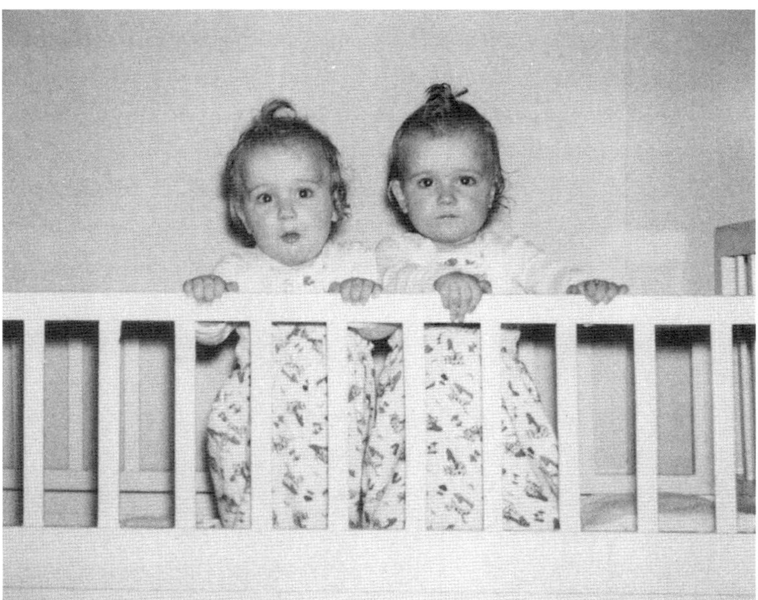

André en ik

Iets anders wat ik me van Wolfgang herinner, is dat hij heel aandachtig luisterde naar alles wat ik te vertellen had. Ik was nog maar een jongen van zeventien, een groentje, dat zichzelf pas net wat beter begon te begrijpen, terwijl hij een man was die voor zijn leeftijd al heel veel levenservaring had. Hij behandelde mij en mijn ideeën met respect, en wees ze nooit van de hand. Hij voelde dat ik op zoek was naar iets wat in mijn diepste wezen zat, zonder precies te weten wat dat was, en dat hij iets van mij kon leren. Maar terwijl ik zo met hem sprak, werd ik me er sterk van bewust dat ik tegen een oudere persoon sprak, een ervaren wereldreiziger. Een man die in het wild oog in oog had gestaan met een leeuw en die dat kon navertellen. Ik bedoel, kent zo'n man eigenlijk wel angst? Een man die de moed heeft om een halfjaar als verpleegkundige te werken om vervolgens een halfjaar in zijn eentje dwars door Afrika te fietsen? Hij kende geen angst. Hij had gewoon een 'weten'. Ik niet, tenminste, nog niet. Ik was daar gewoon. Maar dat was het moment waarop ik ging beseffen dat dit 'weten' ook voor mij mogelijk was, en misschien nog wel belangrijker: dat ik daarin zou kunnen geloven.

Dat was een enorme openbaring voor mij. Het besef dat dit soort 'weten' mogelijk was, bevrijdde me van mijn eigen angst en duwde me in de richting van die kennis. Natuurlijke wijsheid, die afkomstig is uit je diepste wezen, je innerlijk, is iets dat we allemaal van nature bezitten, besefte ik, maar soms zijn we te sterk geconditioneerd om het te herkennen, of te geloven. We verwarren deze kennis vaak met dromen of, nog erger, met dwaasheid. Maar daar zat ik dan op de fiets in Zuid-Frankrijk, op weg naar Spanje, door de Pyreneeën, en ontmoette ik en praatte ik met Wolfgang over filosofie en andere niet zo voor de hand liggende onderwerpen, en ik genoot met volle teugen. André luisterde weleens mee, maar meestal bleef hij een paar honderd meter voor ons rijden. André is veel nuchterder dan ik, een stuk praktischer zou je kunnen zeggen. Hij liet ons begaan. We gingen helemaal op in onze gesprekken en daar wilde hij niet tussenkomen.

Onze gesprekken waren zo diepgaand dat ik de ene na de andere openbaring had, en ik leerde toen ook pas echt begrijpen wat bezinning en contemplatie is. Daardoor kon ik naar plekken gaan waar ik nog nooit was geweest. Ik kon steeds bewuster worden, en alle energieën die in mij zaten in mijn bewustzijn brengen. Ik besefte dat we deze heilige plek allemaal in ons hebben, en ik stelde me ten doel om er toegang toe te krijgen. En als je dat eenmaal kunt, word je je bewust van je eigen licht, je eigen wezen, je eigen levensdoel. Het is allemaal al in je aanwezig, als je maar weet waar je moet kijken.

Ik herinner me nog dat ik op een dag in een meloenenveld wakker werd en dat ik me heel anders dan anders voelde. Ik wist niet waardoor dat kwam. Ik keerde weer naar binnen, en daar was het. De energie die de hersenen verbindt met de diepere lagen van de geest en tot een dieper begrip leidt; daarvan werd ik me die ochtend bewust. Ik ervoer geen dualisme meer. De geest en de natuur zijn één. Dat is het. Ik was wel een beetje gedesoriënteerd toen ik net wakker was en me zo anders voelde. Ik wist niet wat het was, maar toch was ik het zelf. Een nieuwe ik die er altijd al was geweest. Het was een transcendente ervaring. En gedurende de daaropvolgende drie weken bleef ik in die transcendente staat van zijn. Maar we gingen weer terug naar Nederland en kregen weer te maken met het tumultueuze leven hier, met de conditionering, met al die dingen en mensen.

In die tijd, toen ik dus nog maar zeventien was, woonde ik in een kraakpand. Kraken werd destijds oogluikend toegestaan.[1] Sommige mensen bezitten zoveel huizen dat ze niet weten wat ze ermee aan moeten. Dan krijg je krakers. Krakers zijn mensen die gewoon naar binnen gaan en zeggen: 'Je speculeert met dit pand om winst te maken op de vastgoedmarkt, maar ondertussen woont er niemand. Dat vind ik niet kloppen! Het is inderdaad jouw eigendom, maar het is ook een leefruimte, en wij hebben geen woonruimte. Dus wij gaan er voorlopig in wonen en betalen gas en elektriciteit, en daarmee is de kous af.' Zo dacht ik erover. Ik was een kraker, en protesteerde tegen dingen waar ik het niet mee eens was. Ik geloofde dat wat goed was, goed was, en dat we de plicht hadden om dingen die niet goed waren recht te zetten, of er op zijn minst tegen te protesteren. Ik heb acht jaar als kraker in dat huis gewoond. Voor mij was het een periode van echte vrijheid, want er waren totaal geen regels. Ik voelde me een verschoppeling die buiten het systeem leefde, en het kraken versterkte mijn afzondering van de maatschappij alleen maar. Het dwong me ertoe om steeds verder naar binnen te keren. Ik kon vrij denken en heel veel muziek maken.

Tegenwoordig is kraken in Nederland en in andere landen, zoals de Verenigde Staten, misschien gevaarlijker dan toen, maar voor mij was het een idyllische tijd. Het was een plek waarin ik pure vrijheid ervoer. Ongeveer honderd mensen leefden vreedzaam samen en konden hun creativiteit de vrije loop laten. Doordat we niet zoveel druk ervoeren om in de maatschappij te passen en geld in het laatje te brengen, konden de mensen die daar leefden alles gewoon loslaten en zich mee laten voeren met de stroom van hun creativiteit. We hadden daar dus veel kunst, veel muziek. Festivals. Gesprekken. En er hing een energie van vrijheid. Ik heb in die jaren heel veel muziek gemaakt, heel veel gediscussieerd, en ik moet zeggen dat ik daar mijn vrije manier van denken heb ontwikkeld.

Hoewel ik moet toegeven dat kraken niet voor iedereen de beste keuze is, zeker niet in deze tijd, vind ik wel dat iedereen tijd en ruimte in zijn of haar leven moet hebben om zo vrij te leven, al was het maar in de vorm van een sabbatical. Je trekt je terug uit de maatschappij omdat je je eigen geest wilt bevrijden, maar eerst moet je leren om de teugels te laten vieren. Wat heeft het voor zin om je los te maken van alle regels, moraal en ethiek van een systeem als je niet in staat bent om jezelf te uiten? Dan vraag je gewoon om een ander soort stress. Dus ik heb me acht jaar lang vrij geuit. Ik leefde in vrijheid op een plek waar creatieve expressie gewaardeerd werd zoals zij gewaardeerd behoort te worden. Maar tegelijkertijd werd ik ook heel gedisciplineerd. Dankzij die discipline kon ik mezelf bevrijden. En op een rustige zondagochtend in de winter was ik in het Amsterdamse Beatrixpark om over wat dingen na te denken, en zag ik een dun laagje ijs op het water.

Ik voelde een aantrekkingskracht die ik niet helemaal kon verklaren. Ik keek om me heen, maar er was niemand te zien. Ik kon me dus uitkleden en gewoon in mijn blootje het koude water ingaan, en dat deed ik dan ook. Ik herinner me nog goed dat ik helemaal geen last had van de kou, ik was gewoon nieuwsgierig. Die nieuwsgierigheid was veel sterker dan de temperatuur van het water. Kun je je dat voorstellen? Maar hoewel ik nu weet waarom dat zo was, heb ik het toen gewoon ervaren.[2] En dat koude water had een onverwacht effect op mijn lichaam, namelijk dat ik me geweldig voelde. Ik speelde een beetje met het dunne laagje ijs waardoor ik werd omringd en was verbaasd dat ik me in dat ijskoude water gewoon een beetje met dat ijs kon vermaken. Ik keek naar het ijs – nog niet begrijpend, alleen maar kijkend – en dacht bij mezelf: *wow, ik kan gewoon in dit ijskoude water spelen! Ik ben in het water! En alles is oké!* Iedereen zei altijd dat je wel gek moest zijn als je het koude water in ging. Dan zou je dood kunnen gaan, zeiden ze. Het is niet goed voor je! Het is voor ons een schadelijk natuurelement, en we moeten ons ertegen beschermen! Dat zijn we door onze conditionering gaan geloven, maar op dat moment verdween dat allemaal. Ik voelde me geweldig. Ik was niet zo heel lang in het water, misschien een minuut, of anderhalve minuut, maar wel lang genoeg om de verbinding te voelen. Het was een innerlijke bewustwording. Voorbij enige vorm van taal of intellectuele omkadering.

Nu weten we dat het feit dat de kracht van mijn nieuwsgierigheid groter was dan de kou van het water een voorbeeld was van de immense kracht van de menselijke geest. Maar helaas is de mensheid als geheel haar verbinding met deze kracht kwijtgeraakt. Dat komt doordat we ons zelden of nooit meer aan de elementen blootstellen. We blijven knus in onze gezellige, verwarmde huizen, goed beschermd tegen de stressoren in onze omgeving die deze kracht in ons opwekken. Zo komt het dat onze geest niet in staat is om het effect van extreme invloeden op ons lichaam te overstijgen of om te accepteren dat de geest sterker is dan de materie. Ik weet dat dit de waarheid is en ik heb het grootste deel van mijn leven gewijd aan het bewijzen van deze waarheid. Tientallen jaren lang heb ik de minachting en het ongeloof van de fantasieloze neezeggers moeten verduren. Maar daar, in dat koude water, is het allemaal begonnen. Dat was het beginpunt van mijn zoektocht. Ik voelde me geweldig toen ik uit het water kwam. Ik was verbijsterd en dacht verder nergens meer aan. Ik genoot gewoon van het heerlijke gevoel dat de endorfinen me gaven toen ik weer naar huis ging.

Een paar dagen later ging ik weer naar het water en deed weer precies hetzelfde met precies hetzelfde resultaat. Natuurlijk doe je iets wat je zo'n goed gevoel geeft vaker. Dat deed ik dus ook, steeds opnieuw. Het viel me op dat elke keer als ik me in het water onderdompelde, ik automatisch naar adem hapte, en dat intrigeerde me. En toen ik op een gegeven moment 25 diepe ademhalingen had gedaan, tintelde mijn lichaam enorm. Het leek wel elektriciteit. Ik weet niet helemaal zeker waarom ik op dat moment besloot om op die manier te ademen, maar waarschijnlijk was het een onderbuikgevoel, een impuls waar ik op reageerde, waarna ik gewoon mijn eigen innerlijke leiding en intuïtie volgde. Als je het water ingaat, ga je vanzelf dieper en bewuster ademhalen. De kooldioxide gaat eruit, en de spieren beginnen samen te trekken. Dat is een elementair fysiologisch proces. Maar die elektriciteit, het autonome zenuwstelsel, is ook actief. Het was een geweldig gevoel, en na verloop van tijd ontstond er een routine. Dat gebeurde heel natuurlijk waarbij ik steeds een stapje verder ging. En dit fysiek voelen van de kou en het volgen van mijn intuïtie leidden tot de ontdekking van mijn eigen, persoonlijke bewustzijn, mijn eigen verbinding tussen lichaam en geest. Ik was pas zeventien, en ik voelde me springlevend en was helemaal uitgelaten.

Door te oefenen kon ik mezelf zo goed opladen met mijn ademhalingstechnieken dat de impuls om adem te halen er niet echt meer was. Op een gegeven moment had ik een punt bereikt waarop ik vijf minuten lang geen adem hoefde te halen. Tegelijkertijd was ik aan het experimenteren met het zwemmen in ijskoud water. Ik heb dat 25 jaar lang de hele winter door elke dag gedaan. In die tijd leerde ik dat ik bewust controle over mijn lichaam kon krijgen. Dat gebeurde niet van de ene op de andere dag, maar ik weet nog goed dat ik op een ijskoude avond een keer buiten zat met alleen maar een korte broek aan en dat ik me fantastisch voelde. Ik voelde me fantastisch omdat ik wist dat ik iets op het spoor was. En dat was ik ook. The Iceman was geboren.

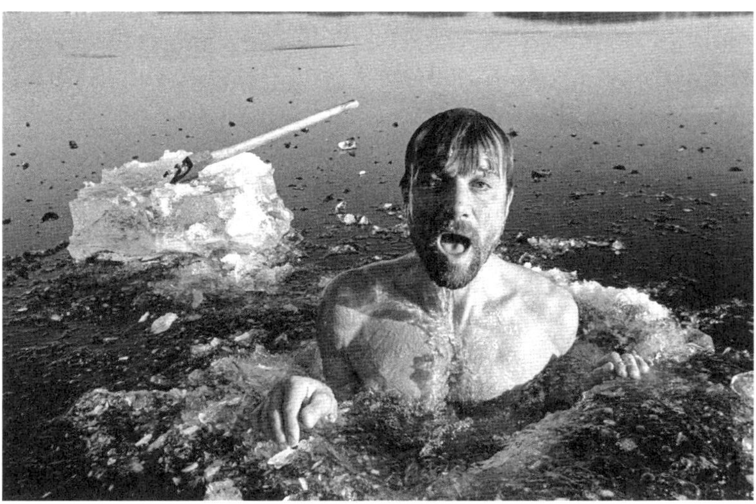

3 Een koude douche per dag houdt de dokter weg

Het leven is zoveel meer dan je op het eerste gezicht zou denken, als je er maar voor kiest om ernaar op zoek te gaan. De zoeker wordt dan de vinder, de vinder van zoveel meer dan we voor mogelijk hielden. De meeste kinderen worden opgevoed om een vertrouwde, voorspelbare weg te volgen: je gaat naar school, maakt carrière, en als je geluk hebt, verdien je een sabbatical, of krijg je misschien wel opslag. Deze levensloop definieert ons, maar is niet wie we zijn. Ons bestaan behelst veel en veel meer dan dat. Diep vanbinnen zijn we veel meer dan dat. Op zielsniveau. En als we ons verbinden met die ziel, komen we erachter dat onze geest en ons lichaam tot veel meer in staat zijn. We zijn wezens van het licht die dankzij ons geboorterecht onze eigen geest en ziel bezitten. Dit is het moment om te ontwaken en ons bewust te worden van de ware kracht die we allemaal in ons hebben. Door ons bewust te verbinden met het reptielenbrein, waarvan men vroeger dacht dat je er geen verbinding mee kon maken, hebben we een nieuw grensgebied bereikt: het bewustzijn dat wordt gekenmerkt door de geest die over het lichaam heerst. Dankzij dit bewustzijn kun je vertrouwen op je oordeel als dit is gebaseerd op je intuïtie en instinct. Ik ben tot deze inzichten gekomen door het ijskoude water in te gaan, door mijn geest en lichaam opnieuw te conditioneren om het oeroude, prehistorische gevoel dat de kou onze vijand is van de hand te wijzen en dat we vuur moeten maken en in een grot moeten zitten om ons tegen de kou te wapenen. Maar in werkelijkheid hoeven we alleen maar de confrontatie aan te gaan met onze eigen conditionering en angst.

Mijn Amerikaanse vriend Chris Ryan schreef het boek *Civilized to Death*. Het gaat over deze diepere gevoelens, over hoe we zo beschaafd zijn geworden, zo veilig ingenesteld in onze comfortzone, en dat we daarin zijn doorgeschoten. Hij zegt dat we niet meer in de natuur leven, maar dat we ons tegenover de natuur hebben geplaatst. Maar waar plaatsen we ons dan uiteindelijk tegenover? De kou en zijn ogenschijnlijk schadelijke invloed zijn niet onze vijand! De kou kan ons vasculaire systeem activeren. Als je alle onderdelen van ons vasculaire systeem van begin tot einde achter elkaar zou neerleggen, zou het bijna tweeënhalf keer zo lang zijn als de omtrek van de aarde.[1] Hart- en vaatziekten zijn tegenwoordig doodsoorzaak nummer één in onze samenleving, maar dat is helemaal niet nodig.[2] We hebben allemaal ongeveer honderdduizend kilometer aan aders, slagaders en haarvaten.[3] Het vasculaire systeem heeft na miljoenen jaren van evolutie miljoenen kleine spiertjes die de aders en de vasculaire kanalen als reactie op het weer vernauwen en verwijden. En of het nu warm of echt heet is, onze kerntemperatuur moet 37 °C blijven. Als je kerntemperatuur slechts twee of drie graden lager is, raak je al onderkoeld. Als hij drie graden of meer daalt, ben je niet meer te redden. Je kerntemperatuur blijft dan dalen en je lichaam is niet meer in staat om op te warmen. We hebben dus een vasculair systeem dat zich verwijdt en samentrekt om ons tegen de kou en de hitte te beschermen, om onze normale lichaamstemperatuur in stand te houden. Dit is een zeer delicaat systeem.

Maar wat zijn wij gaan doen? We zijn kleding gaan dragen. En we houden heel veel van onze kleding, onze jurken en pakken en mooie dassen. Ze zijn ook heel mooi! We hebben Gucci, Versace, Vanderbilt, en al die modetrends waar iedereen zo van houdt. Maar in feite zorgen kleren ervoor dat ons vasculaire systeem niet goed wordt gestimuleerd, en zoals je weet voorziet dit ingewikkelde systeem ons hele lichaam van bloed. Als de elementen op ons vasculaire systeem inwerken, gaat het open en dicht, verwijdt het zich en trekt het zich samen. Hierbij wordt de spiertonus van het vasculaire systeem goed gestimuleerd. Maar als we kleding dragen, en altijd maar goed gekleed willen zijn, wordt het vasculaire systeem veel minder geprikkeld. De kleine spiertjes worden dan niet geactiveerd. En weet je wie daar de prijs voor betaalt? Je hart. Wanneer deze kleine vaatspiertjes niet actief zijn, niet optimaal werken, wordt ons hart gedwongen om harder, dieper en krachtiger te pompen om de bloedstroom op gang te houden. Hierdoor wordt het hart chronisch overbelast. Dat is één van de belangrijkste redenen waarom hart- en vaatziekten in onze samenleving doodsoorzaak nummer één zijn. Ongezonde voeding en te weinig lichaamsbeweging zijn twee andere belangrijke oorzaken.

Hoe pakken we deze moordenaar aan? Dat is heel eenvoudig. Een koude douche per dag houdt de dokter weg. Ons medische systeem is steeds meer gebaseerd op farmaceutische oplossingen in plaats van op genezing, en er zullen maar weinig mensen zijn die een koude douche aanbevelen, maar je hebt deze methode gewoon tot je beschikking. Het is eenvoudig, het werkt, en het kost niets. Ons vasculaire systeem moet worden gestimuleerd om de gewenste spiertonus te bereiken. Het hoeft niet te worden getraind, het hoeft alleen maar wakker geschud te worden. En als het eenmaal wakker is en optimaal functioneert, na pakweg tien dagen, volgen een heleboel magische processen elkaar in het lichaam op.

Iedereen die weleens in een onverwarmd zwembad is gestapt of een 'Ice Bucket Challenge' heeft gedaan, weet dat het directe effect van koud water op ons lichaam heel onprettig kan zijn, zo niet ronduit pijnlijk. Het is daarom begrijpelijk dat sommige mensen zich niet zo graag aan dat onprettige gevoel willen blootstellen. Het is gewoon niet plezierig. Maar net zoals je lichaam zich na verloop van tijd aanpast aan het zwembadwater, past het zich na herhaalde blootstelling ook aan koude douches aan. Het koude water leidt eerst tot een koudeschokreactie, een reflex waarbij je naar adem hapt, wat een volkomen natuurlijke reactie is. Hierdoor kun je heel licht gaan hyperventileren, maar deze onwillekeurige fysiologische reactie neemt na verloop van tijd weer af als het lichaam zich ontspant en zich begint aan te passen aan zijn nieuwe omgeving. Hoe vaker je een koude douche neemt en hoe meer je gewend raakt aan die eerste schok, hoe meer je naar het gevoel begint te verlangen.

Bij mij begon het heel intuïtief toen ik op mijn zeventiende het koude water in ging. Nu weet ik inmiddels dat deze intuïtie voortkomt uit mijn geboortetrauma, maar dat is mijn persoonlijke verhaal. Het maakt niet uit wat je ertoe brengt dat je het gaat doen, zolang je het maar gaat doen. Als je het op aanraden van mij gaat doen, dan is dat des te beter. Ik heb hier mijn hele leven aan gewijd omdat ik de voordelen ervan aan den lijve heb ondervonden. Ik had toen dat bijzondere gevoel, maar in de boeken die ik las kon ik er geen verklaring voor vinden. Die kon ik gewoon niet vinden. Dus ging ik de natuur in, en daar vond ik de antwoorden die niet in de boeken stonden. En omdat de natuur van ons allemaal is, voel ik de drang om anderen te vertellen wat ik heb geleerd. Deze kennis is niet van mij, maar van ons. Ik heb alles alleen maar vereenvoudigd. Als samenleving kunnen we het aantal gevallen van hart- en vaatziekten sterk terugdringen als we met ons allen leren hoe we ons hart- en vaatstelsel weer optimaal kunnen laten functioneren.

Als je een koude douche neemt, worden al die kleine spiertjes van je vasculaire systeem – het zijn er miljoenen – geactiveerd en getraind. Als je tien dagen achter elkaar een koude douche hebt genomen, zul je merken dat je hartslag aanzienlijk is gedaald, maar liefst 15 tot 30 slagen per minuut, en dat dit 24 uur per dag zo blijft. Dat vertaalt zich in veel minder stress. Het is belangrijk om te begrijpen dat je hartslag stijgt wanneer je lichaam stress ervaart. Hierdoor wordt er een signaal naar het lichaam gestuurd om adrenaline en cortisol te produceren. Deze hormonen zetten een reeks biochemische processen in gang die je HPA-as (hypothalamus-hypofyse-bijnier-as), je energie, uitputten omdat je vasculaire systeem in een slechte conditie verkeert. Je hart moet meer pompen en dus harder werken.

En terwijl je energie opraakt, heb je ook nog je baas die zegt dat je dit of dat moet doen, je partner die van alles van je wil, en je kinderen die doen wat kinderen nu eenmaal doen. Al deze dingen verhogen je stressniveau. En ook het drukke verkeer of flinke vertragingen leveren de nodige stress op. Uiteindelijk komt het erop neer dat je hart nog harder moet werken zonder even af te kunnen koelen, even uit te kunnen rusten, omdat je vasculaire systeem dan gevaar loopt.

Als je je vasculaire systeem gaat trainen – 'vasculaire fitheid' noem ik dat tegenwoordig – kun je deze stress op een effectieve manier tegengaan. Als je jezelf eenmaal hebt getraind om tegen de kou te kunnen, kun je 'snowga' gaan doen, oftewel yoga in de sneeuw. Je kunt buiten in de kou op blote voeten en met ontbloot bovenlichaam oefeningen doen, gewoon met alleen maar een korte broek aan. Binnen een kwartier voel je de kou niet meer, wat erop wijst dat je vasculaire systeem zich heeft aangepast. Dat is een aangeboren vermogen. Dat vermogen hebben we altijd al gehad, maar door voortdurend te streven naar comfort, zijn we de verbinding met onze natuurlijke, optimale vasculaire conditie kwijtgeraakt. Dit is zonde, want ons vasculaire systeem levert bloed aan de cellen en daarmee dus ook alle voedingsstoffen, zuurstof en vitaminen die ons lichaam nodig heeft om goed te kunnen functioneren. En als je vasculaire systeem wordt getraind en zich goed aan zijn omstandigheden leert aanpassen, zal je hartslag omlaaggaan. Het is het perfecte middel tegen stress, en het begint allemaal met koude douches.

Door koude douches gaat alles weer stromen, krijg je weer energie en komt er rust in je lichaam en geest. Ik overdrijf niet als ik dat zeg. Dankzij koude douches leer je uiteindelijk dat de geest sterker is dan het lichaam. Als je tien dagen lang je gewone warme douche afsluit met een koude douche van ongeveer een minuut, kun je ervoor zorgen dat je vasculaire systeem zich 'sluit' als je de kou ingaat. Het is verbazingwekkend wat je je lichaam kunt laten doen als je de kracht van je geest gebruikt, en het enige wat je daarvoor hoeft te doen is tien dagen lang op deze manier douchen om je vasculaire systeem weer optimaal te laten functioneren en er controle over te krijgen. Als dit systeem weer volledig tot leven komt en de spiertjes sterker worden, vormt het een verbinding met je hersenen, met je wil.

WHM-protocol: blootstelling aan kou voor beginners

In ijskoud water gaan, kan een enorme schok geven, dus als je dat wilt proberen, is het verstandig om je lichaam er goed op voor te bereiden. Maar hoe doe je dat? We dragen altijd kleren, waardoor ons lichaam niet wordt gestimuleerd en ons vasculaire systeem in een slechte conditie blijft verkeren. Dus wat kunnen we doen om de schok minder hevig te maken en het ijswater de gelegenheid te geven om ons cardiovasculaire systeem weer in optimale conditie te brengen? De meeste mensen die in het Westen wonen nemen elke dag een douche, meestal een warme of hete douche, omdat we niet van de kou houden. Maar als je je warme of hete douche afsluit met een koude douche van slechts dertig seconden, zul je al snel resultaten zien.

Iedereen kan dertig seconden koud water verdragen, zeker als je enkele minuten onder warm of heet water hebt gestaan om je lichaam op te warmen. Het warme water verwijdt je aderen zodat het bloed beter kan stromen. Dus hoewel je het koude water in het begin misschien een beetje onprettig vindt, hoef je in die dertig seconden niet enorm af te zien.

Als de watertemperatuur van warm naar koud gaat, worden alle kleine spiertjes van je vasculaire systeem wakker geschud. Ze trekken samen en ontspannen zich weer, trekken weer samen en ontspannen zich weer, en bij herhaalde blootstelling aan kou is hun spiertonus op een gegeven moment optimaal. Begin rustig met vijftien seconden na je dagelijkse warme douche. Na een weekje zul je zien dat je dertig seconden of meer kunt verdragen. Dit komt doordat de tonus van je vasculaire spiertjes steeds beter wordt en zich steeds verder ontwikkelt. Met je kerntemperatuur gebeurt niets. En het resultaat is dat je de hele dag een betere doorbloeding hebt, waardoor je veel meer energie hebt. Als je het eenmaal langer dan dertig seconden kunt volhouden, ontwikkel je het vermogen om bewust weerstand te bieden aan de schok die door het koude water wordt teweeggebracht. Je kunt het rillen onderdrukken en hapt niet meer naar adem. En plotseling is het water niet meer koud. Het is een kracht, en jij, die daar onder de douche staat, bent een tegenkracht. Jij hebt de controle. Je wordt je bewust van de fysiologische kracht en de neurale activiteit van je eigen lichaam. Heel bijzonder.

WEEK 1 Dertig seconden koud water aan het einde van een warme douche.
WEEK 2 Eén minuut koud water aan het einde van een warme douche.
WEEK 3 Anderhalve minuut koud water aan het einde van een warme douche.
WEEK 4 Twee minuten koud water aan het einde van een warme douche.

Bouw het geleidelijk op en oefen minstens vijf dagen per week. Volg je gevoel. Forceer niets. Het is ook prima om met vijftien seconden te beginnen en het langzamer op te bouwen, zoals we doen in onze twintigdaagse Koude Douche-challenge.

Sommige heilzame effecten van blootstelling aan kou beginnen bij ongeveer 15 °C, dus in de meeste gevallen is leidingwater koud genoeg om een verschil te maken. Naarmate je vasculaire spiertonus zich verder ontwikkelt, zal die steeds meer van de schok opvangen totdat je het nauwelijks meer als een schok ervaart. Je bloedvaten vernauwen zich als dat nodig is om je vitale organen te beschermen. En je zult zien dat je hartslag gedurende de dag daalt, waardoor je stressniveau afneemt. Je voelt je energieker. De betere doorbloeding zorgt ervoor dat je cellen beter van voedingsstoffen worden voorzien. Je zult ook merken dat je niet meer ziek wordt, doordat je lichaam niet meer zo kwetsbaar is. Je voelt je juist sterk.

Tegen het einde van de vierde week zal je vasculaire spiertonus zodanig geoptimaliseerd zijn dat de geest het van de materie zal winnen. Als je de doucheknop dan naar 'koud' draait, zal je lichaam niet meer met een schok reageren. Dit is slechts het begin van het ontwaken van de kracht van je geest. Als je eenmaal de volledige controle over je vasculaire systeem hebt, dat zich overal in je lichaam bevindt, kun je je op een willekeurig lichaamsdeel concentreren en er met je bewustzijn controle over uitoefenen. Jij bent de baas. En het begint allemaal met dertig seconden koud water.

Als de prehistorische mens zich uit zijn grot waagde, de wildernis in, moest hij sterk zijn. Zijn bloedvaten moesten zich kunnen vernauwen, zodat de kerntemperatuur van zijn lichaam constant werd gehouden. Dat was niet alleen nodig om te kunnen functioneren, maar ook om te kunnen overleven. Anders zou hij onderkoeld kunnen raken en dood kunnen gaan. Dus de prehistorische mens wist dat als hij ging jagen, zijn lichaam daarop zou reageren, automatisch.

Door deze flexibele vasculaire tonus konden zijn ledematen en de rest van zijn lichaam de elementen trotseren, zonder dat daarbij zijn kerntemperatuur in gevaar kwam. Die bleef stabiel om zijn vitale organen te beschermen: de lever, het hart, de longen en de hersenen. De rest van het lichaam kan behoorlijk koud worden, maar als de vasculaire tonus niet goed is, reageert het lichaam niet. Als we dan de kou ingaan, vernauwen de bloedvaten zich niet voldoende en worden we ziek.

En dat is nu net het probleem. Bezorgde ouders smeken hun kinderen altijd om zich goed aan te kleden met dikke jassen, mutsen en sjaals, zodat ze geen kou vatten. Maar in werkelijkheid levert dit juist een zwakker vasculair systeem op dat ons en onze kinderen zwak en vatbaar voor ziekte heeft gemaakt. Als we echter met koude douches aan de slag gaan, kunnen we de verloren gegane optimale conditie van onze vasculaire tonus terugkrijgen en weer sterk worden. Dan kunnen we zowel in de warmte als in de kou op een natuurlijke manier actief zijn en alle elementen van de natuur trotseren, zonder dat dit een significante invloed heeft op onze kerntemperatuur. En het is verbazingwekkend welke heilzame effecten dit op onze gezondheid heeft. Het is niet alleen goed voor ons hart- en vaatstelsel, dat dan weer het optimaal functionerende transportsysteem is voor alle vitaminen, zuurstof en voedingsstoffen die onze cellen nodig hebben, maar het verlicht ook de biologische belasting van de cellen. Dat heeft een diepgaande innerlijke vrede tot gevolg.

Als onze vasculaire tonus weer optimaal is, kan ons bloed – onze levenskracht – de hersenen heel veel duidelijk maken over vrede en over het leven, want zonder bloed zijn we niets. En daar heb je alleen maar kou voor nodig. Door het spierweefsel van onze bloedvaten te trainen en te versterken, kunnen we met de juiste instelling de kou ingaan. We moeten de kou niet zien als een vijandige, kwaadaardige of negatieve invloed, maar als een spiegel die laat zien of ons lichaam wel of niet de juiste reactie vertoont, zoals de natuur het bedoeld heeft. We zijn dat vermogen kwijtgeraakt, maar het enige wat je hoeft te doen om het weer te kunnen is elke dag een koude douche nemen.

Het resultaat van deze investering, van deze opoffering van het comfortabele gevoel van een warme douche, is heel bijzonder. Ja, je krijgt er meer energie van. Ja, je hartslag zal dalen. Ja, het zorgt ervoor dat alle zuurstof en voedingsstoffen naar je cellen worden gebracht. Ik weet dat ik dit allemaal al eerder heb gezegd, maar gebruik het maar als je mantra! Na 43 jaar training herinner ik me nog steeds hoe goed dit voelt, hoe goed het werkt. Je krijgt ook een betere levenskwaliteit, want die energie gaat gepaard met een elektrische stroom, en dat voel je in je hele lichaam. Het is echt fantastisch! Je leert hoe je veel beter opdrachten aan je lichaam kunt geven en verbinding met je lichaam kunt maken, want de juiste chemie is de geleider van de neurologie van onze hersenen. De kou is genadeloos maar rechtvaardig. En hij zal je de weg wijzen.

Als je tien dagen koude douches hebt genomen, raak je eraan verslaafd omdat je je na zo'n koude douche zo goed voelt. En je hebt dan ook een gevoel van controle als je aan de kraan draait. De dieperliggende delen van je fysiologie worden plotseling geactiveerd. Dat moet ook wel, want het water is echt ijskoud en heeft een flinke impact op je lichaam. Maar dan worden de dieperliggende delen van je fysiologie actief en ontmoeten elkaar in alle rust. De kou laat ons alleen maar zien of onze innerlijke kracht wel of niet aanwezig is en of we er bewust controle over kunnen uitoefenen. Je gebruikt steeds meer je gevoel om aan de kou te wennen. Dan wordt de kou je leraar. Kou is een stressor, dus als je de reactie van je lichaam op kou onder controle kunt houden, wil je ook stress onder controle kunnen houden. Er zijn heel veel vormen van stress, maar uiteindelijk ervaar je het altijd op biologisch, cellulair niveau. Je kunt leren om controle over stress te krijgen door jezelf steeds wat langer aan kou bloot te stellen en daarbij goed je gevoel te volgen. Je zult zien dat je binnen tien dagen de stress van de kou goed onder controle weet te houden. Douchen moet je toch, nietwaar? Dus het is eigenlijk heel eenvoudig. Eindig altijd met koud water. Maximaal een minuutje of twee. En als je wilt, kun je je blootstelling aan kou na die tien dagen uitbreiden.

De controle die je ontwikkelt, blijft niet beperkt tot de reactie van je lichaam op de kou. Je kunt die controle op alle vormen van stress toepassen, of het nu gaat om warmte, emoties, werk, frustratie in het verkeer, relaties, het maakt niet uit. Omdat kou genadeloos maar rechtvaardig is, kunnen we er iets van leren. Wat kou ons laat zien, is dat we een aangeboren vermogen hebben om met stress om te gaan. Ja, dat vermogen zijn we kwijtgeraakt, maar we kunnen het binnen tien dagen weer terugkrijgen. Tien dagen! Dit vermogen klopt als het ware op je deur, en het is aan jou of je wel of niet opendoet. Wat wil je? Wil je met stress leren omgaan, of wil je blijven lijden? Deze methode is heel eenvoudig, zeer toegankelijk en de werking ervan wordt door de wetenschap bevestigd. Duizenden mensen hebben er al baat bij gehad. Iedereen kan het, en er is niks dogmatisch aan. Er is alleen maar acceptatie. Alleen maar vrijheid.

Na een koude douche heb je niet alleen het gevoel dat je meer energie hebt, maar ervaar je ook meer innerlijke rust. Omdat de hersenen en het hart op neurologisch niveau met elkaar verbonden zijn, is je lagere hartslag van invloed op je stemming, waardoor je minder angstig bent. Je hersenen beginnen in alle rust en vrede 'af te koelen', waardoor het bloed er langzaam maar zeker steeds dieper in kan stromen. Als dat bloed het limbische systeem bereikt, kun je een diepe meditatieve toestand bereiken die doorgaans alleen door doorgewinterde mindfulness-beoefenaars bereikt kan worden. In mijn ervaring is het zo dat als je één minuut per dag een koude douche neemt, je ook met deze sferen contact kunt maken. Dat is een voorbeeld van hoe de kracht van de geest zich opent, van wat er gebeurt als je de bloedstroom naar de diepere delen van de hersenen leert beheersen. De hersengebieden van de moderne mens worden minder goed van bloed voorzien dan die van onze prehistorische voorouders. En hoewel die dieper gelegen delen het wel overleven, functioneren ze niet optimaal. Dat kunnen we niet voelen, en het heeft ook geen invloed op ons bewustzijn. We moeten urenlang stilzitten en mediteren om het bloed naar die dieper gelegen lagen te laten stromen. Of we nemen gewoon een koude douche.

Eén koude douche per dag, daar moet je het zoeken. Dan heb je toegang tot deze ervaring.

In februari 2018 deed ik mee aan een zeer interessant onderzoek van de Wayne State University's School of Medicine in Detroit.[4] De professoren Otto Muzik en Vaibhav Diwadkar maakten hersenscans terwijl ze 74 proefpersonen gedurende 3 dagen aan ijskoud water blootstelden. De proefpersonen droegen een vest waar voortdurend koud water doorheen werd gepompt. Het idee was om de hersenactiviteit van de proefpersonen in de gaten te houden en bij elke blootstelling de verschillen in hun huidtemperatuur te meten. Het zal je niet verbazen dat de huidtemperatuur van de andere 73 proefpersonen daalde als er koud water door hun vest werd gepompt. Logisch toch? Maar het is alleen logisch als we het als logisch accepteren, als we geloven dat we een beperkt potentieel bezitten. Dat is het huidige paradigma. Ik noem het 'de ontkoppeling', omdat we de kracht van onze geest niet kennen.

Warm worden op z'n Wim Hofs

Ben jij zo iemand die het de hele tijd koud heeft? Zou je in staat willen zijn om je lichaam lekker op te warmen als er geen warmtebron in de buurt is? Dan kun je de volgende oefening doen om bruin vetweefsel (of bruin adipeus weefsel) te activeren, dat energie kan verbranden, en om je tussenribspieren te activeren. De tussenribspieren bestaan uit verschillende groepen spieren die tussen de ribben zitten en tijdens de ademhaling de borstwand helpen bewegen. Als je deze spieren activeert, genereer je ook warmte.
Ga als volgt te werk:

1. Ga zitten.
2. Adem langzaam en diep in, vijf of zes keer, waarbij je je adem telkens vanzelf weer uit je lichaam laat stromen.
3. Adem volledig in.
4. Ontspan je om uit te ademen.
5. Adem volledig in.
6. Houd je adem in (niet langer dan vijf seconden).
7. Span je bovenrug- en borstspieren aan terwijl je je adem inhoudt, maar ontspan je hoofd. Houd je kaak ook ontspannen.
8. En laat de ingehouden adem weer los.

> Als je deze oefening regelmatig doet, voel je de warmte vanuit je nek naar beneden stromen, naar de rest van je lichaam. Iedereen is anders, maar als je regelmatig oefent, zul je de warmte van binnenuit voelen komen. Deze oefening deed ik om mijn kerntemperatuur tijdens de experimenten van de Wayne State University stabiel te houden, maar doe deze experimenten niet zelf!

Door gebruik te maken van de diepe ademhaling waarmee ik mijn tussenribspieren activeerde, lukte het me om op de eerste dag voldoende warmte te genereren om mijn kerntemperatuur stabiel te houden. In het volgende hoofdstuk kijken we naar de bewuste ademhaling. Maar toen het op de derde dag mijn beurt was om het vest aan te trekken, kreeg ik de opdracht om passief mee te doen, dus zonder spiersamentrekkingen of diepe ademhaling. Die ochtend had ik wel mijn ademhalingsoefeningen gedaan, want dat doe ik elke ochtend. Ik mocht geen spiersamentrekkingen en diepe ademhalingen doen omdat ze de scan kunnen verstoren, waardoor het hele experiment opnieuw zou moeten worden uitgevoerd. Het enige wat ik in deze situatie mocht gebruiken was mijn geest. Toen ik niets met mijn geest deed, daalde mijn huidtemperatuur net als bij de andere proefpersonen. Ik wist niet precies wat ik moest doen. Ik had altijd gewoon mijn intuïtie en instinct gevolgd. Ik had in de natuur geleerd wat ik moest doen en deed dat dan gewoon. Maar in de natuur denk je niet te veel na over wat je doet, je doet het gewoon. Dat gaat instinctief. Dus die ochtend zat ik in mijn hotelkamer, keek uit mijn raam met uitzicht op Detroit, en dacht: *hoe kan ik het laten zien? Hoe kan ik een groot verschil laten zien met die andere 73 mensen?* Het was geen van hen gelukt om met de kracht van hun geest hun huidtemperatuur tijdens de blootstelling aan koud water te beïnvloeden. Daarmee zouden ze hebben aangetoond dat ze hun autonome functies met hun geest konden reguleren.

Dus ik dacht: *wat deed je op de Mount Everest? Wat deed je in het ijskoude water boven de poolcirkel? Wat heb je altijd gedaan als je aan kou werd blootgesteld? Je vertrouwde jezelf. Je geloofde in je hart dat je het kon, en met die instelling ging je vol vertrouwen die uitdagingen aan en lukte het je. Waarom zou ik dat vandaag niet kunnen?* Ik zag in dat alles te maken heeft met je instelling, en dat zelfverzekerdheid een vorm van vertrouwen is. Het is een soort weddenschap waarbij je op jezelf wedt. Je vertelt je lichaam wat het moet doen, en je lichaam reageert door *ja* te zeggen. Het lichaam en de geest zijn op elkaar afgestemd. Na al die jaren was dit best wel een grote openbaring voor mij.

's Ochtends deed ik mijn ademhalingsoefeningen. Toen ik later die dag het vest aantrok, daalde mijn huidtemperatuur niet toen ik aan het koude water werd blootgesteld. Het leek wel alsof ik er niet vatbaar voor was. Ik had mijn huidtemperatuur met één graad verhoogd omdat ik hem met mijn geesteskracht had geprogrammeerd. Ik bewoog niet, haalde niet diep adem en trok mijn spieren niet samen. Het enige wat ik deed was focussen en loslaten. Met de juiste oefening en toewijding kan iedereen dat leren. Ga gewoon ergens in je eentje zitten, sluit je af voor je omgeving en al je zorgen en creëer een duidelijk beeld in je hoofd van het doel dat je wilt bereiken. Laat alle beelden en gedachten gewoon komen en gaan. Op een gegeven moment ga je heel diep naar binnen terwijl je verbinding maakt met je diepste wezen. Het is een afstemming waarbij je geen woorden gebruikt, maar wel je gevoel. Je ervaart een krachtig moment van herkenning, want echt vertrouwen is geen gedachte maar een gevoel vanuit je diepste wezen. Deze techniek is gebaseerd op het principe dat de kracht van de geest samenwerkt met het lichaam om de vermogens van de mens op een diep niveau te beïnvloeden. Het is belangrijk te beseffen dat we elke dag bezig zijn met programmeren, al is dat dan onbewust. Als we het ijskoude water ingaan beseffen we hoe krachtig de overtuigingen zijn die we op deze manier programmeren. Zo trainen we ons geloof in hetgeen waartoe we in staat zijn. En daardoor kunnen we ons hart vullen met vertrouwen.

Na het experiment was ik niet meer zo geïnteresseerd in de resultaten. Maar toen de professoren de gegevens analyseerden, waren ze stomverbaasd. Ze hadden nog nooit zoiets gezien. Het was me gelukt om mijn huidtemperatuur met één graad te verhogen en op peil te houden terwijl ik afwisselend werd blootgesteld aan koud en warm water. Mijn temperatuur bleef de hele tijd onveranderd. Dat is de kracht van de geest als die door de kou en de ademhaling wordt opgewekt.

Nu het aantal mensen dat met een depressie kampt epidemische proporties begint aan te nemen, zijn er nieuwe niet-farmaceutische remedies nodig. Uit hersenscans van het Wayne State-onderzoek bleek dat ik bepaalde delen van mijn hersenen bewust kon activeren, terwijl men dacht dat ze ontoegankelijk waren voor onze bewuste geest. Dit biedt een nieuw perspectief op hoe we zonder medicijnen wellicht iets kunnen doen aan psychoses, angst, depressies of bipolaire stoornissen.

In de natuur worden niet alleen de lichamelijk zwakken opgevreten, maar ook de geestelijk zwakken. Nu hebben wij met ons allen een moderne samenleving gecreëerd waarin we van alle gemakken zijn voorzien, maar we weten niet meer hoe we onze stemming, onze emoties, kunnen reguleren. In 2018 schreven professor Muzik en professor Diwadkar in de februari-uitgave van *NeuroImage*: 'We hebben overtuigend bewijs gevonden van de belangrijkste componenten van de autonome processen van de hersenen die gerelateerd zijn aan stemmingsregulatie.'[5] In gewone taal hebben ze het over emoties. Nu hebben we de manier gevonden om toegang te krijgen tot dat hersengebied, zodat we kunnen leren hoe we onze stemming kunnen reguleren, of hoe we onze emotionele toestand kunnen reguleren, als je het liever zo noemt. Het blijkt dat we van nature in staat zijn om bewust met emoties om te gaan. We zijn vrij.

Het is belangrijk om het belang van deze ontdekking te onderkennen. Het doet me denken aan de fabel over de wijze mannen die bij elkaar komen en vragen: 'Wat doen we met de ziel, aangezien de mensen er zo'n puinhoop van hebben gemaakt?' 'Zet hem op de hoogste berg die je kunt vinden!' zegt één van de mannen. Maar de mensen kruipen als mieren de berg op, vinden de ziel, en maken er een trofee van. Dus de wijzen besluiten: 'Leg hem op de bodem van de diepste zee!' Maar de mensen bouwen duikboten en gaan de diepte in. Ze vinden de ziel, brengen hem naar de oppervlakte en zetten hem in een museum. Dus de wijzen zeggen: 'Leg de ziel achter de verste planeet!' Maar de mensen bouwen ruimtevaartuigen en gaan moedig op weg om de ziel te vinden. Ze brengen hem mee terug en voeren er oorlog over. De wijzen zijn verward omdat geen van hen weet waar ze met de ziel heen moeten. Dan staat een van hen op en zegt: 'Ik weet het! Stop de ziel in de mensen zelf, want daar kijken ze nooit.'

Daar is de ziel inderdaad te vinden. De ziel zit in ons. Hij is binnen ons bereik als we weten waar we moeten zoeken. En nu hebben we een kortere weg gevonden naar de diepste delen van de hersenen, de zetel van de geest, de ziel. Dat is fantastisch, en het geeft je een geweldig *gevoel* omdat we geweldige wezens zijn, maar dat moeten we wel waarmaken. We moeten deze kracht voor het grotere goed gebruiken.

Hart- en vaatziekten uitbannen en psychische aandoeningen positief beïnvloeden zijn bewezen toepassingen van de techniek die we voor het hogere doel kunnen gebruiken. De techniek is toegankelijk, effectief en helemaal gratis. We kennen nu de belangrijkste componenten van de autonome processen in de hersenen, die normaal gesproken buiten onze wil om plaatsvinden. Maar we hebben ook geleerd hoe we er toegang toe kunnen krijgen en hoe we ze met onze geest kunnen beïnvloeden. Daarom moeten we ook anders gaan kijken naar ons vermogen om met stemmingswisselingen, depressies, trauma's en angsten om te gaan. Zo heeft de natuur het bedoeld. We zijn vervreemd geraakt van de natuur, en daardoor zijn we ons aangeboren vermogen kwijtgeraakt om toegang te krijgen tot onze hersenen. We zijn niet miljoenen jaren lang geëvolueerd om uiteindelijk een brok vlees in onze schedels te hebben waarover we slechts gedeeltelijk controle kunnen uitoefenen. Dat is onzin. We kunnen over veel meer controle uitoefenen. En die controle heeft voor een groot deel te maken met emoties, met gevoel, met de zin van het leven. Het begint allemaal met de ademhaling en het beheersen van de levenskracht door middel van de ademhaling. Zonder de ademhaling zijn we niets, maar door bewust controle over de ademhaling uit te oefenen, kunnen we toegang krijgen tot de neurologische aspecten van ons bewustzijn, onze waarneming. En als we tien dagen lang koude douches nemen, kunnen we ons bloed weer tot in de diepste delen van onze hersenen laten stromen, zodat het ware potentieel van onze hersenen zich kan ontvouwen. De hersenen worden dan één met de levenskracht, met de bloedstroom en de ademhaling, en veranderen onze biochemie. Dan zijn we plotseling in staat om naar believen af te dalen naar de diepere delen van onszelf, omdat alles met alles verbonden is. Onze wil is een neurologische spier, maar als er iets mis is met de biochemie, kan onze wil niet veel beginnen.

Dit is hetzelfde als wanneer je niet goed kunt lopen doordat je spierpijn hebt. Dan is er op zich niets met je aan de hand, en je bent ook niet slap of zo. Je kunt gewoon niet goed lopen omdat je pijn hebt en dus is je biochemie niet in evenwicht. Het bloed stroomt naar de plek waar onze geest op is gericht. In onze huidige maatschappij leven we binnen een afgebakende wereld, waarin we worden geconditioneerd. Onze hersenen herhalen voortdurend dezelfde denkpatronen. Hierdoor ervaren we stress en stroomt er niet genoeg bloed naar de rest van de hersenen. Hierdoor kunnen ze niet optimaal functioneren. Onze wil, die via neurotransmitters tot uiting komt, kan niet veel invloed uitoefenen op een biologische of biochemische omgeving die niet optimaal is.

De geest is sterker dan de materie. Wat we altijd als abstract of onbereikbaar hebben beschouwd is wel degelijk bereikbaar. Maar in wezen hoef je er helemaal niet over na te denken. Neem gewoon die verdraaide koude douches, dan krijg je je aangeboren vermogen weer terug om je vasculaire systeem met de kracht van je geest te beheersen. Mijn hersenscans hebben aangetoond dat het mogelijk is om het diepst gelegen deel van de hersenen te bereiken. We kunnen toegang krijgen tot ons limbische systeem, dat ons geheugen en onze emoties reguleert, en we kunnen dit systeem activeren. We kunnen ook toegang krijgen tot de hersenstam en het daarmee verbonden periaqueductale grijs, waarvan men denkt dat het de overdracht van pijnsignalen door de hersenen reguleert.[6] Wanneer deze neurologische kanalen weer tot stand worden gebracht, kunnen we pijn verdragen dankzij de afgifte van natuurlijke opioïden (endocannabinoïden) in onze hersenen. Deze natuurlijke stoffen hebben een euforisch gevoel in het lichaam tot gevolg, zelfs onder stress. Dat voelde ik ook tijdens het experiment van de Wayne State University. Ik had het helemaal niet koud. Ik ervoer geen stress. In plaats daarvan had ik het warm. Ik voelde me geweldig.

Het Wayne State-onderzoek is de eerste stap in het valideren van deze methode als een natuurlijke remedie voor mensen met gezondheidsproblemen. Je kunt het vergelijken met een visser die zijn netten optrekt en ziet dat ze vol met vis zitten. Mijn hart is vervuld. En het mooie is dat dit nog maar het begin is.

In 1995 verloor ik mijn eerste vrouw doordat ze zelfmoord pleegde. We hadden vier kinderen. Ze sprong van acht hoog naar beneden. Ik stond volledig machteloos. Ze had al een flinke lijdensweg achter de rug, en er was geen injectie, pil of therapeut die haar kon helpen. Die maakten het alleen maar erger. Ze sprong nadat ze de kinderen een afscheidskus had gegeven, en de emotionele afdruk die dit op mij heeft nagelaten zit diepgeworteld in de drang die ik had, en nog steeds heb, om een manier te vinden om eerst maar eens te overleven met vier kinderen en na verloop van tijd zelf te helen. Vergelijk het maar met een litteken dat na verloop van tijd steeds minder duidelijk zichtbaar wordt, maar wel altijd aanwezig is.

Gedreven door dit verlies, een gebroken hart en de uitdaging om zonder geld vier kinderen op te moeten voeden, was ik enorm gemotiveerd om iets te doen, om mensen met een psychische aandoening een alternatief te bieden. Maar hoe? Nu, een kwart eeuw later, heb ik de eerste antwoorden op deze vraag gevonden.

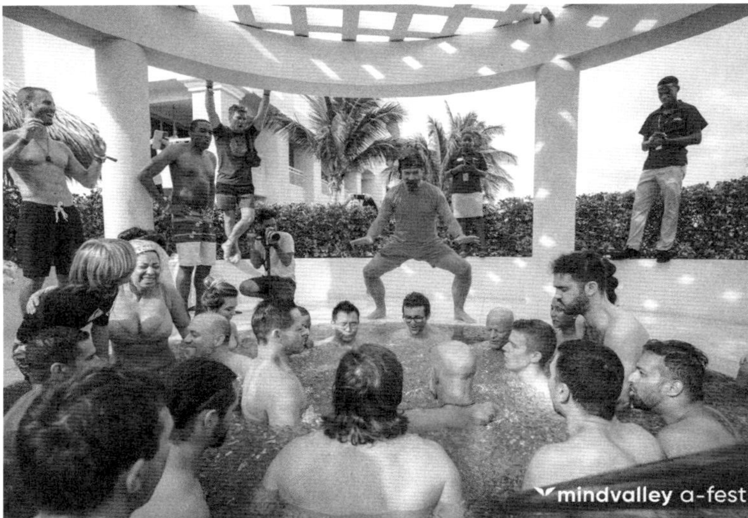

Het is leuk om met vrienden de kou op te zoeken!

Ik vond de antwoorden in de natuur. Dit is een aangeboren vermogen dat we allemaal bezitten. We zijn het kwijtgeraakt doordat we geconditioneerd zijn door een onderwijssysteem dat niet gericht is op geluk, kracht, gezondheid of een diepgaande controle over onszelf. Weet je wat een gelukkig mens nodig heeft? Niets. Omdat hij gelukkig is. Dat wil ik aan mijn kinderen meegeven, aan de mensen die mij dierbaar zijn, aan alle levende wezens die om mij heen leven. Ik wil gelukkig zijn, en ik wil dat jij ook gelukkig bent. We zijn allemaal door de natuur met elkaar verbonden. De bomen produceren zuurstof, en wij ademen CO_2 uit. We voeden elkaar. We zijn één.

Ik zeg het nog een keer: de kou is genadeloos, maar ook absoluut rechtvaardig. Hij gaat voorbij de geest, voorbij onze conditionering, voorbij alles wat we vanuit onze comfortzone doen, voorbij onze zwakte, en maakt ons sterk. Na miljoenen jaren van evolutionaire ontwikkeling zorgt de kou ervoor dat we weer in een optimale conditie verkeren. We dragen kleren, leven in een wereld van klimaatcontrole en leiden voornamelijk een zittend leven, maar vanbinnen zijn we biologisch gezien nog steeds hetzelfde als alle andere zoogdieren. Het is heel simpel. Door middel van wetenschappelijk onderzoek (met verifieerbare data) hebben we aangetoond dat we het aangeboren vermogen hebben om controle te krijgen over onze geest. De toepassingen van deze bevinding zijn grenzeloos. We kunnen er bijvoorbeeld ontstekingen en chronische pijn mee behandelen. We kunnen hart- en vaatziekten en depressie verhelpen. Dat is toch geweldig? En het is veel eenvoudiger dan we dachten. Het enige wat we hoeven te doen om dit aangeboren vermogen, onze innerlijke kracht, ons vermogen om de geest boven de materie te plaatsen, weer terug te krijgen, en kracht, geluk en blijvende gezondheid tot stand te brengen, is koude douches nemen. Slechts één of twee minuten per dag. Het ligt allemaal voor het oprapen, en we hebben wetenschappelijk aangetoond dat het werkt. Het hoeft alleen maar weer geactiveerd te worden. Eén koude douche per dag houdt de dokter weg.

Experiment 1 van de Wim Hof-methode

IJswaterbad voor warmere handen en voeten

Heb jij vaak last van koude handen of voeten? Probeer deze oefening dan eens.[7]

STAP 1 Vul een emmer voor een derde met ijs en voor twee derde met water.

STAP 2 Richt je aandacht op je handen (of voeten).

STAP 3 Plaats je handen (of voeten) in de emmer met ijswater.

STAP 4 Blijf twee minuten zo zitten. Op een gegeven moment moeten ze warm aanvoelen in plaats van koud.
STAP 5 Haal je handen of voeten uit het ijswater, maar blijf je aandacht erop richten.
STAP 6 Schud een paar keer met je handen of voeten om de bloedstroom naar deze opnieuw 'ontwaakte' ledematen te stimuleren.

In eerste instantie vernauwen je bloedvaten zich als je handen of voeten met het ijswater in aanraking komen. Dat is een natuurlijk beschermingsmechanisme. Maar daarna verwijden ze zich als je bloed een temperatuur van 10 °C bereikt, zodat er warm bloed in kan stromen. Op deze manier ben je de fysiologie in je ledematen aan het resetten. Bij mensen die vaak last hebben van koude handen of voeten werkt deze vernauwing en verwijding van de bloedvaten niet goed. De spiertjes rond de aderen in hun handen en voeten functioneren niet goed en moeten opnieuw worden getraind. Deze oefening helpt daarbij. Als je vaak koude handen of voeten hebt, probeer dan elke dag even tijd vrij te maken voor deze oefening. Je lichaam past zich vrij snel aan. Als je de oefening een paar dagen hebt gedaan, zul je zien dat je handen en/of voeten niet meer zo koud zijn.

4 Haal gewoon adem, verdorie!

De eerste keer dat artsen een groep mensen observeerden die ik mijn methode had bijgebracht, zagen ze dat deze mensen minutenlang niet ademhaalden, terwijl er geen lucht in hun longen zat. Op de monitor was te zien dat het zuurstofgehalte in hun bloed drastisch daalde, tot een verzadigingsgraad van vijftig procent, wat normaal gesproken tot de dood kan leiden. Maar deze mensen bloeiden juist op. Weet je waarom? Hun biochemie was veranderd. Dankzij die verhoogde alkaliteit van hun lichaam werd hun HPA-as (hypothalamus-hypofyse-bijnier-as) geactiveerd. Het lichaam wordt dan gereset, voorbij zijn conditionering, voorbij zijn comfortzone, waardoor het stress kan weerstaan en te boven kan komen.

De ziekte van Crohn, kanker, depressies, artritis, astma en bipolaire stoornissen worden allemaal veroorzaakt door de ontregeling van het immuunsysteem, het endocriene systeem en het hormoonstelsel. Deze ontregeling is het gevolg van ongecontroleerde ontstekingen.[1] Met behulp van deze eenvoudige ademhalingstechnieken kunnen we de ontstekingsmarkers in het bloed onderdrukken. Ik daag elke arts die hier sceptisch tegenover staat, die gelooft dat het niet mogelijk is, uit om het zelf te proberen. We hebben overtuigend bewijs dat in de meest gerenommeerde wetenschappelijke tijdschriften is gepubliceerd. Zoals je in de komende hoofdstukken zult zien, hebben we de medische literatuur veranderd.

We kunnen ons autonome zenuwstelsel bewust gebruiken om ontstekingen te onderdrukken. We kunnen onze stemming, emoties, lichaamstemperatuur en nog veel meer reguleren. De ademhalingsoefeningen die bij mijn methode worden toegepast, bevorderen de opruiming van de ongewenste bijproducten van chemische reacties in het lymfesysteem. Dit systeem ligt het diepst in ons lichaam ingebed. Alle stressvolle gebeurtenissen op ons werk en in ons gevoelsleven laten dit soort stoffen achter. Vervolgens kunnen ze dan ontstekingen in onze cellen veroorzaken en verergeren. Ik ben ervan overtuigd dat als we onze biochemie van zuur naar alkalisch veranderen en ons ontdoen van biochemische reststoffen, we de belangrijkste oorzaken van ziekten kunnen wegnemen.

Hoewel ze een grote invloed kunnen hebben op je fysieke en emotionele gesteldheid, zijn de ademhalingsoefeningen op zich eigenlijk heel eenvoudig. Het gaat slechts om dertig of veertig diepe ademhalingen terwijl je op een bank of bed ligt, waarbij je regelmatig je adem vasthoudt. De plek waar je de oefeningen doet is belangrijk. Doe ze altijd in een veilige omgeving, nooit in een omgeving waar je gevaar loopt als je flauw mocht vallen, zoals in water. Deze oefeningen hebben een diepgaand effect op het lichaam, vooral voor mensen die pas net met de methode beginnen, en ze mogen alleen worden gedaan op de manier die ik je nu ga uitleggen. Afgesproken?

Als je diep inademt, beweegt je middenrif, en daardoor worden je ingewanden gemasseerd. Dat is de natuurlijke manier van ademhalen, maar de meeste mensen gebruiken alleen maar de borstademhaling, waardoor ze hun ingewanden nooit op die manier masseren. Als het middenrif beweegt – als de longen uitzetten – komt de buik naar voren of gaat omhoog (afhankelijk van of je zit of ligt). Daarom noemen we dit de 'buikademhaling'. Het is echter niet de buik die wordt gevuld, maar de longen. De buik gaat naar voren of omhoog omdat hij ruimte moet maken voor de longen. Daardoor kun je ook het bovenste gedeelte van je longen vullen.

Mijn ademhalingsprotocol, dat uit drie tot vier ronden bestaat, duurt ongeveer twintig minuten. Het beste moment om deze ademhalingsoefeningen te doen is voor het ontbijt, want als je maag gevuld is, zijn al je stofwisselingsactiviteit en al je zuurstof op de maag gericht en wordt de boel geblokkeerd. Dat is logisch, want de spijsvertering is een functie van het parasympathische zenuwstelsel, en met de ademhaling activeren we juist ons sympathische zenuwstelsel. De ademhaling brengt het lichaam in een waakzame toestand, activeert het zenuwstelsel en bereidt het lichaam voor op prestaties. Als je van tevoren eet, kan deze fysiologische reactie worden afgeremd.

Zoals ik al zei begint de techniek met dertig tot veertig diepe ademhalingen. Wanneer je deze techniek voor het eerst toepast, adviseer ik je om door je neus te ademen, omdat dit je meer controle geeft over je lichaam en geest. Als je wat meer ervaring hebt, kun je door je mond of neus inademen. Dan maakt het niet zoveel uit. Denk er niet te veel over na, adem gewoon in. Ik adem liever door mijn mond, maar doe gewoon wat voor jou het prettigst is. Het gaat erom dat je buik omhoogkomt en de adem vervolgens weer wordt losgelaten, als een golfbeweging zonder pauze. Een golf bereikt het strand, de kust, en trekt zich vervolgens weer terug. Daar zit een ritme in, en zo gaat het ook met de ademhaling. Adem volledig in, en laat vervolgens los. Daar komt de golf weer. Volg de inademing helemaal tot het einde, en laat vervolgens los. Volledig inademen, en weer loslaten. De geest volgt de adem, maar probeer je adem niet met je geest te controleren. Laat de geest los. De adem is grootser, en neemt je mee naar diepere lagen, dus volg de stroom, volg de golf die de kust bereikt, en laat vervolgens los. De adem is zo groot als de oceaan. Laat hem volledig binnenkomen, en vervolgens weer gaan. Hij is de zee zelf. Hij is waar we vandaan komen, wie we zijn. Hij is groter dan ons, omdat hij ons *is*. Verbind je nu bewust met je adem en laat de lucht er vanzelf weer uitgaan. Adem volledig in, laat los, adem weer volledig in, en laat weer los. Vind je eigen ritme en volg het. Hoewel we allemaal min of meer hetzelfde zijn, is ieders fysiologie een beetje anders. Iedereen heeft een iets ander ritme. Dat geeft niet. Haal maar gewoon adem en ga met de stroom mee.

Doe dit dertig keer of tot je een licht gevoel in je hoofd krijgt en een tintelend gevoel in je armen en handen en een soort losheid in je lichaam. Adem naar dat gevoel toe. Adem vervolgens nog tien keer op deze manier in, en voel hoe de adem je buik, borst, hoofd 'ruimer' maakt, en laat weer los. Adem dan weer volledig in en laat weer los. Veertig keer. Je kunt op je vingers tellen of in gedachten. Als het goed is voel je nu de lichtheid, de tintelingen en de losheid die ik net beschreef. Maak deze sensaties nog intenser door ernaartoe te ademen. Maak je geen zorgen, alles is oké. Je bent helemaal veilig. Kooldioxide verlaat je lichaam en wordt door zuurstof vervangen. Hierdoor wordt je lichaam meer alkalisch. In het begin voelt het misschien een beetje vreemd of desoriënterend, maar het is geweldig voor je biochemie. Het neurologische effect is als een spanningslading over het hele lichaam. Dus volg gewoon de ademhaling, en je zult de lading voelen.

Nu halen we het bewustzijn erbij. Ja, de adem is een deur. Die leidt naar gangen die ons heel diep naar binnen leiden. We zetten dit proces in gang door te stoppen met ademhalen terwijl het lichaam wordt gealkaliseerd. Nadat je de veertigste inademing hebt losgelaten, adem je na die laatste uitademing niet opnieuw in. Het vasthouden van je adem is dan vrij gemakkelijk omdat de ontstane alkaliteit de behoefte van het lichaam aan zuurstof verkleint. Het verbaast je wellicht dat je je adem zo gemakkelijk kunt inhouden en dit dertig seconden, een minuut, of zelfs anderhalve minuut zonder lucht in je longen kunt volhouden. Nu ben jij de alchemist. Jij bent degene die dit doet, en jij hebt er controle over.

Wat er nu in je lichaam gebeurt is een aaneenschakeling van chemische reacties. De hersenen hebben natuurlijk zuurstof nodig om te kunnen functioneren, maar wat je aanzet tot ademhalen is een zure omgeving (aciditeit), maar die heb je net door middel van je ademhaling vervangen door een alkalische omgeving. Er gaat niets mis in je lichaam, maar je primitieve reptielenbrein weet dat niet. Het zegt: 'Er is geen zuurstof.' En hoewel er geen directe behoefte aan zuurstof is als je lichaam in deze gealkaliseerde toestand verkeert, reageert je reptielenbrein door de HPA-as te activeren en het lichaam te resetten naar een fysiologische toestand waarin we op neurologisch niveau controle hebben over alles wat er in ons lichaam gebeurt, en daar ook mee in verbinding staan. Zo leefde de mens oorspronkelijk in de natuur: waakzaam, volledig aanwezig, en door gewoon te 'zijn'.

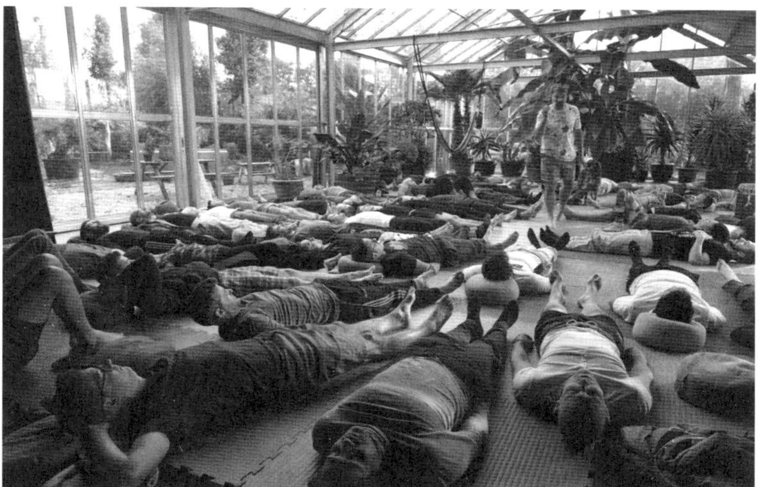

Een groepsademhalingsoefening in het WHM-centrum in Stroe

Als je echt de drang voelt om weer adem te halen, doe dat dan. Adem één keer volledig in, en dan, als je longen vol zijn, houd je je adem in. Je maakt nu bewust verbinding met het endocriene systeem en activeert het zenuwstelsel. Hierdoor komen er hormonen vrij en stroomt de energie beter. Als je steeds verder komt met deze techniek, kun je licht en visioenen gaan zien. Het is aan jou hoe ver je hiermee wilt gaan, want het gevoel kan nogal intens zijn. Houd je adem niet zo lang in dat je flauwvalt. Haal weer gewoon adem zodra je voelt dat dit nodig is. Vergeet niet dat je de adem altijd als leidraad moet nemen en niets moet forceren. Loslaten is de sleutel.

Ik ben ervan overtuigd dat je hierbij je pijnappelklier beïnvloedt, de *epifysis cerebri*, die in de geschriften van de oude beschavingen bekendstaat als het derde oog of de zetel van de ziel. Het bloed stroomt daarnaartoe, en de elektrische stroom ook. En terwijl de elektriciteit van het lichaam de hormonen in de pijnappelklier activeert, komen beelden en ervaringen die diep in je onderbewustzijn liggen opgeslagen in je bewustzijn terecht. Doordat we op dit moment met ons ego, ons bewustzijn, aanwezig zijn, kunnen we opeens toegang krijgen tot deze visioenen en gevoelens die we normaal gesproken niet kunnen waarnemen, en dat vind ik fantastisch. Als je deze oefening in een groep doet, lijkt dit het effect te versterken. De relatief eenvoudige activiteit van samen ademhalen schept een band. Als we andere mensen horen ademhalen, worden we ons bewust van de eenvoudige kwetsbaarheid van het menselijk leven. Mensen beginnen zonder aanwijsbare reden te lachen of te huilen doordat ze verbinding maken met de emoties die in hun lichaam zijn opgeslagen. Deze ervaring kan ervoor zorgen dat je licht ziet, of het gezicht van mensen die je kent, of bepaalde vormen. Je kunt ook een vreemd gevoel in je oren waarnemen of oorsuizen. Dit is in mijn beleving vergelijkbaar met een droomtoestand, om preciezer te zijn het soort droomtoestand dat we meestal alleen maar kunnen bereiken tijdens de remslaap, waarbij dimethyltryptamine (DMT), een krachtige psychoactieve stof, op natuurlijke wijze in de bloedsomloop terechtkomt. Het is een natuurlijke roes. Als je dit ervaart, verdwijnen je uit trauma's voortkomende angst en pijn uit je bewustzijn. Door bewust de biochemie en de elektriciteit in je hersenen te manipuleren heb je jezelf aldus van deze angst en pijn bevrijd.

Dat is bewuste alchemie. Zo breng je je ego in een egoloze zijnstoestand, in het goud van je eigen corona, de onbelemmerde energie rond je hoofd die het mogelijk maakt om je volledige wezen te overstijgen en in zekere zin de status van een heilige te bereiken. Dat klinkt misschien een beetje zweverig, maar het is wel zo. Wij zijn de alchemisten, en we zijn gemaakt om controle uit te oefenen over onze eigen ziel, ons eigen licht, onze eigen geest en ons eigen leven. Dit is slechts één manier om hier toegang toe te krijgen. Jouw weg, mijn weg, het maakt niet uit hoe we er komen, uiteindelijk komen we allemaal bij hetzelfde uit en dat is liefde. Haal gewoon adem en houd je adem vast op de manier die ik hiervoor heb beschreven. Dan gebeurt de rest vanzelf. Als de adem contact maakt met de elektriciteit in de hersenen, beïnvloedt hij de neurologische activiteit in de hersenen op zeer diepgaande wijze. Het enige wat je hersenen nodig hebben is een beetje biochemische voeding. Als we de hersenen door middel van onze ademhaling van die voeding voorzien, en vervolgens de natuurlijke stroom van onze innerlijke ontwikkeling volgen, zullen we merken dat dit tot vrijheid leidt.

Dit is nog maar het begin van je ontwikkeling op weg naar het gebruik van de onbeperkte kracht van je geest. Dit is nog maar de eerste ronde. Met meer training en oefening zul je uiteindelijk in staat zijn om één te worden met het diepst gelegen deel van je hersenen. Dan zul je de rijkelijk aanwezige vruchten plukken van het heilzame effect dat dit op je gezondheid en geluk heeft. Ons denkende brein is slechts een tussenstation. Op elk willekeurig moment reguleren onze hersenen duizenden processen in ons lichaam, systemen waar we niet bewust mee in verbinding staan. Het bewust beïnvloeden van het diepst gelegen deel van je hersenen of je bloedstroom is een ander soort bewustzijn. Dat moet je trainen. Wees stil, en haal adem. Dan bereik je die diepte. Dat is de belofte, en wij worden uitgedaagd om die waar te maken. We kunnen een zeer gevoelige verbinding creëren met onze kwetsbare ziel en de verlichte, stralende wezens worden zoals dit bij onze geboorte voorzien was. Het begint allemaal met veertig ademhalingen.

Nu zijn we toe aan de tweede ronde van de ademhalingen: opnieuw veertig ademhalingen, waarbij je na de laatste uitademing weer stopt met ademhalen. Je zult merken dat het deze keer nog langer duurt voordat je weer moet ademhalen. Dat komt doordat je lichaam nog alkalischer is geworden. Deze toegenomen alkaliteit zorgt er ook voor dat het lichaam meer tijd nodig heeft om weer de zodanig zure toestand tot stand te brengen dat je de drang voelt om adem te halen. Dus tijdens de tweede ronde zul je merken dat je het wat langer volhoudt zonder lucht in je longen.

Als je de drang voelt om weer adem te halen, neem dan een volle teug en houd je adem tien tot vijftien seconden vast. Wellicht zie je nu nog meer van wat er in je gebeurt, en je zult pure gelukzaligheid ervaren. De hindoes noemen dit gevoel *satchitananda* (*sat* betekent 'energie' of 'waarheid', *chit* betekent 'intelligentie' en *ananda* betekent 'gelukzaligheid').[2] Dat is de drie-eenheid van onze geest, de zuiverste uitdrukking van onze ziel. De Veda's zijn duizenden jaren geleden geschreven, maar hun waarheid geldt nog steeds. Hier, in deze tweede ademhalingsronde, zul je satchitananda ervaren, omdat het bloed, de elektriciteit en het licht dat door je heen stroomt erdoor worden weerspiegeld.

Na deze tweede vastgehouden inademing, die pakweg vijftien seconden duurt, is het tijd voor ronde drie. Maak je niet te veel zorgen over hoe lang je je adem kunt inhouden. Als je veel ontstekingen hebt, moet je misschien eerder weer inademen. Zo is de adem een soort spiegel die je laat zien in welke toestand je verkeert. Iedereen ervaart deze manier van ademhalen op zijn of haar eigen manier, maar de universele kenmerken zijn dat je je bij elke opeenvolgende ronde sterker en lichter voelt en meer innerlijke vrede ervaart. Tijdens elke ronde wordt er meer bloed en elektrische energie naar de hersenen gestuurd. En tijdens elke ronde wordt je HPA-as geactiveerd. En als je vier rondes doet, wat ik aanraad, ben je klaar voor de dag omdat je het licht hebt gezien. Sterker nog, je bent het licht *geworden* dat evenwicht schept tussen het parasympathische en sympathische zenuwstelsel. Bovendien zorgen deze vier rondes ervoor dat je bloed weer een optimale pH-waarde heeft. Deze factoren zijn heel heilzaam, niet alleen voor je fysieke gezondheid maar ook op spiritueel niveau. Als je die biochemische en hormonale balans hebt bereikt, heb je meer energie, lever je betere prestaties en ervaar je minder stress. En dat alles na slechts vier ademhalingsrondes.

WHM-protocol: basisademhalingsoefening

Voordat je met deze ademhalingstechniek aan de slag gaat, moet je er heel bewust met je aandacht bij zijn. Luister naar je lichaam en leer van de signalen die je tijdens de oefeningen van je lichaam en geest ontvangt. Gebruik deze signalen als persoonlijke feedback over het effect dat de oefeningen op je lichaam en geest hebben, en pas ze indien nodig aan zodat ze het optimale effect op je hebben.[3]

STAP 1 Ga in een meditatiehouding zitten, liggen, of wat voor jou goed voelt, en doe dit in een rustige en veilige omgeving. Zorg ervoor dat je longen zich ongehinderd met lucht kunnen vullen.

STAP 2 Doe je ogen dicht en probeer je geest leeg te maken. Wees je bewust van je ademhaling en probeer je er volledig mee te verbinden. Haal dertig tot veertig keer diep adem door je neus of mond. Vul je buik, je longen, en ga verder, helemaal tot in je hoofd. Forceer de uitademing niet. Ontspan je gewoon en laat de lucht er vanzelf uitgaan. Adem telkens heel diep in, en laat meteen weer los.

STAP 3 Aan het einde van de laatste ademhaling, adem je nog een keer in en vul je je longen helemaal zonder je daar extra voor in te spannen. Ontspan je vervolgens om de lucht er vanzelf weer uit te laten stromen. Adem niet opnieuw in totdat je de drang voelt om dat wel te doen. Dit noemen we de retentiefase.

STAP 4 Als je de drang voelt om adem te halen, haal dan één keer diep adem en houd je adem tien tot vijftien seconden vast. Dit noemen we de herstelademhaling.

STAP 5 Laat je adem er vanzelf weer uit stromen en begin met een nieuwe ronde. Adem volledig in, en laat weer los.
Herhaal de volledige cyclus drie tot vier keer.

Neem na deze ademhalingsoefening de tijd om van het gevoel te genieten. Door regelmatig te oefenen gaat dit protocol steeds meer op een meditatie lijken.

Als je eenmaal wat ervaring hebt opgedaan met de basisademhalingsoefening, probeer dan een aanvullende techniek door in stap 4 van ronde 2 op het moment van de herstelademhaling te proberen de lucht in de richting van je hoofd te 'knijpen'. Dit doe je door je bekkenbodemspieren aan te spannen en dat gevoel van spanning naar je romp en hoofd te geleiden, terwijl je de rest van je lichaam blijft ontspannen. Als het goed is, voel je dan een druk in je hoofd. Ontspan alles weer als je weer uitademt.

Maar deze ademhalingstechniek kan nog meer voor je doen. In januari 2014 leidde ik een groep van 26 mensen die mijn methode kenden naar de top van de Kilimanjaro in Tanzania. Ons doel was om de top in drie dagen te bereiken. Deze mensen waren geen van allen ervaren alpinisten, en sommigen van hen leden aan slopende ziekten en aandoeningen, zoals multiple sclerose, reumatoïde artritis en uitgezaaide kanker. Om acute bergziekte (AMS) – ook bekend als hoogteziekte – te vermijden, die in extreme gevallen dodelijk kan zijn, doen de meeste mensen die proberen de hoogste berg van het Afrikaanse continent te beklimmen het rustig aan door er vijf dagen of meer voor uit te trekken. Dan kan hun lichaam zich aanpassen als ze steeds dichter bij de top van de berg komen, die bijna 5900 meter boven de zeespiegel ligt (om AMS te vermijden, wordt aanbevolen dat klimmers niet meer dan driehonderd meter hoogteverschil per dag overbruggen). Maar gewapend met mijn ademhalingsmethode en een enorme motivatie, en verder eigenlijk niet zoveel, ook geen kleding om ons tegen het koude weer te beschermen (al namen we wel wat mee uit voorzorg), gingen we op weg en wisten we zeker dat we ons doel zouden bereiken. Alle fysiologen, artsen en bergbeklimmingdeskundigen die ik heb gesproken, zeiden dat wat ik probeerde te doen onverantwoord was. Mensen zouden ziek worden, zeiden ze. Sommigen zouden zelfs doodgaan. Maar toch gingen we naar boven. Op grote hoogte deden we onze ademhalingstechniek en we bereikten de top in slechts 44 uur. Dat is 28 uur minder dan ons oorspronkelijke doel van 3 dagen! We hebben de wijsheid van de experts getrotseerd. En toen we weer beneden kwamen, bleven de critici zwijgen. Een jaar later keerden we terug naar de Kilimanjaro en bereikten we de top in slechts 36 uur. En het jaar daarna lukte het ons in iets meer dan 28 uur. Ongelooflijk.

In een ingezonden brief aan *Wilderness and Environmental Medicine* schreven dr. Hopman en dr. Buijze, die de expeditie van 2014 begeleidden: 'De groep lijkt een nog onontgonnen medisch terrein te hebben betreden, waarbij zij een nieuwe methode gebruiken om de symptomen van acute bergziekte zo veel mogelijk te voorkomen en indien nodig te keren. [...] In vergelijking met eerdere studies wijst dit verslag er mogelijk op dat acclimatisering, evenals de bestrijding van AMS-symptomen, op een veilige manier wordt versneld.'[4]

Als je op grote hoogte hoofdpijn begint te krijgen

Hoofdpijn is het eerste teken van hoogteziekte. Hoofdpijn wijst erop dat de hersenen te weinig zuurstof krijgen. Met behulp van deze oefening worden je hersenen weer van zuurstof voorzien en ervaar je als het goed is direct verlichting.

1. Verlaag je looptempo.
2. Adem diep in en adem volledig ontspannen weer uit. Doe dit tien keer.
3. Sta stil of ga zitten. Zorg ervoor dat je op een veilige plek staat of zit.
4. Adem diep in, houd je adem vijf seconden vast en probeer de ingeademde lucht naar je hoofd te 'knijpen' of te sturen.
5. Laat los.
6. Herhaal deze stappen tot je voelt dat de hoofdpijn is verdwenen.

Ademhalingsoefening tijdens het wandelen op grote hoogte

1. Adem bewust meer lucht in dan je voor je gevoel nodig hebt.
2. Richt je aandacht op je ademhaling. Voel jezelf tijdens het lopen ademhalen.
3. Synchroniseer je ademhaling en looptempo, zodat je in een cadans komt. Vind je eigen ritme zonder iets te forceren.

Ademhalingsoefening in rust om je aan te passen aan een hoogte van meer dan vierduizend meter

Deze oefening kan je helpen om de symptomen te voorkomen die worden veroorzaakt door een laag zuurstofgehalte in je lichaam. Deze symptomen kunnen gevaarlijk zijn en kunnen de kop opsteken als je ergens klimt of een plek bezoekt waar je boven de vierduizend meter bent. Gebruik deze oefening niet om de symptomen van hoogteziekte te voorkomen als er niemand is die weet hoe hij of zij je erbij kan begeleiden of als je er zelf nog geen ervaring mee hebt. De beste manier om de oefening op een veilige manier aan te leren is door mee te doen aan een van onze expedities. Zie 'Meer lezen' achter in het boek voor informatie hierover. Het is nuttig om bij deze oefening een saturatiemeter te gebruiken, zodat je het zuurstofgehalte van je bloed kunt meten.

1. Zorg ervoor dat je vier tot vierenhalf uur nadat je bent gaan slapen weer wakker wordt.
2. Doe de Basisademhalingsoefening totdat je saturatiemeter minimaal 95 tot 100 procent verzadiging aangeeft.
3. Doe de ademhalingsoefeningen minimaal een halfuur.
4. Ga weer slapen.

Een van de vele heilzame toepassingsmogelijkheden van deze ademhalingstechniek is dat je er iets mee kunt beïnvloeden wat ziekten veroorzaakt, namelijk ontsteking. De Duitse fysioloog Otto H. Warburg kreeg in 1931 de Nobelprijs voor zijn ontdekking dat een laag zuurstofgehalte een kenmerk is van de aanwezigheid van kankercellen. Naast de vele voordelen die deze ademhalingstechniek al heeft, kun je er dus ook ziekten mee afwenden. Zoals we in latere hoofdstukken zullen zien, worden ontstekingen onder andere veroorzaakt door een biochemische onbalans. Als onze biochemie niet in orde is, kunnen we misschien wel een tijdje overleven en min of meer normaal functioneren, maar uiteindelijk zullen we toch last krijgen van allerlei aandoeningen. Denk bijvoorbeeld aan auto-immuunziekten, kanker en depressie. Daar krijgen we dan last van omdat onze biochemische natuur uit balans is.

We moeten stoppen met ons 'comfortzonegedrag' en ons weer richten op onze innerlijke behoeften. Hoe doe je dat? Door te ademen. Door op de juiste manier te ademen, je darmen te masseren en een alkalische omgeving in je lichaam te creëren. Deze ademhalingsoefeningen zijn deels gebaseerd op eeuwenoude gebruiken, maar ze zijn aangepast aan onze moderne manier van leven, aan de moderne conditionering van onze neurologie. Hoewel de moderne mens fysiek min of meer hetzelfde is als de middeleeuwse mens, verwerken onze hersenen veel meer prikkels dan toen. Om optimaal te kunnen functioneren, hebben de hersenen een andere biochemie nodig. Met deze ademhalingsmethode kunnen we onze biochemie zowel reguleren als manipuleren. Dit is niet iets waarop ik speculeer. Het is bewezen. De wetenschap is duidelijk. Het werkt. Mensen komen met dit soort vragen naar me toe: 'Moet ik door mijn neus ademen?' of 'Hoe zit het nu precies met het middenrif?' en dan zeg ik gewoon: 'Je moet verdomme gewoon ademhalen! Je moet niet denken, maar het gewoon doen! Diep je longen in!' Want het enige wat je hoeft te doen om de vruchten van deze methode te plukken is de methode toepassen. Binnen enkele minuten, dus na een paar rondjes, voel je je al een ander mens. Dus ga uit je hoofd en in je ademhaling, want de adem is de levenskracht. Niet je geest, maar de adem. Volg je adem, en je bereikt alle delen van je hersenen – en dus je geest – die je wilt bereiken.

Experiment 2 van de Wim Hof-methode

Je retentietijd verlengen

Met je ademhaling kun je invloed uitoefenen op je biochemie. Geloof je me niet?

Probeer dit dan maar eens:

STAP 1 Adem normaal in, adem vervolgens volledig uit, adem niet opnieuw in en houd bij hoe lang je dit kunt volhouden.
STAP 2 Doe hetzelfde na dertig diepe ademhalingen, waarbij je telkens heel ontspannen uitademt.

Een groot verschil, hè? De reden waarom je het na dertig diepe ademhalingen veel langer volhoudt, is dat de verhouding tussen kooldioxide en zuurstof in je bloed tijdelijk verandert. Doordat je ademhalingsreflex is gerelateerd aan de hoeveelheid kooldioxide in je bloed en je zojuist veel kooldioxide hebt uitgeademd, kun je langer zonder adem. Kooldioxide is een zuur, en de ademhaling zorgt ervoor dat de pH-waarde stijgt, waardoor je lichaam tijdelijk in een alkalische toestand terechtkomt.

Binnen 20 of 25 minuten nadat je deze ademhalingsoefeningen hebt gedaan, zul je de onbeperkte kracht van de adem in je geest kunnen ervaren, en je zult niet alleen de intensiteit ervan voelen, maar ook echte, tastbare resultaten zien. Wanneer we onze biochemie bewust met behulp van de ademhaling veranderen, maken we ons lichaam gelukkiger, sterker en gezonder. Eenvoudiger kan het niet! Zie je hoe simpel het allemaal is? Al die ingewikkelde dingen die onze geest vertroebelen zijn zinloos. Al die stress haalt ons alleen maar verder weg van de natuur. Maar de ademhaling brengt je weer terug. Je ademhaling zorgt weer voor die diepere verbinding met de natuur die we zijn kwijtgeraakt. Dat wil je toch voor jezelf, je kinderen en alle mensen om je heen?

Tegenwoordig zijn er zoveel mensen die in beslag worden genomen door kunstmatige verlangens. We grijpen naar denkbeeldige strohalmen. We werken steeds harder en raken vaak enorm gestrest, maar waarom eigenlijk? Zodat we advocaten en zakenmensen kunnen worden? Zodat we veel geld kunnen verdienen om een groot huis of een mooie auto te kunnen kopen – maar daarmee nog geen geluk of gezondheid? Ik heb veel te veel van die ellende gezien en daarom heb ik me lang geleden uit die wereld teruggetrokken. En zo ben ik ook gaan nadenken: *wat is de ziel? Waar bevindt zich de ziel?* Nou, ik vond hem eerst in de kou en vervolgens in de ademhaling die volgde. Er is niets mystieks of abstracts aan. Het is fysiek. Je adem is je levenskracht, hier en nu. Eenvoudiger kan het niet. Je hoeft alleen maar adem te halen om je weer met je ziel te verbinden.

Ik heb deze oefeningen ontwikkeld nadat ik de kou ben ingegaan, want het eerste wat je doet als je de kou voelt, is naar adem happen. Het is alsof je opnieuw geboren wordt. Adem is de levenskracht. In dit geval dient de adem als een katalysator. Je brengt de lucht dieper in je longen, en als de lucht dieper in je weefsels terechtkomt, verandert de chemie in je lichaam. Je lichaam wordt verkwikt door gezondere zuurstof en voedingsstoffen. Goede vitaminen worden in je cellen opgenomen, waardoor je meer energie krijgt. Daarom doen we eerst de ademhaling, en gaan we daarna pas de kou in. De ademhaling genereert warmte door middel van de tussenribspieren en verhoogt ook je pijngrens. Als je eenmaal in het water bent, blijf je je ademhaling wel met je aandacht volgen. Zo houd je de verbinding met de hersenen in stand. Dit noemen we bewust ademhalen, wat iets anders is dan de drie of vier ronden met retentie die we doen als we ergens op een veilige plek liggen of zitten. Je doet er overigens heel verstandig aan om de voortdurende stroom van gedachten tot zwijgen te brengen als je het water ingaat, want aan die gedachten heb je dan niets. Maak je geest leeg, wees vastberaden en vertrouw op je adem, want de adem stroomt overal naartoe, binnen en buiten.

Deze inzichten, die ik heb opgedaan door zeer nauwgezet te experimenteren, vormden de basis van de ontwikkeling en verfijning van de ademhalingstechniek, maar dat lukte pas nadat ik had geleerd hoe ik moest omgaan met de hevige invloed van de kou op mijn lichaam. Dat deed ik door bewust mijn biochemie te veranderen. De energie van de koudeschok kwam samen met de energie die door mijn diepe ademhaling werd opgewekt, en het effect was transformerend. Binnen niet al te lange tijd kon ik urenlang in ijskoud water blijven. En ik kon de hele nacht buiten in de kou blijven, omdat ik had geleerd hoe ik mijn energie met mijn ademhaling en mijn bewustzijn kon reguleren. Jij kunt dat ook leren.

Bewustzijn, bewustheid, waarneming, hier komen we nog op terug, maar nu zijn we weer in de kou. Het directe effect van de kou op het lichaam kan een beetje pijnlijk zijn. Het voelt een beetje als prikkende naalden, maar na ongeveer een minuut, wanneer je natuurlijke opioïden en cannabinoïden beginnen te werken, neemt dit ongemak af en wordt het vervangen door een gevoel van euforie. Je krijgt tien keer meer energie terug wanneer het bloed door je lichaam begint te stromen, en het brengt je geest tot rust.

Daarna zul je zien dat je huid helemaal rood is en mooi gekleurd. Dat komt doordat de huid leeft. We bedekken hem altijd met kleren, waardoor hij niet wordt gestimuleerd, maar de kou kan de huid weer nieuw leven inblazen. Het beste wat je voor je huid kunt doen is het koude water ingaan, niet plotseling als een schok, maar geleidelijk. Ik ben 61 jaar oud, en ik heb nog steeds een babyhuidje.

Tegenwoordig zitten mensen die zogenaamd bewust met hun gezondheid omgaan zo verstrikt in de nieuwste voedingstrends, fitnesstrends of spirituele trends omdat ze nog steeds ergens naar op zoek zijn. Maar ik vond wat ik zocht in het koude water en de ademhaling. Ik vond de stilte van de geest, rust en positieve energie. De kou bestaat buiten onze gedachten, en als we ons er stapsgewijs aan blootstellen, door elke dag een beetje langer onder de koude douche te gaan staan, merken we dat er binnen tien dagen een aaneenschakeling van processen plaatsvindt. Eerst gaat je hartslag omlaag, en dat betekent dat je minder stress ervaart. Vervolgens wordt je vasculaire systeem wakker en gaat weer optimaal functioneren doordat het weer zijn natuurlijke toestand bereikt. Je voelt je een stuk levendiger. Als je de ademhalingsoefeningen toevoegt aan de oefeningen die je al doet, voel je meteen resultaat doordat je meer energie hebt, een gevoel van welbehagen. Als je je lichaam met behulp van je ademhaling alkaliseert, dring je de ontstekingen terug die pijn veroorzaken. Zowel de ademhalingsoefeningen als de kou trainen het hart- en vaatstelsel en hebben invloed op de biochemie in je lichaam, hoewel de kou vooral effect heeft op het hart- en vaatstelsel en de ademhaling meer op je biochemie. De ademhaling reguleert ook het sympathische en parasympathische zenuwstelsel. Dit is van groot belang voor je algemene gezondheid en welzijn. Dit is alchemie.

In dit boek wil ik je laten zien hoe je je slapende fysiologie wakker kunt maken en je lichaam en geest kunt laten terugkeren naar de staat waarin ze zich oorspronkelijk bevonden. Met behulp van de methoden die ik beschrijf kun je niet alleen beter gebruikmaken van je vijf zintuigen, maar ook extra zintuigen activeren waarvan je wellicht niet eens wist dat je ze hebt. In hoofdstuk 12 ga ik hier dieper op in. Voor nu kun je gewoon verdergaan met de koude douches en het oefenen met de ademhalingstechnieken, want daarmee kun je echt wonderen verrichten. Maar tegelijkertijd ontwikkel je een totaal nieuwe kijk op je fysiologie. En terwijl je lichaam en hersenen profiteren van de magie van de kou en de ademhaling, met alle heilzame fysieke en mentale effecten die daarmee gepaard gaan, kun je dankzij deze oefeningen ook een nieuwe drempel overschrijden en toegang krijgen tot de kracht van je hersenen, de zetel van de geest. Meer daarover in het volgende hoofdstuk.

Het is tijd dat we ons innerlijke zoogdier gaan omarmen, voordat het te laat is, voordat we onze verbinding met onze innerlijke natuur voor altijd kwijtraken. Alles zit al in ons. Ik geef toe dat uitspraken als 'één koude douche per dag houdt de dokter weg' of 'haal gewoon adem, verdomme' een vereenvoudiging zijn van wat mijn methode inhoudt, maar het gaat om de kwaliteit van ons leven. Alles draait om biochemie. Door middel van de ademhaling worden we alkalisch, komt er meer zuurstof in ons bloed en kunnen we ons zenuwstelsel beter reguleren. Door ons aan kou bloot te stellen kunnen we de bloedstroom activeren en er controle over krijgen. We krijgen deze controle vanuit de geest. Ja, de geest kan worden bezoedeld door onze gedachten en ons ego, maar die dingen zijn gescheiden van het lichaam, gescheiden van de heilige delen van wie en wat we zijn, en gescheiden van de ziel.

Zo ben je binnen twintig minuten van je kater af

Als je de ademhalingstechnieken doet die in dit boek staan, heb je een mooie tool in handen om iets te doen aan de giftige stoffen die in je lichaam zitten, inclusief de zo gevreesde kater. Iedereen die ooit te veel rode wijn, bier, whisky, tequila of wat dan ook heeft gedronken en de volgende ochtend wakker werd en zich afvroeg wat er de vorige avond in godsnaam is gebeurd, kent de pijn en het ongemak van een kater. Er zijn allerlei pillen, poeders, drankjes en andere brouwsels op de markt waarvan wordt beweerd dat ze je van een kater kunnen afhelpen, maar die zijn geen van alle zo effectief als 20 tot 25 minuten volgens mijn methode ademhalen.

Geloof je me niet? Dan zal ik je iets vertellen over mijn dochter Laura. Toen Laura 23 jaar oud was, was ze enorm gefocust op het behalen van twee masterdiploma's. Ze dronk zelden en rookte nooit en was volledig toegewijd aan haar studie. Ze zat de hele dag achter de computer en werkte hard aan haar scripties. Maar op een avond was ze op een feestje en liet ze zichzelf een beetje gaan. Ze dronk veel meer dan ze gewend was en toen ze de volgende ochtend wakker werd voelde ze zich belabberd. Ze belde me op en zei: 'Papa, zo kan ik niet werken. Ik voel me niet goed. Ik heb vreselijke hoofdpijn.'

Let wel, tot dan toe had Laura nog nooit mijn ademhalingsoefeningen gedaan of zich met mijn methode beziggehouden. Kinderen luisteren niet naar hun vader, hun ouders, omdat ze zich niet willen onderwerpen aan hun gezag. Maar op deze ochtend maakte haar kater, niet ik, de dienst uit. Ze had zoiets nog nooit eerder meegemaakt, maar daar was het dan, het residu van de rode wijn. En Laura had het heel moeilijk.

'Luister,' zei ik. 'Je ziet me je hele leven al die ademhalingsoefeningen doen. Dus doe ze alsjeblieft gewoon een keer. Ze werken echt!' Natuurlijk verzette ze zich ertegen, maar uiteindelijk, misschien wel uit wanhoop, gaf ze toe en begon ze met een oefening. Dertig keer diep ademhalen, telkens volledig uitademen, vasthouden, inademen, vasthouden, en opnieuw. En wat gebeurde er? Binnen twintig minuten was haar hoofdpijn weg en kon ze weer aan het werk. Iedereen blij!

Hoe werkte het? Het is echt heel simpel. De ademhaling alkaliseert het bloed, waardoor de aciditeit verdwijnt die door giftige stoffen zoals alcohol wordt veroorzaakt. Dat heb ik zelf ervaren toen ik weleens te veel rode wijn had gedronken: 20 tot 25 minuten, en je bent ervanaf, dan ben je klaar. Eenvoudiger kan niet.

Ik was natuurlijk blij dat ik mijn dochter kon helpen, maar ik was ook blij omdat het de eerste keer in haar hele leven was dat ze iets aannam van de dingen waar ik steeds mee bezig was. Ik was altijd al de rare papa geweest, de papa die haar in hartje winter met open sandalen op school kwam ophalen, als het had gesneeuwd, en die de handstand op het schoolplein deed. De andere ouders rookten hun sigaretten, staarden me aan en keken minachtend naar me. 'Die vent is gek,' zeiden ze dan. 'Hij is echt niet normaal.' O, maar het is wel normaal om vergif te roken en op die manier over iemand anders te praten? De kinderen wilden gewoon dat ik normaal was, een gewone papa zoals alle andere papa's. Ze schaamden zich soms voor me. Maar toen was ik niet normaal, net zoals ik nu niet normaal ben. Ik was op zoek naar iets anders, iets groters, en wat anderen van me vonden boeide me niet zo. Dat was moeilijk te begrijpen voor de kinderen, maar na verloop van tijd draaiden alle vier de kinderen die ik met Olaya had gekregen bij en gingen ze ook denken zoals ik. Nu werken ze allemaal met mij samen. We hebben een familiebedrijf. Ik zie mijn kinderen, die inmiddels volwassen zijn, elke dag en heb elke dag contact met ze. Dat vind ik geweldig. En voor Laura begon het allemaal met een kater.

5 De kracht van de geest

De Wim Hof-methode bestaat uit drie pijlers. De eerste twee zijn blootstelling aan kou (koude-training) en de ademhaling. De derde pijler van de methode is je mindset. We noemen deze pijler in onze trainingsprogramma's 'commitment' omdat je de juiste mindset of instelling moet hebben om tegen je ego in te gaan en gewoon die koude douche te nemen, om gewoon goed adem te halen. Je zou deze pijler ook de kracht van de geest kunnen noemen. Hierbij horen ook de wil en de kracht om je iets voor te stellen, te mediteren, te visualiseren, de kracht om je aandacht op elk gewenst deel van je lichaam te richten, om elk lichamelijk proces te observeren. We hebben deze kracht. We kijken naar de oude yogi's en sjamanen als we de geheimen van geesteskracht willen ontrafelen, maar het is veel eenvoudiger dan dat. Het zit allemaal al in ons, en dat is bewezen door de wetenschap. Wetenschappelijke studies en persoonlijke ervaring geven ons het vertrouwen dat we nodig hebben om de methode toe te passen. Ze gaven mij het vertrouwen om door te gaan met het uitdragen van mijn missie.

De bevindingen van de Wayne State University waren niet alleen spectaculair, ze markeerden ook een echte doorbraak in ons wetenschappelijke begrip van hoe we onze geest kunnen beheersen om onze biochemie bewust te kunnen veranderen. Hoe werkt dat dan precies?

Als je jezelf blootstelt aan kou, denk je niet meer na, dan doe je gewoon. Dan nemen de autonome processen van het lichaam het roer plotseling over. We moeten dieper gaan dan we gewend zijn om onze conditionering te doorbreken en controle over die processen te krijgen.

De standaardmodus van het lichaam is overleven. Het doet wat het moet doen om zijn vitale organen goed te laten functioneren, en dat is dan ook precies wat het lichaam doet als het wordt geconfronteerd met een omgevingsstressor als de kou. De kou is een leraar. Hij is genadeloos. De kou ingaan is geen pretje. Dan denk je echt niet aan je hypotheek of de beugel van je kind of je scheiding; je bent alleen maar bezig met overleven. Je activeert het diepste deel van je hersenen weer. Dat heb ik via mijn methode laten zien. Ik heb laten zien hoe je dat moet doen, hoe je je conditionering en huidige neurologische paden kunt overstijgen om iets wakker te maken wat al heel lang sluimerend in je aanwezig is.

Plotseling stemmen je bewustzijn en biochemie zich op elkaar af, en kun je op een natuurlijke manier aanpakken wat je dwarszit. Angst, depressie, noem maar op. Terwijl het bloed zuurstof en voedingsstoffen naar de diepst gelegen delen van je hersenen brengt, ervaar je stilte, pure energie, de ware kracht van je geest. Zo zouden we ons elke dag moeten voelen, en dat kan ook. We kunnen niet alleen gelukkig, sterk en gezond zijn, maar ook vervuld met een doel en een gevoel van avontuur. Je ziel komt tot leven. Dat doet koud water met je. Het leert je niet alleen hoe je moet overleven, maar ook hoe je moet gedijen. En je hebt het allemaal zelf in de hand.

Het heeft me jaren gekost om de wetenschappelijke gemeenschap zover te krijgen dat zij mij en mijn methodes als meer zag dan een curiositeit, of misschien zelfs als een soort attractie. De geleidelijke acceptatie en uiteindelijke validatie door middel van wetenschappelijke studies hebben een flinke bijdrage geleverd aan de erkenning van ons werk. Het zou gemakkelijk voor mij zijn om te zeggen dat deze erkenning niet nodig is, dat het voor mij voldoende is om te weten dat de methode gewoon werkt, en dat de effectiviteit van de methode is bewezen door de vele duizenden mensen die de vruchten ervan hebben geplukt. Maar ik wil graag zo veel mogelijk mensen bereiken, ik wil mensen overal ter wereld helpen. En als dat je doel is, is de steun van de wetenschappelijke gemeenschap van onschatbare waarde.

Onder de wetenschappers die zich in ons werk zijn gaan verdiepen bevinden zich ook professoren en immunologen. Direct na de publicatie van de eerste resultaten van een onderzoek dat door het Radboud Universitair Medisch Centrum is uitgevoerd, was Frits Muskiet, hoogleraar klinische chemie aan de Universiteit van Groningen, te gast in een radioprogramma, waarin hij zei dat ze 'de vinger op vrijwel alle welvaartsziekten hadden gelegd'. 'Ons lichaam,' legde Muskiet uit, 'is voortdurend bezig met het bestrijden en uitroeien van infecties. Het lichaam zou altijd in balans moeten zijn, maar dat is het niet. Door onze huidige leefwijze hebben we voortdurend lichte infecties. Je zou dus kunnen zeggen dat we aan chronische infecties lijden, maar omdat de infecties zo licht zijn, merken we niet dat we ze hebben. [...] De experimentele groep heeft ons laten zien dat het mogelijk is om die ontstekingsreactie te onderdrukken. Ik hoop dat dit tot nog veel meer onderzoek zal leiden.'[1]

We hebben op basis van wetenschappelijk onderzoek en vergelijkende studies aangetoond dat blootstelling aan kou, in combinatie met bewuste ademhaling, meditatie en een positieve instelling, diepgaande heilzame effecten heeft op de gezondheid van de mens. Het is toegewijde beoefenaars van de methode gelukt om diabetes te keren, de slopende effecten van de ziekte van Parkinson te verlichten, af te vallen en opmerkelijke sportieve prestaties te leveren. Maar om optimaal van de methode te profiteren, moet je je er volledig op toeleggen. Zorg ervoor dat je niet wordt afgeleid. Zet de tv uit en leg je mobieltje in een andere kamer als je 's ochtends de ademhalingsoefeningen gaat doen. Neem er voldoende tijd voor, zodat je niet aan de tijd denkt. Deze 20 tot

25 minuten per dag vereisen je volledige aandacht. De geest is een soort neurologische spier die de moleculaire systemen van je lichaam kan beïnvloeden en de opname van zuurstof kan bevorderen, waardoor je de energie krijgt die je graag wilt hebben. En als je wilt dat deze spier optimaal functioneert, moet je je onvoorwaardelijk overgeven aan de ervaring. Je moet er echt voor gaan. Je moet de derde pijler in de praktijk brengen: vertrouwen, de juiste mindset.

Dit vertrouwen is niet iets abstracts. Ik heb het niet over het blindelings in iets geloven. Ik heb het over gerichte afstemming. Doe de oefeningen en vertrouw op het gevoel dat ze je geven. Je traint de bedrading van je lichaam (zenuwen) met de kou en je ademhaling. Hierdoor activeer je je lichaam, kun je stress afwenden en de kracht van je geest gebruiken om te doen wat er moet gebeuren. Jij staat aan het roer. Ontwikkel vertrouwen in wat je doet en wees overtuigd van het effect ervan. Alleen dan kun je je verbinden met je innerlijke kracht, met je ware aard.

Om het maximale uit de methode te halen, moet je er mentaal in investeren. Je moet je er volledig voor inzetten. Je instelling kan je fysiologie sterk beïnvloeden. Een *proof-of-principle*-studie uit 2015, die in het verlengde lag van het endotoxine-experiment van het Radboudumc, wees uit dat een hogere mate van optimisme in verband kon worden gebracht met een sterkere immuunrespons.[2] Je geest is een verbazingwekkende tool.

Enige scepsis is natuurlijk gezond, en we hebben al heel wat sceptici tot gelovigen bekeerd. Journalist Scott Carney werd door *Playboy* naar Polen gestuurd met het uitdrukkelijke doel om mij als charlatan te ontmaskeren. Maar toen hij mijn trainingskamp verliet, geloofde hij niet alleen in mijn methode, hij schreef uiteindelijk zelfs de bestseller *Oerkracht*, waarin hij beschrijft hoe hij de methode heeft ervaren, met als hoogtepunt de beklimming van de Kilimanjaro, waarbij hij bijna de top bereikte.

Carney is niet de enige scepticus die we op andere gedachten hebben gebracht. Mensen willen de methode om verschillende redenen leren. Sommigen zijn geïnspireerd door wat ik heb gedaan, of ze willen graag hun leven veranderen. Anderen willen toch graag met eigen ogen zien of het niet een hoop zweverig gezwets is. De methode spreekt voor zichzelf. Wat mensen ook motiveert, ik wil ze gewoon leren hoe ze hun innerlijke kracht terug kunnen krijgen. Wat je vervolgens met die innerlijke kracht doet is jouw zaak. Het is alsof je thuiskomt in jezelf. Richt je geest zoals je dat zelf wilt. Doe de ademhalingsoefeningen. Kijk hoe het voelt. Ga de kou in. Doe je best om de diepte in te gaan. Blijf nieuwsgierig naar de ervaring. Blijf je voor de ervaring openstellen, maar zet je wel volledig in. Wees vastberaden.

Zoals het gezegde luidt: 'Of je nu denkt dat je iets kunt of niet, je hebt gelijk.' Dit citaat wordt vaak toegeschreven aan de Amerikaanse autofabrikant Henry Ford, die wel wist wat het betekent om in iets te geloven. Maar de boodschap die in die woorden besloten ligt, gaat duizenden jaren terug. Die is tijdloos. Je mindset, je instelling, bepaalt voor een groot deel of je ergens in slaagt of niet. Dat geldt ook voor deze technieken. Ik ben het levende bewijs van hun effectiviteit, en duizenden andere mensen, inclusief sceptici, zijn dat ook. En net zoals er geen atheïsten in loopgraven zitten, zitten er ook geen ongelovigen in een ijsbad. In een ijsbad stappen is voor sommige mensen een sprong in het diepe en vereist het nodige geloof in de werking ervan. Maar als we een staat bereiken waarin we geen gedachten meer hebben, maar alleen maar gevoelens, krachtige gevoelens, zoals de gevoelens die aan de basis liggen van wat we geloven, is er alleen maar liefde. En je zou kunnen zeggen dat liefde haar eigen levenskracht is; ze laat je vliegen. Ik ben elke dag verliefd op het leven, en ik ben vastbesloten om mijn boodschap te verspreiden en de hele wereld te laten weten dat dit soort liefde voor iedereen bereikbaar is. Liefde voor het leven, liefde voor elkaar, liefde voor alles wat er gebeurt – goede of slechte dingen – omdat we waardevolle, fantastische wezens zijn met een oneindig potentieel. Geloof me maar.

Ben ik gek? Ja, ik ben gek op het leven en op mijn vrouw. Ik garandeer geluk, kracht en gezondheid aan iedereen die dicht bij me staat, want dat wens ik al mijn dierbaren toe. Ik wens het eigenlijk alle mensen toe, iedereen die leeft, omdat ik het leven respecteer. Het leven is in mij, en ik ken het doel van het leven, namelijk liefde uitstralen. Als dat me gek maakt, dan is dat maar zo. We zijn koningen en koninginnen, en als we ons bewust worden van de kracht die we in ons hebben, en als we in overeenstemming proberen te leven met de verantwoordelijkheid die dat met zich meebrengt, welke andere dingen zijn er dan toch belangrijk? Is er dan nog iets anders wat je gelukkig zou maken? Zes auto's hebben? Een groot huis? Materiële dingen zijn extern en hebben geen invloed op de ziel. Je kunt maar in één auto tegelijk rijden en in één kamer tegelijk zijn. Maar als je geluk zoekt in je eigen wezen, in het controle hebben over je eigen levenskracht, geest en levensdoel, doen andere dingen er niet meer toe. Je kunt onvoorwaardelijk gelukkig zijn. Dat is het soort geluk dat ik wil geven aan de mensen van wie ik houd, omdat het van binnenuit komt. Het is er al. De geleider ervan is de liefde, die de grootste kracht in het universum is omdat zij de ziel in staat stelt zich uit te drukken. Zonder de ziel is er alleen maar duisternis, zwarte materie, oorlog. Wij zijn de dragers van het licht, en wij staan aan het roer dankzij de kracht van onze geest en dankzij ons hart dat op neurologisch niveau een diepere verbinding met onze hersenen smeedt. Die verbinding heet liefde, en met behulp van mijn methode kunnen we de liefde verspreiden en onze wereld helen. Daar is het nu tijd voor.

Het is geen dogma en/of religie. Het is wetenschap. Dus je kunt zelf beslissen of je gelukkig, sterk en gezond wilt zijn of niet. Verderop in dit boek vertel ik je meer over de wetenschap achter de bevindingen van onderzoekers. Maar voor nu is het genoeg om te voelen en te zien en te geloven. Wat wil je? Als je gelukkig, sterk en gezond wilt zijn, en zelf controle wilt kunnen uitoefenen over je geest, hart en levensdoel, kun je dat allemaal in jezelf vinden.

In januari 2008 werd ik uitgenodigd om in New York op het trottoir buiten het Rubin Museum of Art te gaan staan, in een manshoge bak met vijfhonderd kilo ijs.[3] Het was mijn eerste bezoek aan de Verenigde Staten en we probeerden een nieuw kouderecord te vestigen. Er waren twintig camerateams en ik zou de opening verzorgen van een aantal nieuwe evenementen dat door het museum werd georganiseerd. Het museum is gespecialiseerd in Himalaya-kunst en -cultuur en ter ere van de opening zou ik een publieke demonstratie van mijn techniek geven. Ze begrepen dat de techniek enigszins was gebaseerd op het oude Tibetaanse *tummo*, oftewel innerlijke warmte. Lama's leren deze techniek gedurende een langdurige, eenzame retraite. Om te bewijzen dat ze de techniek onder de knie hebben, moeten ze hun lichaamswarmte gebruiken om een nat laken te drogen terwijl ze in de ijskoude lucht van de Himalaya zitten te mediteren. Het Rubin Museum kondigde mij aan als meester, wat ik waarschijnlijk ook wel was. Maar wat ze niet wisten, is dat ik nog nooit in Tibet, Dharamsala, of waar dan ook door een meester ben onderwezen. Mijn leraren waren de grachten en parken van Amsterdam. Daar had ik geleerd om mezelf bloot te stellen aan de kou en daar ben ik in het Beatrixpark voor het eerst het ijskoude water ingegaan. Vijfentwintig jaar van vallen en opstaan, van het uittesten, tweaken en verfijnen van mijn methode had me tot hier gebracht. Het was die dag in New York met ruim 2 °C relatief warm voor januari. De wind waaide door de straten. De mensen dromden samen, inclusief media van over de hele wereld, die me allemaal met hun elektronische ogen in de gaten hielden terwijl ik in de bak van plexiglas klom. Het leek wel een circus.

Dat was de dag waarop ik Ken Kamler voor het eerst ontmoette. Dokter Kamler is een autoriteit in Amerika, de bekendste arts die op expedities gaat naar de Mount Everest en de K2. Hij is de auteur van *Doctor on Everest* en *Surviving the Extremes*, twee boeken die zijn gebaseerd op zijn ervaringen met het beoefenen van de geneeskunde in extreme omgevingen. Het was ook de dag waarop ik Kamlers assistent Granis Stewart ontmoette. Granis is verpleegkundige en freediver, en wist wel het een en ander over ademhalingstechnieken. Zowel Kamler als Granis waren er dus ook deels uit persoonlijke interesse. Ze hielden mijn vitale functies en lichaamstemperatuur tijdens de recordpoging voortdurend goed in de gaten.

Slechts een paar maanden daarvoor had ik een volledige marathon op de Mount Everest gelopen, op een hoogte van ongeveer 4500 meter, acht uur lang en ook nog eens op blote voeten. Als gebaar van hun hartelijkheid, en om me geluk te wensen, hadden sommige Tibetanen me een soort bandana geschonken, een witte zegeningssjaal die *kata* wordt genoemd. Ik nam de *kata* mee naar New York en droeg hem om mijn hoofd in de hoop dat hij nog wat magie bezat, en ook om een beetje op het thema van de tentoonstellingen aan te sluiten.

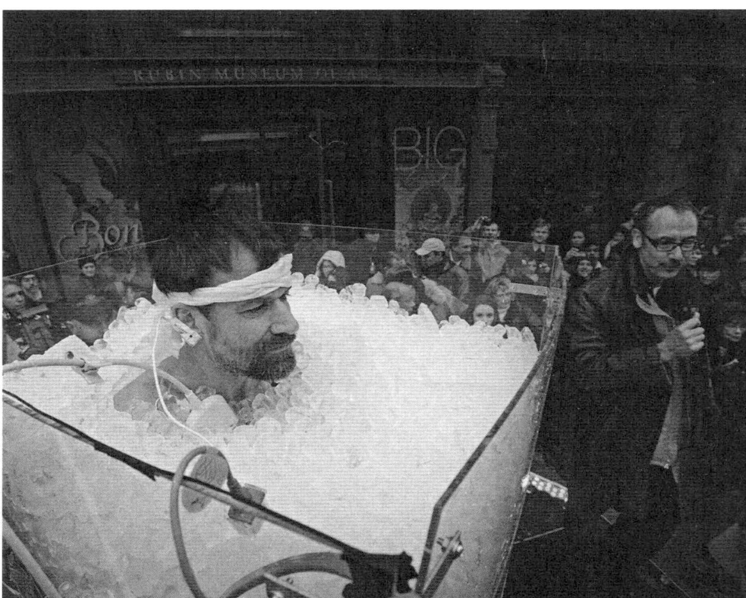

Hier zit ik ingepakt in ijs op de stoep van het Rubin Museum of Art in New York

Er ging een geroezemoes door de menigte, en ik voelde die opwinding wel, maar ik liet me er niet door beïnvloeden. Ik wist wat ik deed en wat er ging gebeuren, want zo had ik het geprogrammeerd. Ik stond daar gewoon in het ijs en deed mijn ding zoals ik dat altijd doe als ik in de natuur ben. Ik sloot me af van de buitenwereld en richtte mijn energieën naar binnen, en terwijl de kerntemperatuur van mijn lichaam geleidelijk met tien graden daalde, tot een niveau dat voor de gemiddelde mens dodelijk zou zijn, lukte het me om hem met de kracht van mijn geest weer met zes graden te verhogen. Dit verbaasde dokter Kamler en zijn team, om nog maar te zwijgen van het tv-publiek dat live meekeek, maar ik wist dat ik dankzij het programmeren van de neurologie van mijn geest, mijn lichaam van binnenuit actiever kon maken. Ik kon de mate van metabole activiteit verhogen en ook allerlei hormonen activeren om van binnenuit warmte te genereren. Het is een aaneenschakeling van processen, een kettingreactie die je lichaam ontzettend sterk maakt. Je activeert de HPA-as en wordt warmer in een koude omgeving, koeler in een warme omgeving, en je kunt in het algemeen meer zuurstof opnemen. Het is echt heel bijzonder.

Het WHM-protocol: basisoefening voor je mindset

De grootste prestatie die je kunt leveren is het bereiken van een stille geest. Pas als je geest stil is, kun je overgaan van uiterlijk naar innerlijk programmeren. Als je geen gedachten hebt, worden je gevoelens door deze stilte afgestemd op je innerlijk wezen, dat een directe weerspiegeling is van je ware zelf. Zo heb ik al mijn records kunnen vestigen, en jij kunt dat ook.

Zoek eerst een comfortabele plek waar je kunt gaan zitten. Begin vervolgens met het volgen van je ademhaling.

Adem diep in, en laat weer los.
Adem diep in, en laat weer los.
Volg je ademhaling in alle rust.
Adem diep in, en laat weer los.
Adem diep in, en laat weer los.

Op een gegeven moment komt er dan rust over je. Op dat moment kun je je geest programmeren. Begin rustig je lichaam te scannen terwijl je visualiseert wat je gaat doen. Misschien wil je langer onder de koude douche kunnen blijven staan of je persoonlijke push-uprecord verbeteren. Misschien wil je een lastige yogahouding kunnen aannemen of je langste fietstocht ooit maken. Dit is het moment om je lichaam te scannen en je intentie neer te zetten. Neem daar rustig de tijd voor. Vertel je lichaam wat je verwacht dat het zal doen. Scan jezelf en ga na hoe je je voelt. Als je intentie niet in overeenstemming is met wat je echt wilt, dan kun je dat in je lichaam voelen. Blijf gewoon rustig, blijf ademhalen en wacht op het moment dat je een gevoel van vertrouwen ervaart, van gerichte energie, van afgestemd zijn.

Gebruik je ademhaling om dat gevoel kracht bij te zetten en doe dan wat je van plan was te gaan doen. Succes.

Mijn ervaring op de Mount Everest bleek heel leerzaam te zijn, want toen ik daar die marathon liep, werd ik niet alleen geconfronteerd met sneeuw en vrieskou, maar er was ook ongeveer maar half zoveel zuurstof als op zeeniveau. Om je tegen de kou te wapenen heb je verbranding nodig, en daar heb je meer zuurstof voor nodig. Maar als er een tekort aan zuurstof is, komt de geest om de hoek kijken. De geest kan de juiste hormonen activeren zodat je meer zuurstof kunt opnemen. Dat deed ik op de Mount Everest, en op die dag in New York gebruikte ik dezelfde techniek. Het komt erop neer dat ik erop vertrouw dat als ik iets visualiseer, het ook zo zal gebeuren. Ik had dezelfde mindset ook al bij honderden eerdere uitdagingen toegepast, en zo is dat vertrouwen ontstaan. Ik accepteerde mijn proces en vertrouwde op wat ik zag. En doordat ik volledig in het moment aanwezig was, en volledig was afgestemd op wat er gebeurde, kon ik bepaalde processen in mijn lichaam in gang zetten. Het was erop voorbereid om op deze manier te reageren, en ik wist dat ik optimaal zou presteren. Door me bewust bloot te stellen aan de stress van de kou en doordat ik me eraan heb leren aanpassen, weet ik nu ook hoe ik mijn hersenstam kan activeren. Men denkt dat de hersenstam ons overlevingsinstinct reguleert, onze vecht- of vluchtreactie, evenals ons verlangen naar voedsel en ons verlangen om ons voort te planten. Al deze aspecten van ons zijn gerelateerd aan emoties.

Kou en warmte werken ook als emoties. Een emotie is in wezen iets biologisch, een biologische stressor die van binnenuit komt, en die door middel van hormonen tot uitdrukking komt. Door bewust de kou in te gaan, leer je omgaan met de adrenaline en de epinefrine, maar ook met de dopamine, de serotonine, de cannabinoïden en de opioïden die je lichaam van nature als reactie op stress produceert. Ik wist het toen nog niet, maar dat deed ik dus bij dat museum. Nu weet ik waarom ik zoveel controle had over wat er met mijn lichaam gebeurde. Dokter Kamler, die me de hele tijd in de gaten hield, had nog nooit zoiets gezien, terwijl hij toch de autoriteit is op het gebied van overleven in extreme omstandigheden. Hij heeft er niet voor niets een boek over geschreven.

'Volgens de geldende medische principes stop je met rillen zodra je kerntemperatuur tot beneden de 32 °C daalt. Dit proces genereert warmte,' schreef Kamler later. 'Als er vanaf dat moment geen externe warmtebron aanwezig is, zal je lichaamstemperatuur blijven dalen, en zul je uiteindelijk aan onderkoeling overlijden. Wim heeft het tegendeel bewezen. Zijn lichaamstemperatuur daalde tot 31 °C en steeg vervolgens weer tot ruim 34 °C zonder de hulp van een externe warmtebron. Hij heeft ons op dramatische wijze laten zien dat er een ongelooflijke kracht in het menselijk lichaam schuilt die nog niet helemaal door de moderne geneeskunde wordt begrepen.'[4]

Later, nadat we de geslaagde recordpoging hadden gevierd, waren Kamler en ik aanwezig tijdens een conferentie in het museum om te bespreken wat er buiten was gebeurd en hoe ik het voor elkaar had gekregen. Er waren driehonderd mensen aanwezig. Ik stond op en vertelde mijn verhaal voor het eerst aan een Amerikaans publiek, in het Engels. Ik vertelde over de eerste keer dat ik het water in het Beatrixpark in ging en deze verbinding voelde. Ik vertelde hoe ik de diepere delen van mijn hersenen en lichaam had leren activeren als reactie op omgevingsstress en hoe je dat bewust kunt doen. Ik vond het fantastisch om daar met Ken Kamler op het podium te staan! Maar terwijl ik aan het woord was, zag ik de sceptische blik van sommige mensen.

Plotseling kwam er iemand met een infraroodcamera en koppelde die aan het grote scherm achter ons, zodat het publiek rechtstreeks getuige kon zijn van alle metingen. En zonder waarschuwing vroegen ze me: 'Wim, denk je dat je binnen een minuut je hand kunt opwarmen?' Ik wist niet of ik dat kon, want ik had het nog nooit geprobeerd. Dus ik dacht er even over na en zei toen: 'Nou, ik heb vandaag al een wereldrecord gevestigd en ik voel me goed. Ik probeer het gewoon!' Ik stak mijn hand in de lucht, en op het scherm zag hij er blauw uit, wat op een normale temperatuur wees. Maar toen richtte ik mijn energie naar binnen en naar mijn hand. Het lukte me om de temperatuur van mijn hand binnen een minuut met zo'n 6 °C te verhogen. Op de monitor was het ook heel duidelijk te zien. Zelfs voor mij was deze bevestiging een enorme schok. De kleur was veranderd van blauw naar rood. Driehonderd mensen waren er getuige van dat ik de temperatuur in mijn hand met mijn intentie 6 °C kon verhogen. Daarna was het aantal sceptici in het publiek een stuk kleiner.

Ik zeg 'een stuk kleiner', omdat er altijd wel mensen zijn die gewoonweg weigeren te geloven wat ze zien. Ze denken dat het een truc of een illusie is of dat ik een soort bovenmenselijk vermogen bezit, dat ik een genetische afwijking heb. Maar het enige wat ik doe is de enorme kracht van de geest benutten. En nogmaals, dat is een aangeboren vermogen dat we allemaal hebben. Zoals ik al eerder zei: ik ben geen superheld, en ik ben ook geen goeroe. Alles wat ik kan, kan jij ook.

Het was een geweldige avond, en ik heb geweldige mensen ontmoet. Het was een zeer emotionele ervaring voor mij, omdat het duidelijk was dat ik mensen had geraakt. Mijn eigen wereldje dat ik voor mezelf had gecreëerd, was in aanraking gekomen met de grotere wereld, de officiële wereld van wetenschappers, artsen en verslaggevers. Mijn ziel werd erdoor verheven. Ik ging die nacht naar bed met het gevoel dat ik echt een grote stap had gezet, en dat was ook zo. Maar mijn avontuur in Amerika was nog maar net begonnen.

De volgende ochtend nam ik samen met professor William Bushell de trein naar Long Island. Bushell is Fulbright Scholar en een vooraanstaand onderzoeker op het gebied van de heilzame effecten van meditatie. Professor Bushell had bijna twintig jaar gewerkt op de antropologiefaculteit van het MIT en had ook academische banden met zowel Harvard als Columbia University. We waren op weg naar het Feinstein Institute for Medical Research in Manhasset voor een ontmoeting met de directeur van het instituut, Kevin Tracey, en om enkele experimenten uit te voeren. Het was een prettige rit van veertig minuten, dus professor Bushell en ik gingen er eens rustig voor zitten en leerden elkaar wat beter kennen.

'We kunnen zoveel meer dan we denken,' zei ik. Hij had net in samenwerking met de New York Academy of Sciences een groot wetenschappelijk werk gepubliceerd met als titel *Longevity, Regeneration, and Optimal Health*, en nadat hij had gezien wat ik op het trottoir voor het museum en op het podium had gepresteerd, was hij erg geïnteresseerd in wat ik te vertellen had. Professor Bushell is een vriendelijke man, zeer deskundig, en zijn steun en vriendschap hebben enorm bijgedragen aan onze geloofwaardigheid binnen de wetenschappelijke gemeenschap.

Tracey en zijn medewerkers wilden een experiment uitvoeren met mijn nervus vagus, oftewel de tiende hersenzenuw. Dat is een autonome zenuw waarvan men lange tijd dacht dat hij niet met onze wil kon worden beïnvloed. Door de jaren heen zijn er al talloze experimenten op een groot aantal proefpersonen uitgevoerd, en die toonden allemaal aan dat er geen enkele manier was waarop een mens, al dan niet bewust, zijn nervus vagus kon beïnvloeden. De nervus vagus is sterk gerelateerd aan ontstekingen, dus als we er op de een of andere manier invloed op zouden kunnen uitoefenen, zouden we ontstekingen kunnen onderdrukken en, in het verlengde daarvan, bepaalde ziekten kunnen behandelen of misschien zelfs verhelpen. Hoe dat dan zou moeten wist men echter niet. Daarom hadden ze mij uitgenodigd om naar Manhasset te komen.

Ze begeleidden me naar een mooie, gerieflijke ruimte en vroegen me of ik wilde gaan zitten. Daarna staken ze een naald in een van mijn armen om bloed af te nemen en koppelden mijn andere arm aan een hart- en longmonitor. 'Mediteer maar,' zeiden ze. Opnieuw wist ik niet precies wat ik moest doen, maar ik besloot gewoon mijn best te doen. Dus ik begon met mijn ademhalingsoefeningen en ontdekte, tot grote ontsteltenis van de onderzoekers, dat wanneer je twee minuten achter elkaar niet ademhaalt, een hart- en longmonitor een vlakke lijn laat zien, alsof je dood bent. Ze wisten dat echter niet, en gingen ervan uit dat de monitor niet goed functioneerde. Dus ik ging maar gewoon door met mijn ademhalingsoefeningen terwijl zij een nieuwe monitor haalden en me er weer op aansloten. Maar een paar minuten later gebeurde hetzelfde, want ik haal regelmatig langer dan twee minuten geen adem als ik mijn ademhalingstechniek toepas. Dus ja, nog steeds die vlakke lijn dus. De onderzoekers waren in de war omdat ze niet wisten dat ik de oorzaak was, en dat er helemaal niets mis was met het apparaat. Dus toen ze me op het derde apparaat aansloten, besloten ze om tegelijkertijd bloed bij me af te nemen, waardoor ze de gegevens konden verzamelen die ze nodig hadden. Ze zeiden tegen me dat het een week zou duren voordat de resultaten bekend zouden zijn, omdat ze 307 verschillende bloedmarkers zouden analyseren om te zien of ik mijn nervus vagus had weten te beïnvloeden.

In afwachting van de resultaten van het Feinstein Institute stapte ik op het vliegtuig en vloog naar Duluth in de staat Minnesota, om op bezoek te gaan bij het Hypothermia Lab van de University of Minnesota Medical School. Twee wereldberoemde fysiologen, Robert Pozos en Larry Wittmers, de directeur van het lab, ontvingen me daar en controleerden mijn kerntemperatuur en vitale functies terwijl ik mijn lichaam met tussenpozen van vijftien en twintig minuten in ijskoud water onderdompelde. De fysiologen waren allebei verbaasd dat ik mijn kerntemperatuur op peil kon houden, want geen van beiden had ooit eerder zoiets meegemaakt, ondanks het feit dat ze al jarenlang onderzoek doen naar de invloed van kou. 'De gebruikelijke reactie op een schok of kou was volledig verdwenen,' zei Wittmers later tegen ABC News. 'Er was geen enkele reactie te zien die je normaal gesproken zou verwachten. En de reacties die je bij de meeste mensen ziet die aan dat soort omstandigheden worden blootgesteld, zijn oncontroleerbaar.'[5]

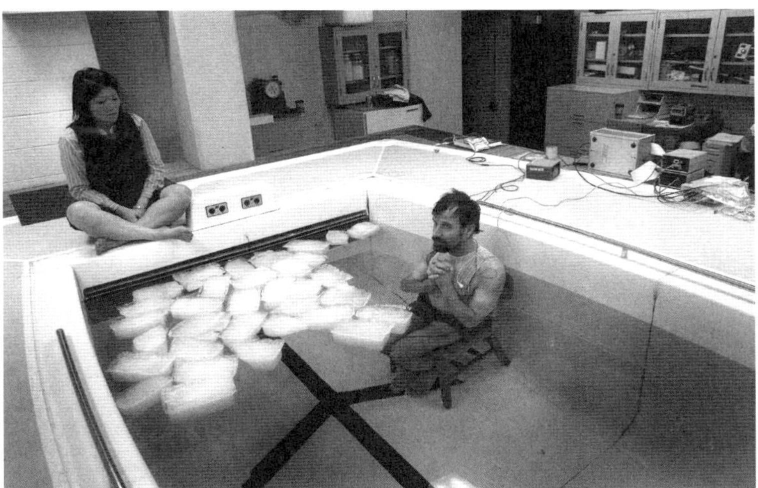

Hier zit ik in ijswater tijdens het experiment van de University of Minnesota Medical School

We gingen weer terug naar New York. Kort daarna kreeg ik een telefoontje van Kevin Kamler. Hij had de resultaten van de experimenten van het Feinstein Institute en hij wilde ze heel graag aan mij vertellen. 'Als jij kunt herhalen wat je hebt gedaan,' zei hij, 'heeft dat enorme gevolgen voor de mensheid.' Toen ratelde hij zo'n twintig verschillende aandoeningen en ziekten op, van artritis tot de ziekte van Crohn, die we vanaf dat moment daadwerkelijk zouden kunnen gaan bestrijden omdat ik had laten zien dat ik de controle over mijn nervus vagus had; een techniek die nog nooit vertoond was. Het experiment toonde aan dat ik een autonoom mechanisme naar believen kon reguleren, wat op zijn beurt betekende dat ik ontstekingen onder controle kon houden. Ontsteking is de oorzaak en het gevolg van een heleboel ziekten. De medische toepassingen waren in Kamlers beleving onbegrensd.

Wat als we echt in staat zouden zijn om de oorzaak en het gevolg van ziekten onder controle te krijgen? Zou dat niet geweldig zijn? Dat gebeurde dus in Manhasset. En terwijl dr. Kamler zijn verhaal deed, werd ik overweldigd door een enorm sterk gevoel dat ik een doel in het leven had. Ik wist het gewoon. *Ja*, zei ik tegen mezelf. *Ik kan dit. Ik heb deze toestand bewust opgeroepen en ik kan anderen ook laten zien hoe ze dat kunnen doen.* En daar, op dat moment, werd mijn ware missie geboren. Ik ben de missionaris, weet je nog wel? Weet je nog hoe mijn moeder bij mijn geboorte zei: 'O God, laat dit kind alsjeblieft niet sterven. Dan zorg ik ervoor dat hij missionaris wordt'? Nou, op dat moment besefte ik dat het mijn missie is om deze kennis aan de gehele mensheid over te dragen, omdat iedereen kan wat ik kan. Ik voelde me geïnspireerd en volledig opgeladen door mijn missie, en met dat krachtige besef voelde ik diep in mijn wezen een geloof en lotsbestemming. Dat had een enorm transformerend effect op me.

Een halfuur later werd ik gebeld door mijn vrouw. Mijn moeder was overleden. Ze was gevallen, in coma geraakt en gestorven. Ze had beloofd van mij een missionaris te maken en nu, op het moment dat ik eindelijk wist wat mijn missie was, was ze er niet meer. Het was alsof ze het wist. Ik voelde een gat in mijn hart, maar ik was ook vervuld met hoop. Ik dacht: *Mama, rust in vrede. Je hebt het heel goed gedaan. Ik zal mijn missie volbrengen en jou eren door mijn boodschap onder zo veel mogelijk mensen te verspreiden. Ik zal geluk, kracht en gezondheid terugbrengen naar waar ze thuishoren, mama, naar de ziel, en naar ons bewustzijn, waar het leven en de liefde volledig tot bloei komen.*

In de daaropvolgende weken maakten dr. Kamler, dr. Tracey en ik telefonisch plannen om tijdens een boeddhistische retraite in de Catskills van New York een vergelijkend onderzoek te doen. Ik zou een groep proefpersonen trainen om controle te krijgen over hun nervus vagus, precies zoals ik dat zelf had laten zien. Maar dit onderzoek heeft nooit plaatsgevonden. In plaats daarvan was er plotseling een volledige radiostilte vanuit New York. Ik begreep er niets van. Ze hadden het ene na het andere onderzoek met andere mensen gedaan, maar daarbij niet de resultaten bereikt die wij hadden bereikt, maar om de een of andere reden kreeg ons onderzoek geen vervolg.

Dat was natuurlijk teleurstellend, maar ik liet me niet kennen. Ik bleef het pad van mijn missie volgen. Drie jaar later legde ik contact met Vincent Wijers, directeur van het *Circus der Gedachten*, een voorstelling in het befaamde Koninklijk Theater Carré in Amsterdam. Hij had over mijn verhaal gehoord en was geïnspireerd door mijn innerlijke overtuiging. Hij wilde me in het bijna tweeduizend zitplaatsen tellende theater op het podium zetten en me een uur of langer in ijs laten zitten om te laten zien dat ik mijn kerntemperatuur onder controle had. Van tevoren zou er een experiment plaatsvinden onder begeleiding van professor Maria Hopman, een fysioloog van het Radboudumc in Nijmegen. Later zou dat experiment dan op het podium herhaald worden voor het *Circus der Gedachten*.

Toen ik bij het theater aankwam, waren er minstens twintig mensen en minstens zoveel monitoren. Ze hadden een bizar experiment voor me voorbereid: tachtig minuten in het ijs met één arm erbuiten zodat ze bloed konden afnemen. Ik slikte een apparaatje in ter grootte van een pil. Daarmee kon mijn kerntemperatuur worden gemeten en konden de meetwaarden op een monitor worden weergeven. Ze bevestigden een heleboel sensoren op mijn lichaam om mijn huidtemperatuur te meten. Ze namen gedurende die 80 minuten 36 flacons bloed af en stuurden ze naar 6 verschillende laboratoria om ze daar te laten analyseren.

Het was allemaal heel vreemd. Het leek wel een wetenschappelijk circus. Daardoor trok het experiment veel aandacht op de universiteit. Veel mensen kwamen kijken wat er toch allemaal aan de hand was, onder wie dr. Mihai Netea, een van de grootste geesten van Nederland en een van 's werelds meest vooraanstaande wetenschappers die de evolutie van het menselijke immuunsysteem bestuderen.

Wat dr. Netea en zijn collega's observeerden was voor hen natuurlijk ongelooflijk. Het was meer dan opmerkelijk omdat ze wisten dat wat ik deed fysiologisch gezien eigenlijk niet mogelijk was. Maar toch deed ik het. Gedurende de volledige tachtig minuten dat ik aan het ijs werd blootgesteld, bleef mijn kerntemperatuur constant 37 °C. Mijn hartslag bleef laag en mijn bloeddruk bleef binnen de normaalwaarden.[6]

Uit het onderzoek van professor Hopman bleek dat mijn stofwisselingssnelheid tijdens de blootstelling aan ijs met driehonderd procent toenam, en deze verhoogde stofwisseling resulteerde in een toename van de warmteproductie door mijn lichaam.

'Ondanks dat de proefpersoon tachtig minuten lang met zijn hele lichaam was ondergedompeld in ijswater en er sprake was van aanzienlijk warmteverlies via de huid, werd de kerntemperatuur van het lichaam [van de proefpersoon] waarschijnlijk op peil gehouden door een verhoogd energiegebruik (en dus warmteproductie),' schreef dr. Hopman in haar casusverslag. 'Dit individu heeft het autonome zenuwstelsel mogelijk beïnvloed, waardoor het cardiovasculaire systeem en de thermoregulatie actief werden gereguleerd.'[7]

De artsen stonden perplex, maar ik wist waartoe ik – of beter gezegd: mijn geest – in staat was. Ik had mijn biochemie op deze prestaties voorbereid door op weg naar de universiteit in de auto mijn ademhalingsoefeningen te doen. Mijn metabolische activiteit was zo sterk toegenomen dat ik de kou niet meer voelde. Dus ook al daalde mijn huidtemperatuur sterk, het was alsof ik de verwarming in mijn lichaam had aangezet. Ik voelde me geweldig. Alles functioneerde gewoon en ik kon gewoon een praatje maken met iedereen die naar me toe kwam en hun eindeloze stroom van vragen beantwoorden. Ik bibberde niet en had nergens last van. Integendeel zelfs.

De artsen hadden tijdens het experiment veel bloed bij me afgenomen, wat hen in staat stelde om naast hun analyse ook nog enkele experimenten uit te voeren. Ze stelden de bloedmonsters onder andere bloot aan bacteriën waarvan bekend is dat ze een hevige reactie veroorzaken wanneer ze met immuuncellen in aanraking komen. Maar in mijn bloed was er geen reactie waarneembaar. Toen ik dat zo zag en bedacht welke toepassingen dit zou kunnen hebben met betrekking tot de behandeling van virale en bacteriële infecties, vroeg dr. Nitea me of ik bereid was om deel te nemen aan een vervolgexperiment. Samen met dr. Peter Pickkers en dr. Matthijs Kox stelde dr. Nitea voor om me te injecteren met een endotoxine – een bacterie – om te kijken of en hoe mijn immuunsysteem zou reageren.[8] Ze hadden deze bacterie, *E. coli*, al eerder bij meer dan 240 proefpersonen geïnjecteerd, die daarna allemaal last kregen van griepachtige verschijnselen, zoals koorts, rillingen en hoofdpijn. Maar omdat mijn bloed buiten mijn lichaam geen reactie op de bacterie had vertoond, vroegen ze zich af of mijn lichaam de ontstekingsmarkers, die vaak door de injectie worden veroorzaakt, kon onderdrukken. Ik zei dat ik wel aan het experiment mee wilde werken.

Kort na mijn terugkeer in het academisch ziekenhuis controleerden ze mijn vitale functies en deden ze enkele basismetingen en vroegen me vervolgens om op een bed te gaan liggen.

Ze sloten me op allerlei draden en monitoren aan en vervolgens injecteerde dr. Pickkers me met de bacterie, waarbij hij me uitlegde dat het zestig tot negentig minuten zou duren voordat de injectie enig effect zou hebben. Ik begon preventief met mijn basisademhalingsprotocol, en een uur later voelde ik niets meer. Geen koorts, geen hoofdpijn, geen spierpijn. Niets. Ik was gewoon aan het ademhalen. De artsen zagen op de monitoren dat mijn zuurstofsaturatie (geeft aan hoeveel procent van de hemoglobine in de rode bloedcellen van het slagaderlijke bloed zuurstof heeft gebonden), die normaal gesproken 95 tot 100 procent moet zijn, helemaal tot 30 procent was gedaald. Normaal gesproken gaan mensen bij een zuurstofsaturatie van 50 procent dood, maar ik ging bewust naar 30 procent. Hierdoor schakelde het meetapparaat zichzelf uit, alsof ik was gestorven. Dus weer een *flatline*, net als bij de experimenten in het Feinstein Institute. Maar ik leefde gewoon nog en voelde me prima. Heel ontspannen eigenlijk. Ik was in een gecontroleerde hypoxische toestand terechtgekomen, wat zeer heilzaam kan zijn voor het lichaam. Sterker nog, onlangs werd de Nobelprijs voor de fysiologie toegekend aan drie onderzoekers die zich bezighouden met de manier waarop cellen zich aanpassen aan veranderingen van het zuurstofniveau. Ze waren vooral geïnteresseerd in het positieve effect van een laag zuurstofniveau op de celstofwisseling en de functies van het lichaam in het algemeen.[9]

De artsen namen om de vijf of tien minuten bloed bij me af en stuurden het vervolgens naar het laboratorium om te bepalen of de interleukinen IL-6, IL-8 of IL-10 (tumornecrosefactoren) werden beïnvloed. In lekentaal – ik ben een leek – zijn IL-6 en IL-8 allebei ontstekingbevorderende eiwitten, en IL-10 is ontstekingremmend. Tumornecrosefactoren zijn eiwitten die betrokken zijn bij de communicatie binnen en tussen cellen, en ze doden kankercellen. Uit de analyse van mijn bloed bleek dus dat ik de ontstekingsmerkers IL-6 en IL-8 onderdrukte. Dat is een belangrijke bevinding gezien het veelvuldige gebruik en de belachelijk hoge kosten van IL-6-remmende 'biologische' injecteerbare medicijnen waar een groeiend aantal mensen met auto-immuunziekten, zoals multiple sclerose en reumatoïde artritis, op dit moment afhankelijk van is.

Ik bleek IL-6 direct te onderdrukken zonder dat er medicijnen bij mij waren geïnjecteerd. We maakten de bevindingen bekend op tv, en ik moest huilen van blijdschap. Eindelijk werd al het leed weggenomen dat ik had moeten doorstaan omdat mijn ware natuur altijd werd onderdrukt door de spot die met me werd gedreven. Nu kon ik aan iedereen vertellen wat ik wist over de kracht van de geest, en ik had de hersenscans en bloedmonsters als bewijs. Het bewijs was overtuigend. Het enige probleem was dat wetenschappelijk bewijs alleen geldig is als er vergelijkend onderzoek wordt gedaan, dus met een controlegroep. In mijn eentje was ik N=1, en wetenschappelijk bewijs kan niet gebaseerd zijn op slechts één proefpersoon. Jarenlang werd ik afgedaan als een speling van de natuur, iemand met een genetische afwijking, een fysiologisch wonder. Anderen bespotten me als een charlatan, een oplichter, een kermisattractie. *Komt dat zien, komt dat zien: de Fantastische Iceman!*

We hadden een testpanel nodig.

Dr. Pickkers' team vroeg me hoeveel proefpersonen ik nodig had en hoeveel tijd ik met hen zou moeten doorbrengen. Zes maanden? Een jaar? Ik zei dat tien dagen genoeg was. En uiteindelijk werden dat er vier. In vier dagen heb ik een panel van twaalf mannelijke proefpersonen geleerd hoe ze de ontstekingsmarkers in hun bloed konden onderdrukken. Geen van hen reageerde op de endotoxine.[10] Niet één van hen werd ziek. Uit de analyse van hun bloed bleek dat ze allemaal de ontstekingbevorderende IL-6 en IL-8-markers onderdrukten en het IL-10-niveau verhoogden. De tumornecrosefactor was ook geactiveerd. Het was ongelooflijk. Het was ons gelukt! Eindelijk hadden we het bewijs waarnaar we hadden gezocht. We waren geen testpanel meer dat slechts uit één persoon bestond.

Ik had deze twaalf mannen meegenomen naar mijn trainingskamp in Polen, vlak bij de Tsjechische grens, om ze op het experiment voor te bereiden. Er was niets bijzonders of opmerkelijks aan hen, maar ze gaven me allemaal honderd procent van hun aandacht. Bovendien gaven ze me hun vertrouwen. Daarom besloot ik om de training te verkorten door ze op de vierde dag al mee te nemen naar de Śnieżka, naar een hoogte van 1603 meter. Zoals gezegd was het mijn oorspronkelijke inschatting dat het tien dagen zou duren om hun training af te ronden. Daarvóór had ik nog maar met drie andere mensen die berg beklommen, maar ik wist dat als je de wilde natuur ingaat, dit ervoor kan zorgen dat je in een staat van angst, van opwinding terechtkomt. Ze kenden de berg niet. Ze zouden zich eraan moeten overgeven, net zoals ze dat in het experiment zouden moeten doen. Niemand in de groep had enige ervaring met koud weer in de bergen – het was 25 graden onder nul, dat is echt *ijskoud* – en we liepen daar in onze blote bast met alleen maar een korte broek aan. Maar we deden ook onze bewuste ademhaling, gingen de berg op, en 25 minuten later waren we allemaal aan het zweten. Toen we de bergkam bereikten en naar de andere zijde van de berg keken, zagen we Tsjechische militairen die allemaal als ninja's gekleed waren. Alleen hun ogen waren onbedekt. Ze zagen ons aan komen lopen en waren zo verbijsterd dat ze ons vroegen om selfies met hen te nemen. Ik weet zeker dat de mannen zich daardoor heel stoer voelden. We besloten om vanaf die plek verder te gaan naar de top, waar het -27 °C was en het enorm hard waaide. De Śnieżka is een van de meest winderige plekken in heel Europa, dus het waaide er echt enorm, waardoor de gevoelstemperatuur nog lager was. Toen we de top bereikten, deden we natuurlijk de Harlem Shake. We voelden ons geweldig! Toen wist ik dat de jongens er klaar voor waren. Ze waren ontwaakt en hadden een innerlijke verbinding met een energie die groter was dan ze ooit hadden ervaren. Vier dagen later werden ze in het ziekenhuis met een endotoxine geïnjecteerd die bij alle 16.135 mensen die tot dan toe aan het onderzoek hadden deelgenomen een negatieve reactie had teweeggebracht, behalve bij mij. Ik was de enige die een negatieve reactie had weten te onderdrukken. En toen deze twaalf mannen dat ook deden, veranderde de wetenschap. De studie werd gepubliceerd in *Nature* en *Proceedings of the National Academy of Sciences of the United States of America*, twee van 's werelds meest gerespecteerde wetenschappelijke tijdschriften.[11] De studie werd ook herschreven tot een volledig hoofdstuk in het leerboek *Biology Now*, en is in Amerika nu dus op zowel de middelbare scholen als op de universiteiten onderdeel van het curriculum van de natuurwetenschappelijke vakken.[12]

Maar hoewel de onderzoeksresultaten hier in Nederland het nieuws op tv haalden en vervolgens dus ook in die toonaangevende tijdschriften en leerboeken werden gepubliceerd, was er tot mijn verbazing bar weinig belangstelling van het wetenschappelijke establishment. Na jarenlang het mikpunt te zijn geweest van de spot van sceptici, hebben we ondubbelzinnig aangetoond dat twaalf proefpersonen met behulp van mijn methode hun autonome zenuwstelsel hebben weten te beïnvloeden. Ze zijn niet alleen een succesvolle strijd aangegaan met bacteriën die ontstekingen veroorzaken, maar het lukte hen ook om ontstekingen met de kracht van de geest te onderdrukken. Het bloed liegt niet, en de resultaten waren voor iedereen zichtbaar. Dit was nog nooit eerder gebeurd. Ik vond eigenlijk dat we wel een Nobelprijs verdienden omdat we bewezen hebben dat we in staat zijn om de oorzaak en het gevolg van ziekten aan te pakken. Ik dacht dat we wetenschappers zouden inspireren om nog meer experimenten en onderzoeken uit te gaan voeren. Maar wetenschappers kunnen soms heel koppig zijn. En soms zijn ze zo traag als een schildpad.

Ik was natuurlijk teleurgesteld, maar ik wacht niet op een Nobelprijs. Ik heb dat soort externe bevestiging niet nodig. Als je te veel bezig bent met bevestiging door anderen, raak je de weg naar jezelf kwijt. Je houdt de juiste koers niet meer aan. Zelfliefde houdt in dat je trots bent op jezelf en licht op jezelf laat schijnen.

Wat is het beste dat je uit jezelf kunt halen? Werk daarnaartoe, niet naar het beste wat je buren laten zien. Keer terug naar jezelf. Zorg goed voor jezelf. Niet door je ego te beschermen, nee, maar door aanwezig te blijven voor je diepste wezen als je je het meest onrustig, het meest ongemakkelijk of vervelend voelt. Wees kalm in je liefde voor jezelf. Dan zie je anderen in een helderder licht en kijk je met meer medeleven naar hen. Probeer anderen niet te veranderen; verander jezelf. Let gewoon op je eigen geest en laat anderen op hun geest letten. Laat ze zien wie je bent door de dingen die je doet, door je overtuiging. Wees duidelijk en transparant, kwetsbaar. Als het mij iets kon schelen wat anderen van mij dachten, zou ik lang geleden al gestopt zijn. Dan zou ik zijn opgeschrokt door het systeem.

Ik ga gewoon door. Dit is mijn missie. Ik wil de waarheid onthullen en aan iedereen vertellen. Niet mijn persoonlijke waarheid of het soort waarheid dat je in schoolboeken vindt, zelfs niet in *Biology Now*. Nee. Ik heb het over de echte waarheid van de natuur, de enige waarheid, die wordt uitgedrukt door waar ik in geloof en de liefde van mijn moeder. Het leven is een mysterie, en ik omarm het. Mijn hart is vervuld. En mijn geest kent geen twijfel.

In de winter organiseren we in Polen een reeks retraites van een week. Het is daar dan donker, somber en gemeen koud. Maar voor veel mensen is het een van de mooiste ervaringen uit hun leven. Als we de bergen ingaan, zeggen we: 'No ego, we go' (Geen ego, we gaan). We gaan op pad met alleen maar een korte broek en schoenen aan. Met ons ontblote bovenlijf trotseren we de kou. We vormen één lichaam. Eén worden met een groep is ontzettend goed voor je. We gaan samen, en we gaan samen terug naar Moeder Natuur. En als we de top van de berg bereiken, waar de wind genadeloos over ons lichaam zweept, zegt niemand meer iets. Iedereen luistert. We overleven. En iedereen gaat voelen. Iedereen bestaat dan binnen een ervaring, al was het maar voor een moment, voorbij de geest. Plotseling is er een stilte, een gevoel dat onze denkprocessen overstijgt omdat de dieper gelegen delen van de hersenen opnieuw tot leven worden gewekt en worden gereset. Ik heb dit nu al zo vaak ervaren dat de kracht voor mij in het delen van de ervaring zit. Het delen van dat soort natuurlijke wijsheid met anderen voelt fantastisch, het is een verhoogde staat van bewustzijn. Mensen voelen zich thuis in een stam, en door de communicatie binnen zo'n omgeving komen oplossingen tot stand die worden geleid door gevoelens, maar geworteld zijn in gezond verstand.

Als ik met groepen de Kilimanjaro beklim, zetten we tot het einde door. Niet om mijn ego op te krikken door de 'finish' te bereiken. De finish is een illusie. Die bestaat niet. Maar ik zorg er wel voor dat we onze doelen bereiken. Want uiteindelijk zijn we er om pioniers te zijn, om een nieuw zaadje in de geest van de maatschappij te planten, nieuwe mogelijkheden te laten zien. En iedereen is één met zijn doel. We doen het stap voor stap. Ik heb midden op de Mount Everest *white-outs* meegemaakt. Ik ben in mijn korte broek naar onbekende gebieden gegaan en verdwaald. Ik ben onder het ijs geweest en ben in het koude water de weg kwijtgeraakt. Dat is zo vaak gebeurd dat ik in die situaties de ware kracht van mijn geest heb ontdekt. Daar ontdekte ik mijn ware veerkracht. Ik ontdekte ook dat ik dankzij de kracht van mijn geest in staat ben om rustig te blijven en me goed te voelen ondanks wanhopige en zelfs gevaarlijke omstandigheden. Maar ik ben niet gehecht aan dit soort verworvenheden. Ik ben geen idioot. Als ik het gevoel heb dat het gevaarlijk is, dan ga ik terug. Dat vind ik geen probleem. Maar ik heb geleerd dat uitdagingen een diepere realiteit in mij wakker maken. Uiteindelijk is het mijn doel om meer te zijn van wie ik echt ben. Mijn ambitie wordt altijd gevoed door mijn missie, mijn doel. Ik stel geen doelen omdat ik ze per se wil verwezenlijken, maar om momenten mee te maken waarop ik één ben met de realiteit zoals die er hier en nu is, waarbij de laatste stap aanzet geeft tot de volgende stap, en waarbij ik het gewoon moet doen met hoe ik me voel. Het is verbazingwekkend wat er kan gebeuren als je een doel hebt en de overtuiging dat je dat doel kunt bereiken. Stop je hart erin, in alles wat je doet, en als dat niet lukt, dan moet je goed op je innerlijk afstemmen en jezelf zuiveren om jezelf weer op het juiste spoor te krijgen.

Je hoeft je niet voorbij de poolcirkel of in een woestijn te wagen om dit gevoel te ervaren, maar je moet wel uit je comfortzone stappen. De geest zonder gedachten is altijd stil, altijd zeker van zijn zaak. Volg gewoon de kracht van de geest. Dan kom je door de ergste, meest stressvolle situaties heen. Koude, hitte en emotie zijn allemaal vormen van stress. In wezen zijn ze allemaal biochemisch van aard, of je kunt ze in ieder geval naar biochemische processen vertalen. Met mijn methode kun je leren hoe je met die stress kunt omgaan. Dan ontwikkel je met de kracht van de geest een gigantisch sterk wapen. We gaan de kou in, we doen ademhalingsoefeningen, en we overwinnen de stress terwijl we de volledige controle blijven houden over ons geluk, onze kracht en onze gezondheid. Wie wil dat nu niet?

De effectiviteit van de methode staat niet meer ter discussie. Die is bewezen. Ze is bestand gebleken tegen nauwgezet wetenschappelijk onderzoek en wordt ondersteund door wetenschappelijke, niet-speculatieve data. Het is aan jou om je de methode eigen te maken en om de vastbeslotenheid aan de dag te leggen om de methode toe te passen. Je hoeft niet al twintig jaar yogi te zijn om die diepere staten van je geest en je lichaam te bereiken. Ik ben maar een eenvoudige man, en ik wil de wereld veranderen. Je ziet het, hè? Je ziet het omdat je weet dat verandering op deze schaal niet plaatsvindt door de invloed van geld of de manipulatie van machtsstructuren, maar wel door wetenschappelijk aan te tonen dat we veel meer kunnen dan we ooit voor mogelijk hebben gehouden. We kunnen ons lot veranderen en teruggeven aan de ziel. Dat is geen abstract concept. Het is de krachtbron van ons geluk, onze kracht en onze gezondheid. Het wordt aangedreven door liefde, en dat is wat ik mijn kinderen en al mijn dierbaren wil meegeven, met respect voor alle levende wezens in de natuur en voor Moeder Natuur zelf.

WHM-meditatie

De oorsprong van meditatie ligt in de periode van 5000-3500 voor Christus, maar op meditatiegebied vinden er nog steeds volop ontwikkelingen plaats. Wanneer je het protocol voor bewust ademhalen volgt, ben je al bezig met een vorm van meditatie, het trainen van je geest en het verbinden met je innerlijk. Meditatie is in principe bedoeld om de aandacht op iets te richten waardoor het denkende brein niet wordt geprikkeld. Daarvoor kiezen we iets heel eenvoudigs en richten er onze aandacht op tot er diepe rust over ons komt. Hier volgt een oefening waarmee je met deze innerlijke vrede kennis kunt maken.

1. Ga op een veilige, comfortabele plek zitten en maak je geest leeg.
2. Verbind je met je ademhaling. Geef jezelf de ruimte om op een natuurlijke manier in en uit te ademen.
3. Begin met het tellen van je ademhalingen. Elke inademing en uitademing samen telt voor één. Tel tot zeven ademhalingen, en dan van zeven weer terug naar één. Als je plotseling aan iets in je dagelijks leven moet denken, of aan de dingen die je allemaal nog moet doen, ga dan weer rustig terug naar het tellen van de ademhalingen. Uiteindelijk lukt het je wel om gewoon de ademhalingen te tellen, tot zeven en weer terug naar één. Er zal dan bloed naar de dieper gelegen gebieden van je hersenen gaan. Hierdoor wordt je gevoel gestimuleerd in plaats van je gedachten. Laat dit gevoel sterker worden. Volg het gevoel, en ga zo diep als je wilt. Naarmate je verdergaat, zul je steeds minder bewust gaan tellen. Vergelijk het maar met een liedje waarvan het geluid langzaam wegebt. Volg het gevoel en keer diep in jezelf, diep in de rust.

Overzicht van de Wim Hof-methode (WHM)

Drie pijlers voor de dagelijkse beoefening

Adem

1. Haal zittend of liggend dertig tot veertig keer volledig bewust adem: adem volledig in naar de buik en de borst, en laat de adem vervolgens weer los, zonder iets te forceren.
2. Laat bij de laatste uitademing de lucht eruit en probeer dan zo lang mogelijk te wachten met inademen, maar zonder dat het ongemakkelijk voelt. Luister naar je lichaam en forceer niets!
3. Als je de drang voelt om weer in te ademen, haal dan diep adem en houd je adem tien tot vijftien seconden vast. Laat de lucht er vanzelf weer uitgaan en ontspan je.
4. Herhaal de bovenstaande stappen nog twee of drie keer, let op hoe je je voelt en pas je ademhaling aan als dat nodig is.
5. Rust in deze verhoogde staat uit tot je klaar bent om verder te gaan met je dag. Of gebruik de energie die je net hebt opgewekt voor je ochtendwork-out of yogaoefeningen. Experimenteer met wat voor jou goed voelt.

Gefeliciteerd! Je hebt zojuist de belangrijkste factoren beïnvloed die ten grondslag liggen aan je gezondheid. Daarnaast heb je je vitaliteit en focus vergroot, je stress verminderd, het aantal ontstekingsfactoren in je lichaam verminderd en je immuunsysteem versterkt.

Voor de volledige instructies voor de WHM-ademhaling en veiligheidsrichtlijnen, zie hoofdstuk 4.

Geest

De staat waarin je na de ademhalingsoefeningen verkeert is perfect voor het programmeren van je mindset. Probeer dit eens:

1 Voordat je na de ademhalingsoefening weer opstaat, roep je een gedachte in je bewustzijn op, zoals 'Vandaag blijf ik vijftien seconden langer onder de koude douche staan dan gisteren', of 'Ik voel me gelukkig, gezond en sterk'.
2 Reflecteer even op deze gedachte en let op hoe je lichaam aanvoelt.
3 Als je weerstand tegen je intentie voelt, blijf dan rustig ademhalen totdat je het gevoel hebt dat je lichaam en geest op elkaar zijn afgestemd.

Met de nodige oefening wordt het gevoel van je innerlijke ervaring, of interoceptie, duidelijker, waardoor je je lichaam en geest bewuster kunt observeren en beheersen.

Zie hoofdstuk 12 voor details.

Kou

1 Draai de kraan aan het einde van een warme douche naar koud.
2 Als je wilt, kun je eerst je voeten en benen onder het koude water houden, dan je armen, en vervolgens je hele romp.
3 Doe de WHM-basisademhalingsoefening NIET terwijl je onder de douche staat.
4 Blijf elke dag wat langer onder de koude douche staan tot je het twee minuten volhoudt.
5 Als je bibbert als je onder de douche vandaan komt, kijk dan of de paardenstand helpt.

(Zie pagina 163 voor details).

Succes! Je hebt er zojuist voor gezorgd dat je stofwisseling efficiënter verloopt en je hormoonhuishouding beter wordt gereguleerd. Bovendien heb je het aantal ontstekingen in je lichaam verder teruggedrongen en je kunt nu genieten van de endorfinen en endocannabinoïden die vrij zijn gekomen als reactie op de kou.

Voor de volledige instructies en veiligheidsrichtlijnen met betrekking tot blootstelling aan kou, zie hoofdstuk 3.

6 Olaya

Om vooruit te komen, moet je soms teruggaan. In dit geval betekent dit teruggaan naar de jaren waarin ik kraker was. Dat was een vormende periode in mijn leven, en ik kijk er met veel plezier op terug. Ik speelde veel gitaar, deed veel aan yoga en natuurlijk ervoer ik toen voor het eerst dat ik me tot de kou voelde aangetrokken. Ik ging het water in het Beatrixpark in, en vanaf dat moment kreeg mijn leven meer diepte. Ik voelde een verbinding met de natuur en mijn innerlijke zelf die er voorheen niet was. Ik probeerde van alles uit en was volop aan het experimenteren. Soms bleef ik als het ijskoud was de hele nacht buiten met alleen een korte broek aan. Ik leek wel een idioot.

Ik heb niets met politiek, ik houd van vrijheid. En in het kraakpand, een groot, verlaten weeshuis, werd ik omringd door vrije denkers – dichters, kunstenaars en muzikanten – die daar met hun vrije geest woonden en veel aan het loslaten waren. Als je je oordelen en vooroordelen loslaat, krijg je een veel beter beeld van wie je werkelijk bent. Dat heb ik al die jaren kunnen doen. Ik kon de balans opmaken van wie ik was en wie ik wilde worden. Veel mensen zijn tegenwoordig bang en willen niet loslaten. Ons leven wordt beheerst door regels, moraliteit en ethische principes die zijn gebaseerd op conformiteit en de commotie van de politiek en de onophoudelijke stroom van actualiteiten. Dit heeft ertoe geleid dat we te bekrompen zijn geworden in hoe we de wereld waarnemen, en dat is het tegenovergestelde van vrijheid.

Ik wist het toen nog niet, maar de vrijheid die ik genoot toen ik daar woonde heeft ervoor gezorgd dat ik voor het eerst het pad zag dat ik de afgelopen veertig jaar heb bewandeld. En dat ik me kon verbinden met mijn eigen welzijn. Het inspireerde me om te creëren, poëzie te schrijven en geanimeerd te praten over allerlei onderwerpen, van filosofie en cultuur tot de aard van het bestaan, en om mijn ideeën vrij en liefdevol door middel van kunst uit te drukken. Niemand was depressief of gedesillusioneerd. Niemand was gestrest. En daar, dankzij de mogelijkheden die deze vrijheid me bood, vond en smeedde ik voor het eerst mijn verbinding met het koude water.

Zoekers die innerlijke vrijheid kennen worden vinders. Het is onmogelijk om iets zinnigs te vinden als je door de stress van het dagelijks leven wordt beheerst, die allesverslindend kan zijn. Zodra je je van die stress kunt losmaken, kan er een nieuwe realiteit in je bewustzijn doordringen.

Het oude weeshuis was vrij groot en telde twee binnenplaatsen. De binnenplaatsen boden enige privacy, maar ook de uitgestrektheid van de open lucht. En in de winter, als het koud was en er sneeuw lag, zat ik vaak de hele nacht naakt op een van de binnenplaatsen, en beoefende dan wat op den duur mijn methode zou worden. Ik kon daar oefenen wanneer ik maar wilde, gewoon in mijn blootje. Er is niets beschamends aan naakt zijn, maar ik wilde niet gestoord worden, dus zat ik daar in mijn eentje. Ik weet nog dat ik daar zat en een enorme kracht in mezelf voelde, alsof ik over de elementen van de natuur heerste! Het bracht me naar de diepste lagen van mezelf, hoewel ik nog niet wist hoe of waarom. Het enige wat ik wist was dat het geweldig voelde en dat ik me altijd wel zo wilde voelen.

Op een keer deed ik naakt yogaoefeningen op de binnenplaats, en een van de vrouwen die daar woonden vond het wel grappig om haar voeten in de buurt van mijn genitaliën te plaatsen. Maar ik werd er niet opgewonden van. Er gebeurde helemaal niets. Ik ging helemaal op in de yogaoefeningen en had volledige controle over mezelf. De mensen waren verbaasd en zeiden: 'Hé, er gebeurt helemaal niets. Wat is er met mis met jou?' Maar er was helemaal niets mis met mij. Ik houd van vrouwen, en ik heb zes kinderen om dat te bewijzen. Maar ik raak niet opgewonden als ik er niet mee bezig ben, dat is alles. Ik heb controle over mijn seksualiteit. Die heb ik ontwikkeld door me bloot te stellen aan de kou. De kou activeert de HPA-as en de hersenstam, en de hersenstam reguleert niet alleen onze vecht- of vluchtreactie, maar ook onze aangeboren drang om ervoor te zorgen dat we voldoende voedsel hebben en de wil om ons voort te planten. Dit alles maakt deel uit van ons overlevingsinstinct. Zo is het in ons geprogrammeerd. Maar door mijn ervaringen met de kou leerde ik hoe ik controle kon uitoefenen over die instincten en ook over de emoties die eraan gekoppeld zijn.

Het Beatrixpark lag een paar honderd meter van het weeshuis vandaan, en ik vond daar mijn eigen plekje tussen twee bomen, twee wilgen, zodat niemand me kon zien. Ik ging er elke dag heen, als een ritueel, om me op te laden. Ik ging niet alleen het koude water in, maar keerde ook in mezelf. Mijn geest kwam dan helemaal in balans. Vijfentwintig diepe ademhalingen, een dynamische meditatie. Ik ging elke keer naar mijn plekje tussen de twee wilgen, en terwijl ik me uitkleedde, keek ik naar het water en voelde ik de aanwezigheid daarvan. Daar was het. En als ik eenmaal in het water lag, laadde ik mezelf op door middel van mijn ademhaling. Daarbij kreeg ik eerst een aangenaam tintelend gevoel, dat daarna intensiever werd, alsof mijn lichaam een stroomstraal was. Na de 25e ademhaling ging ik helemaal kopje-onder in het ijskoude water, onder het bevroren wateroppervlak. Ik hield wel mijn handen op de rand van het wak, zodat ik wist waar ik was. Dit hoort overigens niet bij mijn methode. Daarvoor is het te gevaarlijk. Je kunt gemakkelijk een black-out krijgen en verdrinken. Maar dat is wat ik toen deed.

Als ik eenmaal onder het ijs zat, hoorde ik helemaal niets meer. Ik had alleen maar een diep vredig gevoel. Het leek op een wedergeboorte. Ik bleef eerst meestal een minuut onder het ijs, dan twee, drie, tot wel vier minuten zonder adem te halen, en dan nog langer. Na zes of zeven minuten voelde ik de drang om te plassen. Dat was voor mij het signaal om weer naar de oppervlakte terug te gaan. En als ik echt behoefte had om adem te halen, trok ik mezelf met het grootste gemak uit het water. Ik bleef in mijn geest aanwezig, ik had het helemaal niet koud en rilde helemaal niet, ik was gewoon in het moment aanwezig. Dat is een natuurlijke staat. Ik kwam uit het water, kleedde me aan en deed mijn oefeningen aan de waterkant. Ik had alles volledig onder controle en was volledig in mezelf aanwezig. En in die staat kon ik zelfs salto's maken, de split doen, push-ups, noem maar op. Het was alsof mijn lichaam een onnoemelijke kracht had gekregen. En hoe vaker ik het deed, hoe groter deze kracht werd.

In de periode waarin ik me bewust werd van deze kracht ontmoette ik de vrouw met wie ik zou trouwen. Ik was bij een samenkomst in het kraakpand en zag haar dansen. Wat was ze mooi. Lang krullend haar, heldere ogen, volle lippen, gewoonweg prachtig. Ze stond recht voor me te dansen, en ik stond gebiologeerd naar haar te kijken. Ik kon mijn ogen niet van haar afhouden. Tot mijn verbazing kwam ze naar me toe en ging naast me zitten. Ze vertelde me hoe ze heette: Olaya. Zo mooi. We zaten gezellig te praten en te lachen, en het voelde allemaal zo gemakkelijk, zo natuurlijk. Toen besloot de groep om een wandeling te maken naar het Vondelpark. Ik keek de hele tijd naar haar. En zij keek ook terug naar mij. Er gebeurde iets, er was een energie voelbaar tussen ons, maar toen was ze ineens weg. Ik had een snelle duik genomen in de vijver van het Vondelpark, en opeens was ze er niet meer. Ik was er helemaal kapot van. Dus ging ik maar op het podium zitten waar ze in het park optredens geven, en toen voelde ik vanuit het niets handen op mijn rug. Het was Olaya, en ze gaf me een massage! Op dat moment liet ik alles los. Geen angst, geen remming. Ik pakte haar gewoon vast en omhelsde haar, en ik wist gewoon dat we verliefd waren. We pakten elkaars hand vast en dansten de hele terugweg op een wolk door de stad.

We sliepen die nacht bij elkaar, maar we hadden geen seks. We sliepen gewoon samen met onze kleren aan en gingen een platonische maar zeer gevoelvolle relatie aan, zeer emotioneel, zeer aanwezig. Het lijkt misschien vreemd, maar zo ging het ongeveer een jaar door. We hadden geen behoefte aan seks omdat we op een ander niveau met elkaar verbonden waren. Onze band was zo sterk dat het duidelijk was dat we verder niets nodig hadden. We hielden gewoon van elkaar, en als we samen waren, was het alsof we buiten de grenzen van de tijd leefden. Het was alsof we in de pure emotie van het moment leefden. Zo herinner ik het me tenminste. En het was prachtig.

Na ongeveer een jaar moest ze terug naar Spanje, naar het Baskenland. Ze was zo'n vijf maanden weg, en ik voelde me steeds eenzamer zonder haar. Toen kwam er op een dag een brief. Ze zou een maand later terugkomen naar Amsterdam, en natuurlijk wachtte ik op haar. Toen ze terugkwam, was de energie tussen ons er ook weer, en deze keer manifesteerde die zich ook fysiek. We werden elkaars geliefden. Maar toen, na vier maanden, ging ze weer weg, terug naar huis in Spanje, en ik dacht dat het voorbij was.

Olaya bleef in mijn gedachten en natuurlijk ook in mijn hart. Het effect dat zo iemand op je heeft vergeet je niet snel, en het duurde zo'n vier of vijf maanden voordat die emotie in mij tot rust kwam. Ik miste haar zo erg dat het van invloed was op wie ik was en wat ik deed, maar na verloop van tijd lukte het me om weer controle over mijn emotionele toestand te krijgen. Kort daarna kwam er echter weer een brief, waarin stond dat ze bijna zes maanden zwanger was. Dus ik deed wat iedereen in mijn situatie zou doen. Ik ging onmiddellijk naar het station en stapte op de trein naar Parijs. En van Parijs reisde ik naar Pamplona. In die tijd waren er geen mobiele telefoons, en ze had me geen telefoonnummer gegeven dat ik kon bellen. Het enige wat ik had was de brief. Maar ik was op weg, en ging recht op mijn doel af. Ik zou vader worden, en mijn hart zwol op van trots.

Ik kwam aan in Pamplona en werd verwelkomd door Olaya's familie. Haar vader had van die intens blauwe ogen, en hij richtte ze op mij zoals nog nooit iemand had gedaan. Ze keken dwars door mij heen, in mijn wezen, alsof hij mijn ziel probeerde te bestuderen. Ik beantwoordde zijn blik met ogen die zeiden: *ik ben hier om mijn verantwoordelijkheden als vader op me te nemen. Ik houd heel veel van je dochter, en ik zal alles doen om voor haar en ons kind te zorgen.* Daarna verzachtte zijn blik en werd ik door de familie geaccepteerd. Ze wisten dat mijn intenties eervol waren.

Zoals je weet ben ik er één van een eeneiige tweeling, maar Olaya was dat ook. Ze had een zus die Siuri heette. Ik herinner me nog dat ik in Pamplona, in het natuurschoon van het Baskenland, gewoon trots was dat ik de gesprekken tussen deze bijzondere vrouwen mocht volgen. Ze praatten met elkaar, en ik probeerde zo goed mogelijk te volgen wat ze zeiden, maar mijn Spaans was niet zo geweldig. Soms kon ik het gesprek niet volgen, maar ik was er wel, en mijn hart ook, en liefde is een universele taal. Ze had meer dan vijf maanden gewacht om me te vertellen dat ze zwanger was! Maar na twee weken in Pamplona wisten we allebei wat we moesten doen. We zijn samen teruggegaan naar Amsterdam.

Ik had natuurlijk geen geld, en ik woonde nog steeds in het kraakpand. Maar we hadden onze liefde en ons respect voor elkaar, en we vonden er wel wat op. Toen Olaya moest bevallen, moesten we een taxi bellen. Ik had zo weinig geld dat ik amper de taxirit naar het ziekenhuis kon betalen. Gelukkig voor ons is de gezondheidszorg er in Nederland voor iedereen, dus we hoefden ons geen zorgen te maken over de kosten van een verblijf in het ziekenhuis.

We kwamen rond tien uur 's avonds aan in het ziekenhuis, en precies om vijf uur 's ochtends werd onze zoon Enahm geboren. Het was 22 maart 1983, maar ik herinner me het nog als de dag van gisteren. Hij had tien vingers, tien tenen en alle liefde van de wereld. Een dag of twee later gingen we weer naar huis, creëerden een mooie plek voor onszelf, en daar waren we dan. Een gezin.

Er is een wet in Nederland die voorschrijft dat ouders de naam van een kind binnen drie dagen na de geboorte moeten laten registreren, dus ik moest naar het gemeentehuis. Het probleem was dat ik nog geen naam voor het kind had, dus noemde ik hem 'een naam'. Ze begrepen het niet omdat ik het een beetje anders spelde, met één 'e' en een 'h' voor de 'm'. Enahm. Iedereen zei: 'Wow, wat een mooie naam,' waar ik erg om moest lachen. Ik noemde hem gewoon 'een naam' omdat ik geen andere naam voor hem had. Zevenendertig jaar later heet mijn zoon nog steeds zo en veel mensen vragen nog steeds: 'Waar komt die naam vandaan? Het is een exotische naam, een ongebruikelijke naam.' Ik wil ze dan niet teleurstellen, dus ik speel het spelletje meestal mee. Maar op dat moment had ik dus nog geen naam, en nu heeft hij een naam (Enahm)! Zo zit het!

Enahm was een blije baby, heel fijn, en hij lachte de hele tijd. Weet je wat ik met hem heb gedaan? Van jongs af aan nam ik hem mee het koude water in. Gewoon voor een korte onderdompeling – niet zwemmen onder het ijs! In het begin hapte hij altijd naar adem omdat hij schrok, maar daarna lachte hij aan één stuk door. Hij straalde zoveel energie uit voor zo'n klein wezentje. We deden dit regelmatig, en hij vond het heerlijk. En ik denk dat dit ertoe heeft bijgedragen dat hij een heel gezonde, sterke baby was, die altijd lachte en bijna nooit ziek was. We hadden een geweldige tijd met hem. We maakten ons nergens zorgen over, zoals veel ouders doen die net een baby hebben gekregen. In onze liefde voor hem voelden we ons op geen enkele manier geremd. En als je zo geniet van je baby en als hij goed groeit, sterk en gelukkig is, dan ligt de gedachte aan een tweede baby – en een derde en een vierde – erg voor de hand. Zelfs als je geen geld hebt. En die kregen we dus ook.

We noemden onze tweede baby, een dochter, Isabelle. Of kortweg Isa. Ze was echt een prachtige baby, met de mooiste blauwe ogen die ik ooit had gezien. Ze is nu 35 jaar oud, en ze werkt met mij en haar broer Enahm samen, en ja, ook met haar zus Laura en haar broer Michael, die kort daarna kwamen. Laura had de grootste ogen die je je bij een baby kunt voorstellen, en we noemden Michael naar Michael Jackson, de Amerikaanse popster. Ik hield toen heel erg van Michael Jacksons muziek, en dat doe ik nog steeds.

Nadat Isa was geboren, wisten we dat we het kraakpand moesten verlaten. Plotseling werd ik gedwongen om weer deel uit te maken van het systeem dat ik acht jaar daarvoor had afgewezen, en mijn terugkeer naar die wereld, met zijn regels en conventies, was moeilijk voor me. Ik werd geconfronteerd met al dat rigide denken, mensen die klaagden dat onze kinderen te veel lawaai maakten. Ik vond die mensen overdreven gevoelig. In mijn beleving konden ze het leven niet accepteren zoals het kwam.

Als je op hun manier leeft, raak je gestrest. Als je dan kleine kinderen hoort spelen – *want dat doen kleine kinderen nu eenmaal* – vind je dat storend. Ik moest op een gegeven moment naar de rechtbank omdat de andere huurders in het gebouw waar we woonden ons eruit wilden hebben. De kinderen maakten te veel lawaai, zeiden ze. Het sloeg allemaal helemaal nergens op, maar het maakte me wel duidelijk dat we iets moesten veranderen.

We namen de kinderen en de weinige spullen die we hadden mee en gingen naar Spanje, de bergen in. Mijn broer Rudie reed ons ernaartoe. We vonden een huis in Iturgoyen, zo'n veertig kilometer van Pamplona.

Het was een groot, oud huis. Er had tien of vijftien jaar niemand gewoond, en opeens was het van ons. Een huurwoning. Ik moest natuurlijk wel werk zien te vinden. Dus ging ik naar het dorp en vond werk als leraar Engels. Een school in Estella, ongeveer vijftien kilometer naar het zuiden, had iemand nodig die zowel Spaans als Engels kon spreken. Je kon nu niet bepaald zeggen dat ik die talen vloeiend sprak, maar ik dacht dat ik wel genoeg wist om me te redden. Dus ik schreef een sollicitatiebrief en had het geluk dat ik werd aangenomen. Ik leerde ook Baskisch spreken. Dat is totaal anders dan Spaans, maar wel een heel mooie taal. Doordat ik Baskisch leerde spreken kon ik beter communiceren met Olaya, haar familie en de mensen in Iturgoyen en omgeving.

Het Baskische volk heeft culturele en politieke meningsverschillen met de Spaanse regering en is lange tijd onderdrukt. De Spanjaarden willen dat alles Spaans is en dat de Spaanse cultuur de overheersende cultuur in die regio is, maar de Basken zijn een trots volk met een rijke traditie. Spanje was toen nog herstellende van het fascistische regime van Franco, dat een blijvende stempel op de cultuur had gedrukt. En er was ook de Euskadi Ta Askatasuna, of ETA, een Baskische separatistische organisatie die door Spanje, Frankrijk, het Verenigd Koninkrijk, de Verenigde Staten, Canada en de Europese Unie als terroristische groepering werd bestempeld na een serie gewelddadige bomaanslagen, moorden en ontvoeringen.[1] De ETA geloofde dat ze streed voor culturele vrijheid, maar haar werkwijze was extreem. Ik ben helemaal voor vrijheid, zoals ik al duidelijk heb gemaakt, maar ik houd niet van moorden. Wat betreft het aanzetten van mensen tot verandering, neig ik naar de Gandhi-vorm van geweldloosheid: er is geen weg *naar* vrede; vrede *is* de weg. Dat is een filosofie waar ik wel achter kan staan.

Ik herinner me nog dat ik te midden van dit politieke conflict eens sliep in het ouderlijk huis van Olaya in Pamplona, op de achtste verdieping van een flat, en een droom had. Ik droomde dat er iets vreselijks was gebeurd, en boem, ik werd wakker. 'Wat is er gebeurd?' Ik keek uit het raam en zag dat er een aanslag met een autobom was geweest in de straat beneden. Drie mensen waren omgekomen. Er was nauwelijks meer iets van hen over. Toen ik drie uur later de straat op liep, was het Rode Kruis nog steeds bezig. Ik wist eerst niet wat ze aan het doen waren, maar toen zag ik dat ze kleine stukjes vlees, dat een beetje op spek leek, uit de struiken en andere begroeiing in de straat verzamelden. Het was een misselijkmakende aanblik die ik nooit meer uit mijn geheugen zal kunnen wissen.

Met het schrikbeeld van al dat geweld om ons heen, maakten mijn vrouw, onze vier kinderen en ikzelf moeilijke tijden door. Ik had niet alleen weinig geld, maar Olaya's geestelijke toestand begon te verslechteren. De duisternis, de schaduw, begon vorm te krijgen en werd steeds sterker. Ze was altijd zo open geweest, zo extravert, altijd aan het praten, een prachtig uniek wezen. Het is erg moeilijk om iemand van wie je houdt in de duisternis te zien leven en er steeds dieper in weg te zien zakken. We hadden een geweldige plek gevonden in de bergen, weg van het tumult van de stad, en haar familie was in de buurt. Ik verdiende wat geld met mijn werk, hoewel het niet genoeg was. Maar de schaduw bleef maar groter worden, en we konden daar niet meer blijven, omdat ze niet meer goed voor de kinderen zorgde. Ik kon het allemaal niet in mijn eentje bolwerken. Dus bracht ik Olaya naar het huis van haar ouders in Pamplona. De kinderen nam ik mee terug naar Nederland.

Ik had geen huis, geen geld, geen werk en vier hongerige kinderen die gevoed en gekleed moesten worden. Gelukkig kun je in Nederland een royale sociale bijstandsuitkering krijgen, en na een kort onderzoek kreeg ik een huurhuisje en een maandelijkse uitkering waarmee ik het gezin kon onderhouden. Maar mijn Olaya was er niet. Elke keer als ze vanuit Spanje naar Nederland kwam, wist ik niet welke Olaya ik zou aantreffen. De ene dag was ze een geweldige moeder, en was alles geweldig, maar op andere dagen bleef ze in bed liggen en weigerde ze om zich met het gezin te bemoeien. Ze was depressief, erg depressief, en het werd alleen maar erger. Met vier kinderen in de leeftijd van één tot acht jaar voor wie ik moest zorgen, was het moeilijk om werk te vinden (of zelfs te zoeken). En als je in deze maatschappij geen geld en geen middelen hebt, heb je geen waarde. Maar ik deed wat ik moest doen om sterk te blijven voor mijn kinderen. Ik bleef mijn yoga-oefeningen doen en mijn koude douches nemen, ik deed mijn ademhalingsoefeningen en bleef geloven dat er een betere toekomst voor ons in het verschiet lag.

Dat was echt een zware periode, maar ik wanhoopte niet. De ademhalingsoefeningen en de kou hielpen me heel goed om met de stress om te kunnen gaan, om dingen los te kunnen laten en in ieder geval in mijn geest vrij te zijn. Mijn methode ontwikkelde zich tot een vaste reeks oefeningen en vervolgens een ritueel, terwijl ik worstelde om een plekje te vinden voor mijzelf en mijn gezin in een maatschappij die grotendeels geen oog had voor onze penibele situatie. De kinderen en ik hielden veel van Olaya, maar we konden niet meer op haar rekenen. Ze was maandenlang weg, dus leerden we op onszelf en op elkaar te vertrouwen. De oudere kinderen moesten sneller opgroeien dan ik had gewild.

Alles veranderde toen Javier, een vriend die ik in het Baskenland had leren kennen, mij een baan aanbood van georganiseerde reizen voor toeristen in de Spaanse Pyreneeën leiden. Ik was al eerder met Javier in de bergen geweest, toen *canyoning* (of *barranquismo* zoals ze het in het Spaans noemen) nog niet de sport was die het nu is. De kloven en ravijnen waren in die tijd niet geschikt om verkend te worden, maar dat deden we toch, waardoor we veel indrukwekkende dingen hebben gezien. Ze zijn een soort levende musea, prehistorische musea. Overal om je heen zie je vreemd gevormde monolieten, rotsen en afgronden. Als je daar bent, heb je geen tijdsbesef. Geen ideeën. Alleen maar deze prachtige, stille energie, een intense stilte, die een mystieke indruk op mij heeft nagelaten. Door die ervaringen wist ik dat andere mensen er ook van zouden genieten om de kloven en ravijnen te verkennen, dus ik sprong in het diepe en nam de baan die Javier me had aangeboden aan.

Tussen de canyoningtrips door moest ik verschillende manieren zien te vinden om geld te verdienen, dus nam ik werk aan als tuinman. Dat paste wel bij mij, en ik genoot ervan, maar al snel verplaatste ik mijn aandacht naar een ontluikende nevenactiviteit waarmee ik geld kon verdienen. Ik leerde kinderen hoe ze op een veilige manier in bomen konden klimmen die gewoon in de tuin staan. In Amsterdam werd ik al snel bekend vanwege mijn boomklimverjaardagsfeestjes. De kinderen vonden het geweldig. Ze wilden graag klimmen! Ze wilden voelen wat er achter hun angst gevoeld kan worden, hoe ze zich onbelemmerd kunnen vermaken en innerlijke rust kunnen vinden. Dat is wat ik na het klimmen in hun ogen zag. Dan zaten ze rustig in een kring en aten boterhammen of iets anders, en hun geest was stil. Bij allemaal.

Juist in deze tijd is het belangrijk dat kinderen in bomen klimmen. Ze moeten lekker Tarzan nadoen. Een boom is ook een leraar. Hij leert de klimmer hoe hij zijn angst kan overwinnen, zijn motoriek onder controle kan krijgen en een verbinding kan creëren tussen lichaam en geest. Dat leren ze tijdens het doen. Van een videogame leren ze dat soort dingen niet. De kinderen kunnen niet uitleggen wat het is, ze voelen het gewoon. En ze vinden dat gevoel fantastisch. Een boom leeft, en als een kind in een boom zit en het waait, ervaart hij dat leven als de boom heen en weer beweegt. Kinderen voelen dan een diepe verbondenheid, een verwantschap. Dat gevoel is heel sterk. Ze worden gedwongen om voorzichtig zijn, en daardoor maken ze contact met diepere lagen van hun hersenen en lichaam. Ze worden heel sensitief en alert en zijn afgestemd op hun omgeving.

Dat is toch wat kinderen willen? Is dat niet wat we *allemaal* willen? Kinderen willen alles uit het leven halen, alles ervaren. Ze willen zich laten leiden door hun nieuwsgierigheid en liefde in plaats van angst. Kinderen weten dat voelen 'weten' is, dus laat kinderen gewoon spelen en laat ze verder met rust.

Op school krijgen onze kinderen geschiedenis, wiskunde en taal, maar het wordt tijd dat ze ook leren hoe ze geluk, kracht en gezondheid kunnen cultiveren. Veel te veel kinderen worden volwassen en hebben daarna meteen een onbevredigende carrière en zijn vaak gestrest. Binnen de kortste keren zullen ze dan opgebrand zijn. Veel kinderen zullen later een auto-immuunziekte krijgen, en dat komt allemaal doordat ze te veel stress hebben. En waarvoor? Dat is helemaal niet nodig. De natuur zit in ons en ook in onze kinderen. We kunnen allemaal gelukkig, sterk en gezond zijn.

Spelen vormt daarbij de sleutel. Ik ben heel speels ingesteld en ik vond het altijd erg leuk om met mijn kinderen te spelen.

Volgens mij vond ik het soms nog leuker om te spelen dan zij, snap je wat ik bedoel? Maar ik deed gewoon mijn best om ze gelukkig te maken. We moesten het met elkaar doen. De schaduw van hun moeder bleef maar groeien. In die periode zette ik met Javier een canyoningbedrijfje op poten. Het was niet groots opgezet hoor, maar ik verdiende er genoeg geld mee om mezelf en mijn gezin te kunnen onderhouden, om de rekeningen te kunnen betalen. De methode kreeg steeds meer vorm, mede doordat ik mensen door de kloven en ravijnen begeleidde, waar we vaak koud water tegenkwamen. Mijn ademhalingsoefeningen hadden een fantastisch effect op me. Ik had de vonk van het leven weer ontdekt, maar de Olaya die ik kende was er niet meer.

Ze kwam steeds verder in een neerwaartse spiraal terecht. Er was geen pil, injectie of therapie die haar afdaling naar de duisternis kon tegenhouden. Ik deed mijn best om er voor haar te zijn, omdat ze de moeder van mijn kinderen was, de liefde van mijn leven. Ik hield nog steeds zielsveel van haar, maar er was niet zoveel wat ik kon doen. Ze werd gekweld door haar eigen geest. Ik moest sterk zijn voor onze kinderen en een zo stabiel mogelijke omgeving voor hen in stand houden.

En dat heb ik gedaan. We hadden eigenlijk best een leuke tijd. We hadden ons kleine nestje, en dat vulden we met liefde.

In de zomer van 1995 gingen we terug naar Spanje, omdat ik canyoningtochten organiseerde. Ik vond het wel praktisch om de kinderen in de buurt te hebben, omdat ze door Olaya's familie konden worden opgevangen. Ik weet nog dat we onderweg naar Spanje onder de sterrenhemel sliepen en ze naar me toe kwam. Ze wilde vrijen en nog een baby maken, maar ik zei: 'Eerst moet je genezen.' We gingen naar Spanje, waar we door haar familie werden verwelkomd, en ik ging de bergen in. Drie weken later was ik aan het werk toen ik een telefoontje kreeg van Olaya's broer, die me vertelde dat ze vanaf de achtste verdieping naar beneden was gesprongen, nadat ze vlak daarvoor afscheid van onze kinderen had genomen.

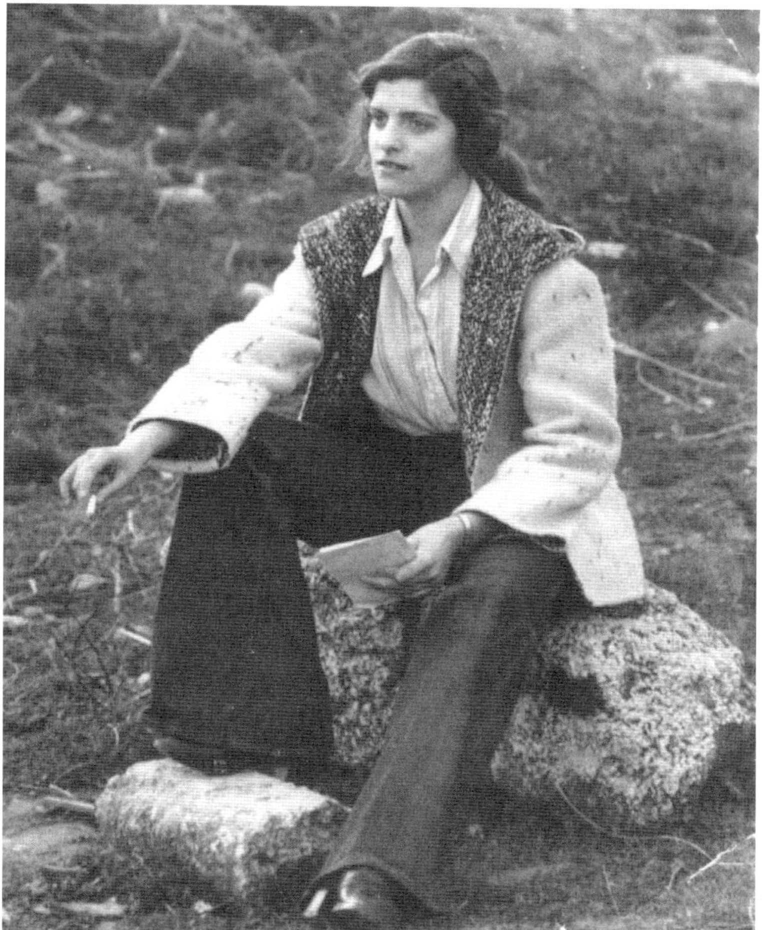

Olaya

Ik ging meteen terug naar Pamplona. Haar vader nam me mee om naar haar toe te gaan. Ik zag haar gezicht. Het was bevrijd van zijn schaduw. De duisternis was verdwenen. De demon, de kwelling, was weg. Wat het ook was dat in haar hersenen was gespleten, het was er niet meer. Ze had een innerlijke vrede gevonden en ondanks mijn verdriet gold dat ook voor mij. Ik voelde haar aanwezigheid van bovenaf uit de etherische sferen en wist dat ze kon zien dat het goed met onze kinderen ging. De liefde en de emotie waren er nog steeds, ook nu nog, onveranderd, sterk en duidelijk voelbaar. Nieuwe bomen zouden groeien en bloeien waar zij was geweest. Die bomen zouden vruchten dragen, en die vruchten zouden onze ziel voeden.

Olaya's vader en ik huilden samen. We begroeven haar kort daarna, en toen ging ik weer terug naar de bergen om groepen te begeleiden. Ik moest tenslotte voor mijn kinderen zorgen. Ik had geen tijd om echt te rouwen, om het verdriet te verwerken. In plaats daarvan zocht ik rust in de ravijnen en in mezelf. Zo probeerde ik het verdriet van mijn gebroken hart te overleven. Door terug te gaan naar de dingen van alledag. Je kunt niet stil blijven staan. Als je vier kinderen hebt, moet je er gewoon voor ze zijn, je moet aanwezig zijn en je moet het volhouden.

Weet je wat me genezen heeft? Het koude water. Het bracht me weer terug in de realiteit. In plaats van dat ik me door mijn gebroken emoties liet leiden en me door stress en verdriet liet overheersen, leidde het koude water me naar stilte. De stilte van de geest. Dat gaf mijn gebroken hart een kans om tot rust te komen, te herstellen, te rehabiliteren. En zo is het gegaan. De kinderen dwongen me te overleven en het koude water heeft me genezen. Of misschien was het wel andersom. Misschien heeft het koude water ervoor gezorgd dat ik overleefde en hebben mijn kinderen me de kracht gegeven om te genezen. Ze gaven me een doel om te leven en er volledig voor hen te zijn. Als je het koude water ingaat, denk je niet meer aan je hypotheek, je volgende maaltijd, je emotionele bagage. Dan zit je niet in je gedachten verstrikt. Het is ijskoud, en het enige wat je doet is overleven. Dat heeft ervoor gezorgd dat ik kon genezen. Ik hield zielsveel van mijn kinderen, en zij waren mijn redding.

Toen begreep ik voor het eerst wat het koude water, de ademhalingstechnieken en de positieve instelling die ik gebruikte echt voor ons kunnen betekenen. Dus maakte ik er een methode van, in de hoop dat andere mensen er net zo van zouden kunnen profiteren als ik. De ademhalingsoefeningen zijn heel eenvoudig en zeer effectief. Na een paar minuten voel je hun kracht al. Diep in mijzelf was ik mijn biochemie aan het voorbereiden en veranderen, en elke keer als ik de ademhalingsoefeningen had gedaan, voelde ik me gezuiverd. Ze brachten mijn geest tot rust en vervulden me met energie. Ze veranderden mijn lichaam van zuur in alkalisch en creëerden een chemische omgeving in mijn lichaam waarin ik me bewust met mijn geest kon verbinden, zoals de natuur het bedoeld heeft. Eenvoudig en effectief. Dat was 25 jaar geleden. De methode is sindsdien sterk geëvolueerd, maar de oorspronkelijke vonk is nog steeds in mij aanwezig. En net als de herinnering aan mijn lieve, lieve Olaya, draag ik die vonk overal en altijd met me mee.

7 De Wim Hof-methode voor een goede gezondheid

In 2018 trainde ik op de marinebasis van Pearl Harbor op Hawaï een paar dagen een groep Amerikaanse Navy SEALs. Op de eerste dag ging het over de kou ingaan, hoe je kunt omgaan met stress en een slaaptekort, en hoe je stresshormonen in het algemeen onder controle kunt houden. De Navy SEALs zijn natuurlijk een militaire elite-eenheid, en die jongens kennen alle technieken om onder ongunstige omstandigheden te overleven en te gedijen al, maar omdat ze ook vaak een slaaptekort hebben en enorm veel stress, richtte ik me daarop. Ik wilde ze helpen om zich met hun lichaam te verbinden, om invloed te kunnen uitoefenen op hun lichaamsfuncties en om uiteindelijk meer controle te krijgen over hun fysieke welzijn. Dan zouden ze namelijk ongeacht de omstandigheden op een hoog niveau kunnen blijven presteren.

Het ijskoude water ingaan is natuurlijk heel stressvol voor het lichaam, maar als je het stapje voor stapje doet, en je biochemie door middel van ademhalingsoefeningen verandert, kun je je sneller aan het koude water aanpassen en de impact van die stress verminderen. Bovendien leer je dan proactief in plaats van reactief op kou te reageren. Dat leer ik aan mensen, en hoewel deze Navy SEALs veel tijd in het water doorbrengen en een reputatie hebben dat ze misschien wel de meest geharde, meest onvermoeibare gevechtseenheid ter wereld vormen, kwam een groot aantal van hen naar mij toe om les van mij te krijgen. Dat vond ik geweldig, en ik was vereerd dat ze vertrouwen in mij en mijn methode stelden. Maar toen ik de tweede dag op de basis kwam, wist ik niet zeker wat ik ze nog meer kon leren. De eerste dag hadden we alles al behandeld, en deze mannen hadden maar weinig tijd te verliezen.

Vlak voordat ik bij het checkpoint van de basis aankwam, keek ik op mijn telefoon en zag ik dat ik een e-mail had ontvangen van een huisarts. Laten we haar Jenny noemen. Ze schreef:

> Beste Wim,
>
> Vorig jaar ben ik vanaf de derde verdieping uit het raam gesprongen omdat ik de pijn zat was. Ik werd wakker in het ziekenhuis, en mijn broer was er. Toen we met elkaar zaten te praten, vertelde hij me over jou. Ik begon jouw oefeningen te doen, de ademhalingsoefeningen en koude-training en al die dingen. En nu ben ik dankbaar voor elke dag dat ik leef. Ik houd van je,
>
> Jenny

Op dat moment besefte ik wat ik de SEALS op de tweede trainingsdag kon bieden. Op het moment zelf komt er altijd wel iets naar voren. Ik bereid me nooit op dit soort dingen voor. Ik ben en blijf volledig in het huidige moment aanwezig. Dan weet ik veel beter wat ik moet doen. Dus ik riep alle mannen bij elkaar in de schaduw van een grote boom en ik zei: 'Mannen, vandaag gaan jullie leren hoe jullie de generaal in jezelf kunnen worden en hoe jullie een einde kunnen maken aan de oorlog die in jezelf woedt. Daar zitten de echte terroristen: in je geest, in je lichaam. Ik zal jullie laten zien hoe het werkt.' We begonnen met ademhalingsoefeningen, en ze keerden heel diep in zichzelf naar binnen en vonden een innerlijke vrede die ze nog nooit eerder hadden gevoeld. Doordat ze hun aandacht volledig op hun ademhaling richtten, werden ze zich bewuster van zichzelf, en op dat moment waren ze even helemaal niet meer bezig met hun missie, hun plicht. Ze konden zich even losmaken van de druk van het leven dat ze als Navy SEAL hadden en de stilte van een overweldigende rust ervaren.

'Hoe kijk je naar het leven?' zei ik. 'Wat is je lot?'

'Ik wil gewoon mijn familie beschermen, mijn kinderen, mijn dierbaren,' riepen ze.

'Ja, dat is het,' zei ik. 'Dat is de energie die we in de wereld brengen. Als we de echte terrorist aanpakken – fysieke en psychische ziekten – kunnen we ervoor zorgen dat wij en de mensen van wie we houden gelukkig, sterk en gezond zijn. Als je psychisch en fysiek in harmonie bent, en in overeenstemming leeft met je ware natuur en in je hart zit, word je je bewust van de vrede, het geluk en het doel die daarmee gepaard gaan. Dan zul je de beste prestaties kunnen leveren.' Hun hart ging open. De oorlog was gewonnen.

Ik heb het voorrecht dat ik in het kader van mijn missie een heleboel mensen van over de hele wereld en uit alle lagen van de bevolking mag ontmoeten; het is inmiddels een geweldige beweging geworden. Maar de missie is nog niet voltooid: we moeten onze manier van denken fundamenteel veranderen. Nu steeds meer wetenschappers de heilzame effecten van de methode onderschrijven en hun enthousiasme erover uitspreken, word ik een stuk minder sceptisch ontvangen dan in het verleden (hoewel er natuurlijk nog steeds mensen zijn die de methode niet zonder slag of stoot omarmen). Veel mensen die vinden dat artsen en medicijnen tekortschieten, beoefenen de methode en komen erachter dat ze geen medicijnen meer nodig hebben. Nu maken ze namelijk gebruik van hun eigen aangeboren vermogen om met stress om te gaan en met de dingen die deze stress veroorzaken, of dat nu een bacterie is, een virus, of gewoon de dagelijkse angst die nu eenmaal gepaard gaat met je weg vinden in een complexe wereld en het onder controle houden van je emoties, en met de vluchtigheid en de onzekerheid van dit soort leven. Je zou nu al een vrij goed idee moeten hebben van hoe ze dat doen en hoe transformerend de methode is. Als je net als hen deze technieken doet, als je de ademhalingsoefeningen doet, de kou ingaat, en misschien wel het belangrijkste: vertrouwen hebt in je eigen vermogens, kun je ook de conditionering doorbreken die onze gedachten en ons gedrag bepaalt. Dan kun je ware kracht, gezondheid en geluk tot stand brengen.

We worden niet half geboren, we worden heel geboren, en de weg terug daarnaartoe gaat via onze levenskracht. Kan het echt zo eenvoudig zijn? Gewoon diep ademhalen? Is dat alles? Het antwoord op deze vraag, mijn vrienden, is ja. Je ademt al sinds je geboorte, maar met welke intentie? Met welk doel? Als we het huidige paradigma veranderen en de adem echt gaan omarmen als *inspiratie* (in het Latijn *inspirare*: 'inademen'), dan stellen we ons open voor verandering. Zo eenvoudig is het. Het is zoals ik in het begin al zei: de adem is een deur.

Veel mensen die lijden aan auto-immuunziekten en andere slopende aandoeningen hebben veel baat bij de methode. De ziekte van Crohn is een vreselijke ziekte die vaak leidt tot het operatief verwijderen van de darmen, een colostoma en eindeloos medicijngebruik, waaronder vaak schadelijke steroïden.[1] De reguliere geneeskunde is ondanks al haar wijsheid tot nu toe alleen maar met farmacologische middelen op de proppen gekomen om deze ziekte te behandelen, naast, tot op zekere hoogte, zorgvuldige aanpassingen in het dieet van de patiënt. De beoefenaars van mijn methode hebben echter ontdekt dat als ze de ademhalingsoefeningen gaan doen, het aantal ontstekingen dat met deze ziekte gepaard gaat wordt teruggedrongen, en daarmee ook de noodzaak van medicijngebruik. Ik overdrijf niet. Het terugdringen van ontstekingen in het lichaam kan gewoon via de ademhaling. Dit valt onder je aangeboren vermogens als mens en kost je geen rooie cent. En natuurlijk hebben niet alleen mensen met de ziekte van Crohn er baat bij.

De Wim Hof-methode en colitis ulcerosa

Een van de meest indrukwekkende momenten in mijn leven is de ontdekking van de Wim Hof-methode. Die heeft me niet alleen geholpen bij de volledige genezing van mijn auto-immuunziekte, maar heeft me ook een doel in het leven gegeven en het gevoel dat ik duizenden mensen kan helpen om hun leven weer op de rails krijgen en er vanuit hun kracht en gezondheid opnieuw vorm en betekenis aan te geven. In 2006 was ik depressief en zat ik vastgeroest in mijn leven, waardoor ik niet goed op mijn gezondheid en voeding lette. Ik kwam het huis amper meer uit; ik had echt een dieptepunt bereikt. Mijn dikke darm was ernstig ontstoken en ik had veel pijn. Ik zat vaak op het toilet en er zat vaak bloed bij mijn ontlasting. Ik had ook heel weinig energie.

Ik kreeg de diagnose colitis ulcerosa, een auto-immuunziekte die ook bekendstaat als IBD (inflammatoire darmziekte). Deze ziekte is vergelijkbaar met de ziekte van Crohn, en de artsen zeiden dat ik er de rest van mijn leven last van zou hebben.

Ik heb jarenlang geëxperimenteerd met dieet en voeding, sport en beweging, yoga en meditatie. Ik ging anders leven en mijn dagelijkse routine veranderen, en brak met ongezonde gewoontes en activiteiten. En hoewel ik meer dan vijf jaar in remissie (symptoomvrij) was en geen medicijnen hoefde te slikken, kon ik nog steeds niet alles eten, drinken en doen. Ik moest nog steeds binnen bepaalde grenzen functioneren en heel voorzichtig zijn ... totdat ik de Wim Hof-methode ontdekte.

Door de tien weken durende onlinecursus van Wim te volgen, lukte het me om me weer met mijn lichaam te verbinden en vond er binnen een paar weken tijd een diepgaande genezing plaats. Ik voelde me als herboren en heb daardoor nu geen enkel symptoom van mijn colitis ulcerosa meer. Het is helemaal weg. Dankzij de methode kon ik mijn grenzen verleggen en nieuwe grenzen bepalen. Ik eet en drink nu alles wat ik wil en geniet weer van fitness en sport. Ik voel me vrij, ik kan reizen en werken, en mijn droom om als gediplomeerd instructeur van de methode het leven van andere mensen te raken is ook uitgekomen. Ik ben nog nooit zo sterk, gezond of gelukkig geweest. En ik ben nooit ziek.

Richard Ayling
Bali, Indonesië

Volgens de Amerikaanse Centers for Disease Control (CDC) heeft 23 procent van de Amerikaanse volwassenen – meer dan 54 miljoen mensen – van een arts de diagnose artritis gekregen, een ziekte die wordt gekenmerkt door gewrichtspijn. Nog eens ongeveer 40 miljoen mensen zeggen last te hebben van symptomen die overeenkomen met die van artritis. Van die 54 miljoen mensen die de diagnose artritis hebben gekregen, zeggen er ongeveer 24 miljoen dat ze als gevolg van de artritis beperkt zijn in hun activiteiten. Er wordt dus nogal wat af geleden.[2] Maar het kan ook anders.

Hoewel fysiotherapie, massage en acupunctuur (naast medicatie) artritispatiënten in verschillende mate hebben geholpen bij het verlichten van hun pijn en ongemak, wordt deze aandoening als ongeneeslijk beschouwd. Maar net als de ziekte van Crohn wordt artritis verergerd door ontstekingen.[3] Daarom slikken zoveel mensen die artritis hebben ontstekingremmende medicijnen en in ernstige gevallen zelfs steroïden. Maar wat als je de ontsteking in je gewrichten drastisch zou kunnen terugdringen zonder dat je daar medicijnen voor hoeft te slikken? Wat als je weer zou kunnen genieten van de fysieke activiteiten die je zo leuk vindt zonder last te hebben van de pijn en het ongemak dat je met die activiteiten bent gaan associëren?

Henk van den Bergh is een smid die zijn moeder verloor toen ze nog maar 56 jaar oud was. Ze overleed aan complicaties die het gevolg waren van reumatische artritis. Toen hij zelf bijna vijftig was, zocht hij contact met mij omdat hij sterk beperkt werd door zijn eigen reumatische artritis. Hij kon nauwelijks nog werken in de smederij en moest mogelijk een pols- en elleboogoperatie ondergaan. Hij had veel pijn en was wanhopig. De medicijnen die zijn reumatoloog had voorgeschreven werkten niet en hij kon nauwelijks meer lopen. Een vriend van hem zei tegen hem: 'Je moet naar Wim Hof gaan,' en omdat hij vond dat hij toch niets te verliezen had, deed hij dat.

Henk was een van de pakweg veertig mensen die zich inschreven voor een tweedaagse workshop. De workshop werd vlak bij zijn woonplaats Blaricum gegeven. Tijdens het diner op de eerste avond zat ik aan de andere kant van de tafel en luisterde ik naar zijn verhaal. Hij vertelde me dat hij een enorme hekel had aan kou en dat zijn lichaam er zo slecht aan toe was dat hij niet eens meer kon autorijden. Hij betwijfelde of hij een paar push-ups kon doen, laat staan twintig, en hij overwoog met zijn werk te stoppen, ook al was zijn bedrijf, de smederij van de familie Van den Bergh, al in de jaren dertig van de negentiende eeuw opgericht.

'Morgen doe jij veertig push-ups,' zei ik.

'Ben je gek?' zei hij.

'Ja, zoiets,' zei ik. 'Op het leven dan, hè.' Ik keek hem recht in zijn ogen aan. 'Morgen doe jij veertig push-ups,' zei ik nog een keer, en hij zag wel dat ik het meende.

De volgende ochtend nam ik Henk na het ontbijt even apart en legde hem de ademtechniek uit. Hij was best sceptisch en aarzelde, maar ik denk dat hij ook mijn overtuiging voelde, en dat hij het daarom wel wilde proberen. Er begon zich een groepje om ons heen te verzamelen en Henk besefte dat hij niet meer terug kon krabbelen. Hij was ervan overtuigd dat het gekkenwerk was, pure waanzin, maar hij besloot zijn best te doen. Hij deed de ademtechniek heel serieus. Dertig, veertig keer volledig inademen en weer ontspannen uitademen.

'En nu weer volledig inademen,' zei ik, terwijl ik het voordeed. 'En weer helemaal uitademen. En de laatste keer: volledig inademen, uitademen en dan niet meer ademhalen. En nu de push-ups doen!'

En Henk van den Bergh, een man die door zijn artritis nauwelijks meer kon lopen, nam de push-uphouding aan en deed veertig push-ups alsof het niets was. Veertig push-ups, kun je je dat voorstellen? Ik zal de blik op zijn gezicht, zijn totale verbazing, nooit meer vergeten. Het was alsof de beste man het gezicht van God had gezien. Jarenlang hadden goedbedoelende artsen en medicijnen hem in een neerwaartse spiraal terecht laten komen waardoor hij nu overwoog om het enige leven dat hij ooit heeft gekend vaarwel te zeggen. En hier deed hij veertig pijnvrije push-ups na een ademhalingsoefening van slechts twintig of dertig minuten.

Het leek wel een wonder. Hij was totaal verbijsterd. Hij zat daar gewoon. Later namen we allemaal een ijsbad, en toen het zijn beurt was, ging hij er zonder te aarzelen in.

En nu neemt hij in de winter elke ochtend een duik in het koude water van het Gooimeer, samen met ongeveer zestig andere stadsbewoners. Henk heeft hen overtuigd van de genezende kracht van het koude water, en natuurlijk is hij daar zelf het bewijs van. Hij geniet nu niet alleen plaatselijke bekendheid omdat hij de familiesmederij beheert en er weer fulltime werkt, maar ook vanwege het feit dat hij met mensen de kou ingaat. Hij heeft een traditie in het leven geroepen waarbij hij aan het begin van het jaar vierhonderd of vijfhonderd mensen zover krijgt dat ze het koude water ingaan. En zijn reumatische artritis? Ondanks de onomkeerbare schade aan zijn gewrichten is die vrijwel helemaal verdwenen. Henk is zo goed hersteld dat hij in 2014 deelnam aan onze expeditie naar de Kilimanjaro, de hoogste piek van het Afrikaanse continent. Echt fantastisch.

Henk is niet de enige die ziektesymptomen heeft kunnen verlichten of ziektes helemaal heeft kunnen verhelpen door mijn methode toe te passen. Verre van dat. Er zijn letterlijk duizenden andere mensen die aan allerlei medische aandoeningen lijden, van diabetes tot de ziekte van Parkinson, en die veel baat hebben gehad bij de ademhalingsoefening en blootstelling aan de kou. We hebben duizenden getuigenissen ontvangen, waarvan we er enkele in dit boek hebben opgenomen, van mensen die de Wim Hof-methode aanprijzen om vat te krijgen op de slopende symptomen van verschillende ziekten of om hun ziekte zelfs te genezen, zodat deze mensen hun leven weer terughebben. Het is bijzonder en inspirerend.

Het is belangrijk voor mensen, vooral voor mensen die lijden aan het soort ernstige ziekten waarbij ze het gevoel hebben dat hun eigen lichaam zich tegen hen heeft gekeerd, om bewust de confrontatie met pijn aan te gaan. Door het koude water in te gaan, kunnen ze de kapitein in zichzelf weer terugvinden door zich open te stellen voor de pijn, de pijn te verwelkomen, een nieuwe definitie te formuleren voor wat het betekent om pijn te hebben, door te kiezen voor verandering en door geen slachtoffer meer te zijn. Hoe denk je dat Henk zich voelde toen hij die push-ups deed? Dat moment, vlak nadat hij zich realiseerde wat hij zojuist had gepresteerd, veranderde het verhaal dat hij over zichzelf vertelde. Op dat moment had hij weer een toekomst. Dit is geen tovenarij, of een of andere goeroe die tegen je zegt dat je allerlei gekke dingen moet doen. Van het ene op het andere moment word jij je eigen inspiratiebron. Je wordt gevoed door het vermogen dat je net hebt ontdekt.

Nou, wat dacht je ervan om nog een stapje verder te gaan? In onze huidige manier van denken zien we een pilletje als iets wat ons beter gaat maken. Mijn methode geeft mensen juist weer hun verantwoordelijkheid terug, hun zelfbewustzijn, wat vaak leidt tot een grote verandering van hun leefwijze. Ze nemen het heft in eigen handen. Je hoort van veel mensen dat ze graag een paradigmaverschuiving in onze samenleving zouden zien, maar jij bent zelf degene die de verantwoordelijkheid heeft om die paradigmaverschuiving tot stand te brengen. Zet je ervoor in, en doe het vol toewijding, vooral als je een ernstige aandoening hebt. Ik heb veel mensen ontmoet die dure ziekenhuisverblijven hebben weten te voorkomen omdat het ze gelukt is om hun ziekteproces te keren. Als we mensen zover kunnen krijgen dat ze dit gaan doen, zouden we veel minder ziekenhuizen nodig hebben. Sommige ziekenhuisgebouwen zouden dan bijvoorbeeld gebruikt kunnen worden als huisvesting voor daklozen of als openbare bibliotheken, zodat mensen hun kennis kunnen verdiepen en verrijken in plaats van dat ze voortdurend in hetzelfde cirkeltje blijven ronddraaien van ziekte, operaties en afhankelijkheid van medicijnen.

We erkennen dat we geen artsen zijn, en we suggereren ook niet dat de methode artsen kan of zou moeten vervangen. Geneeskunde is nog steeds een nobel beroep, en ik geloof dat de meerderheid van de artsen hun beroep uitoefent vanuit een plichtsgevoel om mensen te helpen. Maar ik hoor elke dag verhalen van mensen die hun diagnose en de voorschriften van hun arts hebben getrotseerd en in plaats daarvan een heel scala aan symptomen en ziekten weten te verlichten, van astma tot depressie, en van MS tot kanker, en dat alles doordat ze mijn methode hebben toegepast. Alleen dat verdient al verder onderzoek. De methode is zo effectief, natuurlijk en toegankelijk, dat het gebrek aan belangstelling van de medische wereld mij echt verbaast. Ik geloof niet echt in complottheorieën, en ik wil heus wel geloven dat alle betrokkenen de beste bedoelingen hebben, maar misschien laten veel mensen mij wel links liggen omdat de methode een bedreiging vormt voor de gevestigde orde. Als je de gezondheid van patiënten in hun eigen handen legt en ze dus onafhankelijk maakt van de farmaceutische industrie, kun je dat in zekere zin revolutionair noemen. Er moet gewoon een betere manier zijn, en diep in mijn hart ben ik ervan overtuigd dat ik die heb gevonden. Mijn methode werkt, mensen. Geloof me. Er zijn al zoveel mensen mee geholpen, dat ik de tel kwijt ben. Zo ver kan ik niet tellen.

Het paradigma is naar een meer holistische, natuurlijke benadering van de gezondheidszorg aan het verschuiven en er komen veel mensen op onze workshops af, dus langzaam maar zeker bereiken we de mensen die willen luisteren. Daar ben ik erg dankbaar voor. Vijfhonderd mensen in Amsterdam, vierhonderd mensen in Barcelona. Grote groepen in München, Polen, Melbourne, Sydney, Los Angeles. Ik reis tegenwoordig overal naartoe om het nieuws te verspreiden, en overal waar ik kom hoor ik weer nieuwe verhalen over hoe de methode mensen heeft geholpen met hun gezondheid. Zelfs mijn tuinman, de man die in het WHM-centrum een oogje in het zeil houdt als ik er niet ben (ik ben er niet zo vaak omdat ik zoveel reis), heeft baat gehad bij de methode. Ik vind het heel leuk om mijn tuin te onderhouden, maar daar heb ik niet altijd tijd voor, dus heb ik Bertwin Hooijer ingehuurd om het voor mij te doen. Toen ik Bertwin leerde kennen was hij depressief en had hij last van zware rugpijn die hem 's nachts wakker hield. Maar toen hij eenmaal serieus met de methode aan de slag ging, verdwenen zijn depressie en rugpijn. Naast zijn werk in de tuin helpt hij me met de tweedaagse retraites die we hier in het centrum organiseren. Hij is verantwoordelijk voor de ijsbaden en de vuren, en eigenlijk voor allerlei klusjes die gedaan moeten worden. Mensen komen van over de hele wereld om aan deze retraites mee te doen, en Bertwin ziet hoe deze mensen diepgaande veranderingsprocessen doormaken, waardoor ze hier veel gelukkiger weggaan dan ze nog maar twee dagen daarvoor binnenkwamen. Dat soort geluk werkt aanstekelijk.

Stroe, waar ik nu woon, ligt in het meest christelijke gebied van Nederland, maar wat wij doen heeft niets met God te maken. Het heeft wel iets te maken met de goddelijkheid die we allemaal in ons dragen. Maar niet het soort goddelijkheid met priesters, yogi's en kerken. Nee. Je bent je eigen tempel, je eigen moskee, je eigen synagoge. Dus je moet er goed mee omgaan, je er goed in voelen, en ervoor zorgen dat jij de touwtjes in handen hebt, want je wilt je geweldig voelen, je wilt je goddelijk voelen. Wie wil dat nu niet? Dit heb ik allemaal aan Bertwin uitgelegd, en hij heeft het echt ter harte genomen. Mede dankzij hem kunnen mensen de vruchten van de methode plukken. Hij draagt daaraan bij door aan anderen door te geven wat hij zelf heeft ontvangen. Hij hoopt nog steeds zijn buurman te kunnen helpen, die aan ernstige artritis lijdt, van medicijnen afhankelijk is en zich vooralsnog verzet tegen de koude-training. Maar je wilt niet weten hoe duur die biologische medicijnen zijn; zo'n € 2500 per maand voor één injectie. Big business dus. En allemaal gebaseerd op interleukine-6. In hoofdstuk vijf zagen we dat dit een ontstekingsproteïne is die we tijdens onze experimenten met dr. Pickkers en dr. Kox in het Radboudumc wisten te onderdrukken.

Een Poolse arts deed onlangs mee met onze Mastersmodule als onderdeel van onze instructeursopleiding. Hij hoopte bij zijn terugkeer in Polen zijn professor te kunnen overhalen om een onderzoek te doen. Als dat doorgaat, zullen er zestig proefpersonen aan meedoen, die in vier groepen van vijftien worden onderverdeeld. Eén van de groepen zal de controlegroep zijn, een andere groep zal de koude-training volgen, weer een andere groep zal alleen de ademhalingsoefeningen doen, en de vierde groep zal zowel de ademhalingsoefeningen als de koude-training doen. Als dit of een ander onderzoek is afgerond, zullen we zien of bevestigd wordt dat je met behulp van de methode de IL-6 ontstekingsmarker op effectieve wijze kunt onderdrukken.

Stel je voor wat voor impact dit zou kunnen hebben op de farmaceutische industrie en dus ook de verzekeringsmaatschappijen. Alleen al in Nederland lijden miljoenen mensen aan een auto-immuunziekte, dus in een land waar in totaal slechts zeventien miljoen mensen wonen. Hoeveel zullen dat er dan wel niet in een land als Duitsland zijn, waar bijna vijf keer zoveel mensen wonen, of in heel Europa? In Amerika schatten de National Institutes of Health (NIH) dat wel 23,5 miljoen mensen een auto-immuunziekte hebben, maar er is voldoende reden om aan te nemen dat deze schatting aan de lage kant is.[4] En als mensen met een auto-immuunziekte de methode inderdaad kunnen gebruiken om IL-6 op natuurlijke wijze te onderdrukken, dus zonder dat ze farmaceutische middelen hoeven te gebruiken en niet € 2500 per maand hoeven te betalen, dan hebben we het wereldwijd over vele miljarden euro's. Vele miljarden. De besparing zou alleen al in de Verenigde Staten bijna US$ 800 miljoen per jaar bedragen.

Denk maar eens aan wat er met dat geld kan worden gedaan als het bijvoorbeeld wordt geherinvesteerd in goede doelen en hoeveel mensen we ermee kunnen helpen. Auto-immuunziekten zijn moderne ziekten, westerse ziekten. Deze ziekten zijn gerelateerd aan stress die door omgevingsfactoren wordt veroorzaakt, maar we hoeven die omgevingsfactoren niet te accepteren. We hoeven onszelf niet failliet te laten gaan om medicijnen te bekostigen die we niet eens nodig hebben. Mijn tuinman is nu gewoon mensen aan het genezen. Zijn buurman leed aan ernstige artritis, en nu slikt hij bijna geen medicijnen meer. Hij heeft geen pijn meer. Maar een heleboel andere mensen lijden nog steeds onnodig.

Ik ben een gevoelsmens met een enthousiaste kijk op het leven. Elke dag biedt een kans om de problemen van de wereld, van de mensen die mij dierbaar zijn – dat wil zeggen alle mensen – en van alle levende wezens in de natuur aan te pakken. Het is toch logisch dat als we ons goed voelen, we dat gevoel met anderen willen delen? Is dat niet de juiste keuze? Ik heb het niet over een of andere vorm van oppervlakkige spiritualiteit. Nee. Ik heb het over onze verantwoordelijkheid voor elkaar. Het jodendom kent er een term voor: *tikkun olam*. Dat betekent dat we niet alleen verantwoordelijk zijn voor ons eigen morele, spirituele en materiële welzijn, maar ook voor het welzijn van de maatschappij in het algemeen. Dat is mijn visie erop. En daarom betekenen deze genezingen zoveel voor mij.

De Wim Hof-methode en multiple sclerose

Toen ik in 2011 de diagnose multiple sclerose (MS) kreeg, zakte de grond onder mijn voeten weg. Ons vierde kind was tien maanden oud en de symptomen tastten mijn hand en mijn arm aan, waardoor ik mijn beroep als violiste niet meer kon uitoefenen. Mijn neuroloog zei dat er niets aan te doen was en dat ik met deze handicap zou moeten leren leven. Maar toen vertelde mijn moeder me over Wim Hof.

Ik dacht: *laat ik het gewoon proberen*.

Tijdens de workshop kreeg ik tijdens de ademhalingsoefeningen al tintelingen in mijn vingers.

Ze waren dus toch niet 'dood'. Er zat nog leven in.

Ik belde mijn man en zei: 'Er is een wonder gebeurd.'

Vanaf die dag bleef ik de Wim Hof-methode (WHM) beoefenen, en in korte tijd herstelden mijn hand en arm voor 99 procent. De WHM heeft me geleerd om echt naar mijn lichaam te luisteren, en dat maakt me sterk. Ik heb mijn MS nu onder controle; ik ben een actieve moeder van vijf kinderen, werk fulltime in het Nederlands Filharmonisch Orkest. Ik doe aan fitness en leef het leven zoals ik het graag zou willen leven. De WHM heeft mij sterk gemaakt, zowel fysiek als mentaal.

Anuschka Franken
Amsterdam

Ondanks alle genezingservaringen die mensen vertellen, weet ik dat er nog steeds sceptici zijn. Daarom blijf ik doorgaan en werk ik mee aan onderzoeken en laat ik me als een soort menselijk proefkonijn door wetenschappers gebruiken. Het resultaat is dat we nu een heleboel gegevens hebben waarmee we onze beweringen kunnen staven. Ik ga echt niet alleen maar uit van veronderstellingen. En ik roep ook niet zomaar dat wat bij de ene persoon helpt, per definitie ook voor een ander zal helpen. Ik heb een basis gelegd die bestaat uit geverifieerde kennis. Deze kennis zal mij overleven en hetzelfde geldt voor mijn missie. Die is groter dan ik. We hebben allemaal een pad dat we kunnen volgen om gelukkig, sterk en gezond te worden, en dat pad leidt naar de ziel. Zonder de ziel zijn we slechts een lichaam van vlees, maar met de ziel zijn we eeuwig en onverwoestbaar. Wat is *jouw* missie? Wat is *jouw vision quest*? Die vision quest is wie jij bent, de verkenning van het nog onontgonnen terrein in jezelf. Dat is de reden waarom indianen op jonge leeftijd een vision quest doen. Jij bent nu al wat ouder, maar dat is geen excuus. De oudste persoon van wie we op dit moment weten dat hij de methode beoefent, is de in de Verenigde Staten woonachtige Frances Frederico. Op haar 97e kwam ze met de methode in aanraking via een programma dat de heilzame effecten van de methode ook voor senioren toegankelijk maakt. Op het moment van schrijven is ze nog steeds bezig met haar vision quest. Ze volgt nog steeds het licht.[5]

Ik zal je een verhaal vertellen over een man die ik tot mijn geluk heb leren kennen door dit werk. Zijn naam is Frans van Beers, en net als Bertwin is hij tuinman van beroep. Hij was 76 jaar oud toen ik hem leerde kennen, maar hij zag er (en ook nu nog steeds) veel jonger uit. Hij bezit ontzettend veel levenskracht. Hij kwam op een dag naar me toe en zei dat hij de Kilimanjaro wilde beklimmen. Hij had geen enkele ervaring op het gebied van bergbeklimmen, en had de ziekte van Lyme, maar hij was vastbesloten. Dus ik liet hem meegaan met onze expeditie. Dat was dezelfde expeditie waar onderzoeksjournalist Scott Carney aan deelnam, en die hij heeft opgetekend in zijn boek *Oerkracht*. Frans maakte enorm veel indruk op me met zijn gemotiveerde instelling. Als gezegd had hij de ziekte van Lyme en was een groentje op het gebied van bergbeklimmen, maar jongens, wat straalde die man een kracht en moed uit. Ik twijfelde er geen moment aan dat hij het kon, want ik zag wel dat hij blaakte van de energie. En wat denk je, Frans bereikte de top met de tweede groep. Ze deden er slechts dertig uur over. Dat was niet alleen ongelooflijk, het was nog nooit eerder vertoond. Heel inspirerend. Maar dat was nog niet het einde van het verhaal.

Het blijkt dat Frans' ervaring op de berg een transformerend effect op hem had. Toen hij weer beneden kwam, was hij een ander mens. Nu gebruikt hij zijn overtuiging, motivatie en de kracht van zijn geest om andere lymepatiënten te helpen bij hun genezingsproces. Hij laat ze zien wat er mogelijk is. Hij neemt ze mee de kou in en legt ze de ademhalingsoefeningen uit. Maar wat nog belangrijker is, is dat hij ze de kracht van het geloof in zichzelf laat zien. Hij weigert zich te laten beperken door zijn leeftijd of zijn ziekte en inspireert andere mensen om zijn voorbeeld te volgen. Hij beoefent *tikkun olam* op zijn eigen manier, en leert het ook aan anderen, en zo levert hij zijn bijdrage aan het helen van de wereld. Hij helpt meer mensen met de ziekte van Lyme dan welke arts ook. Twee jaar na zijn eerste expeditie ging hij opnieuw mee en bereikte weer de top van de Kilimanjaro. Hij was toen 78 jaar oud.

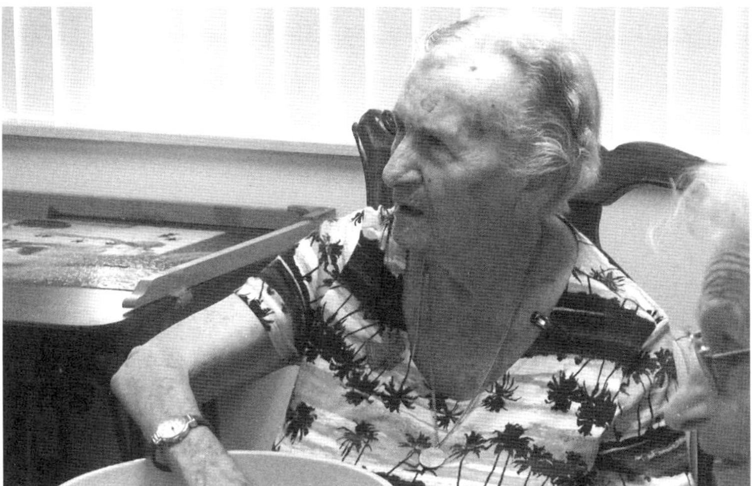

Frances Frederico beoefent in een videotraining voor senioren een aangepaste vorm van koude-training[6]

Een poosje geleden zag ik een foto van Frans op Facebook. Hij stond in een ijsbad terwijl hij twee grote kettlebells vasthield. En naast de foto stond: 'Ik ga nooit met pensioen.' Geweldig vond ik het. Een tachtigjarige man die aan iedereen laat zien hoe je moet leven. De man is een enorme inspiratiebron, een toonbeeld van levenslust. Ik ben er trots op dat ik hem tot mijn vrienden mag rekenen.

Maar van alle mensen die met mij de Kilimanjaro hebben beklommen, is wellicht niemand zo indrukwekkend of zo inspirerend als Anna Chojnacka. Twee jaar voordat ze de Uhuru Peak bereikte, kreeg ze van een arts te horen dat ze er rekening mee moest houden dat ze binnen vijf jaar als gevolg van de slopende, onomkeerbare gevolgen van multiple sclerose (MS) in een rolstoel zou zitten.[7] Anna was (en is) echter moeder van drie kinderen, en ze weigerde die diagnose zomaar te accepteren. Ze kwam uit wanhoop bij mij. Ik was haar laatste strohalm. Ze vertelde me haar verhaal en ik werd er diep door geraakt. Ik zei: 'Zeg, ik ga over een paar maanden de Kilimanjaro beklimmen. Ga je mee? Je moet er wel gemotiveerd voor zijn.' En reken maar dat ze gemotiveerd was. Als je wilt weten wat motivatie is, moet je maar eens tegen een moeder van drie kinderen zeggen dat ze in een rolstoel terecht zal komen. Er zat geen greintje twijfel in haar. Geen enkele aarzeling. Ze ging het gewoon doen, wat er ook gebeurde. Net als Henk en Frans en een aantal andere mensen die met mij op expeditie zijn geweest, had ze geen enkele ervaring met koude-training of met bergbeklimmen, maar daar liet ze zich totaal niet door weerhouden. Ze zou de top halen, in een recordtijd, puur op wilskracht. Let wel, dit was onze tweede expeditie naar de Kilimanjaro. Dat was de expeditie die volgens wetenschappers en deskundigen op het gebied van alpinisme onverantwoord was. Ze zeiden dat er mensen zouden sterven. Maar dat gebeurde natuurlijk niet. We bereikten de top in 44 uur. En Anna? Acht jaar na haar sombere diagnose doet ze mee aan marathons. Ze is inmiddels bevallen van haar vierde kind. En ze heeft een boek geschreven over haar ervaringen op het bergmassief, met als titel *Kilimanjaro als medicijn*. Ze heeft haar geluk weer teruggevonden.

Is dat niet het uiteindelijke doel? Geluk? Gezondheid? Dat wil ik voor jou en voor iedereen die dit boek leest. Begin 's ochtends met ademhalingsoefeningen en koude douches. Voel je geïnspireerd om je grenzen te verleggen, om uit je comfortzone te stappen en iets nieuws te proberen, zoals Jenny. En Henk. En Bertwin.

En Frans. En Anna. En duizenden anderen die hun leven met deze eenvoudige technieken hebben getransformeerd. Ze zijn gelukkig. Ze zijn gezond. Ze leven en stralen levenslust uit en zijn een weerspiegeling van hun ziel. Waarom zou dit voor jou niet ook weggelegd zijn?

Wat zoek je nog meer? De moderne mens zit zo verstrikt in zijn ego, in de jacht op materieel gewin of status, dat hij uit het oog verliest wie hij werkelijk is. Je leeft! Je ziel leeft! Word wakker! Je kunt sterk zijn zonder te denken, door gewoon in de stilte van de geest aanwezig te zijn, gevoed door de levenskracht, de bloedstroom, omdat je denkende brein die hulpbronnen niet overheerst. Haal adem. Ga naar buiten, de kou in. Voel het. Volg het licht. Dat brengt je terug in jezelf.

Je hebt geen bevestiging van anderen nodig om de methode uit te proberen. Eigenlijk heb je helemaal niets nodig, behalve liefde. Liefde brengt de schoonheid van het leven weer in je bewustzijn, en dan zul jij daar een weerspiegeling van zijn. Je zult het uitstralen, en je zult er andere mensen mee aantrekken, als een baken. Daar gaan deze genezingsverhalen over. Je bloedstroom, de levenskracht, de elektriciteit, je hebt ze allemaal. Maar wat ga je ermee doen? Dit is het enige leven dat je hebt, dus het is tijd om je conditionering te doorbreken. Het is tijd om voorbij je angst te gaan of wat het dan ook is dat je ervan weerhoudt om voluit te leven, want zo heeft de natuur het bedoeld. Je angsten zijn een gevolg van je geconditioneerde geest, en ze zijn alleen maar een last voor je. Hoe zou het nu met Henk gaan als hij zich aan zijn angsten had overgegeven? En met Anna?

De methode is geen pil. Je hebt toewijding nodig en je moet ervan overtuigd zijn dat je het kunt. Je moet je eigen leraar en gids worden. Dan ga je de confrontatie met je angst aan in plaats van dat je ervoor wegloopt. Als je je eenmaal meer op je gemak voelt met deze zeggenschap over jezelf, kan het snel gaan. Opeens wil je dan gezonder gaan eten of een marathon lopen. Je dromen komen weer tot leven.

Word weer kind. Nieuwsgierig, veilig. Houd je eigen hand vast als je dit proces doorloopt. Houd een dagboek bij, praat er met je partner over. De methode gaat ook over verbinding, empathie en het bouwen van bruggen tussen mensen.

Ik krijg elke dag brieven en e-mails. 'Dank je, Wim Hof,' staat er vaak in. 'Dank je wel voor de rol die je in mijn leven hebt gespeeld. Je hebt mijn leven helemaal veranderd. Ik stond op het punt om zelfmoord te plegen, maar nu ben ik gelukkig. Ik heb het te pakken! En ik verspreid het als een lopend vuurtje. Mijn motivatie om te leven is weer helemaal terug.'

We zijn de motivatie voor het leven zelf kwijtgeraakt. We zijn hier om te beseffen dat we allemaal mooie wezens zijn. We maken mensen zonder dogmatisch te zijn weer bewust van de schoonheid van het leven. We zijn goddelijke wezens en hebben geen behoefte aan doctrines waaraan we ons moeten houden. We zijn hier om liefde onder elkaar te verspreiden, om onze zelfrealisatie te bevorderen en geluk en gezondheid in onszelf te vinden. Dat is toch alles wat je nodig hebt? Als je het ware geluk vindt, heb je geen verlangen naar iets anders en ga je niet iets doen waar je ongelukkig van wordt. Nee. Je *blijft in het geluk zitten.* Je koestert je erin. En je deelt het met anderen. Het is heel indrukwekkend om de methode in een groep te doen. Tijdens onze evenementen zien we mensen die zich op een zeer basaal niveau met elkaar verbinden. Iedereen is dan gewoon in het hier en nu aanwezig. Daar gaat enorm veel kracht van uit! Er is een oud Nederlands gezegde: 'Gedeeld geluk is dubbel geluk, gedeelde smart is halve smart.' Dat klinkt misschien een beetje oubollig, maar het is wel waar. Het ware doel van mijn leven is mensen zich beter te laten voelen. Er is niets dat me meer voldoening geeft dan mensen helpen om zich weer beter te laten voelen. De verhalen van deze mensen zijn echt verbazingwekkend. En hoe kan ik ze terugbetalen? Door vol te houden, door op koers te blijven.

Ik ben een man met een missie, en ik zal die missie voltooien. Tot aan mijn dood zal ik alle mensen in de wereld laten zien dat we niet alleen wild en ongetemd zijn, maar ook gelukkig, sterk en gezond. Je hoeft niet eens heel erg wild of ongetemd te worden. De methode werkt ook als je nooit een ijsbad neemt, en ook als het je nooit zal lukken om je adem twee minuten vast te houden, of als je koude douche nooit onder de 15 °C komt. En voor de basisademhalingsoefeningen hoef je je bed niet eens uit te komen.

De controle die ik heb verworven door de natuur in te gaan en weer terug te komen is een controle die jij met de nodige training ook kunt verwerven. Je kunt je ware natuur ervaren, je innerlijke natuur, zoals de natuur het bedoeld heeft. Hoe je dat doet, laat ik je in dit boek zien, met de technieken die ondanks de kritische blik van onderzoekers en wetenschappers van over de hele wereld hebben standgehouden. Alles is al in je aanwezig, net zoals jij en ik hier zijn. Jij bent mij, en ik ben jou. Wij zijn de ziel, het licht. We zijn verbonden met de energie van de ziel. Dat is liefde. De liefde is zo recht als een pijl, en ik schiet nooit mis.

De Wim Hof-methode en kanker

In 2015 werd bij mij een agressieve vorm van borstkanker vastgesteld met snel delende tumorcellen. Ik moest zes maanden chemotherapie, zes weken bestraling en een operatie ondergaan. Tussen de chemotherapiebehandelingen door begon ik met de ademhalingsoefeningen, de koude-training en concentratieoefeningen die de pijlers van de Wim Hof-methode vormen. Tijdens mijn volgende afspraak met mijn oncoloog keek hij me verbaasd aan toen hij de uitslag van mijn bloedonderzoek bekeek. Het aantal witte bloedcellen was binnen een week tijd verdrievoudigd! Natuurlijk ging ik door met de Wim Hof-methode, en uiteindelijk voelde ik me daardoor minder moe en energieker dan ik me het hele jaar daarvoor had gevoeld. Ik besloot toen dat ik mijn kennis en ervaring met de methode met andere mensen wilde delen, dus een jaar later werd ik gecertificeerd instructeur van de Wim Hof-methode. Ik ben in remissie en geef twee keer per maand workshops in Ibiza, waar ik ook woon. Ik word er zo blij van als ik mijn geluk met anderen kan delen en zie dat zij ook baat hebben bij de methode. Ik voel me echt gezegend.

8 De Wim Hof-methode voor sportprestaties

Een van de grootste voordelen van het beoefenen van mijn methode is het ongelooflijke effect dat dit heeft op je sportprestaties. Ik krijg voortdurend topatleten vanuit de hele wereld op bezoek, waaronder profs en olympiërs, omdat ze bij mij willen trainen. Van deze sportmensen wordt verondersteld dat ze op hun top presteren, maar hoe indrukwekkend hun wapenfeiten ook zijn, ze presteren niet op hun top. Ze komen bij mij omdat ze op zoek zijn naar meer, een voorsprong op de concurrentie zonder dat ze hun toevlucht hoeven te nemen tot gevaarlijke illegale middelen. En hoe fit ze ook zijn, ik laat ze zien hoe ze nog beter kunnen presteren en hoe ze dat op een natuurlijke manier kunnen doen. Want ook al leveren ze topprestaties, het kan qua energieniveau, uithoudingsvermogen, mentale focus, hersteltijd en als gevolg daarvan hun algehele sportprestaties, altijd een beetje beter. En dat kunnen ze bereiken door hun biochemie te veranderen.

In de cellen van alle levensvormen zit adenosinetrifosfaat (ATP), dat de energie levert waarmee een groot aantal biologische processen wordt gereguleerd. Bij de mens bijvoorbeeld de spiersamentrekking. ATP-moleculen zitten ook in cellen die zich in een anaerobe toestand bevinden, dus zonder zuurstof, maar ze vermenigvuldigen zich exponentieel in cellen die zich in een aerobe toestand bevinden, dus met zuurstof.[1] Hoe meer ATP-moleculen, hoe meer energie. En die energie is niet alleen nuttig voor het verbeteren van sportprestaties, maar ook voor een verhoogde plasticiteit van de spieren. Deze plasticiteit is gerelateerd aan het vermogen van een spier om zijn structurele en functionele eigenschappen te veranderen en deze aan te passen aan veranderende omstandigheden. Bij sporters verwijst plasticiteit specifiek naar het vermogen van een spier om te herstellen van stress. Sporters verbruiken heel veel energie om hun lichaam in de piek- of bijna-piektoestand te houden waarin ze zich al bevinden. Daardoor hebben ze vaak niet de extra energie die nodig is om hun lichaam te laten herstellen, te revalideren en deze toestand van plasticiteit te bereiken.[2]

Het proces waarbij meer ATP-moleculen worden aangemaakt en er dus meer energie beschikbaar komt, gaat gepaard met aerobe dissimilatie. Hierbij beïnvloedt zuurstof het fysieke mitochondriale proces door het melkzuur af te breken dat zich tijdens trainingen in de spieren ophoopt.[3]

Hoe kan een sporter, of hij nu professional of amateur is, dit bewerkstelligen? Door middel van de ademhaling. Ik adviseer de sporters met wie ik werk om meer adem te halen dan ze nodig hebben en dit als een mantra te zien. Wanneer je meer ademhaalt dan je volgens je eigen gevoel nodig hebt, kun je je conditionering doorbreken, ongeacht je VO_2-max (geeft het maximale zuurstofverbruik tijdens het sporten aan). En als we onze conditionering kunnen doorbreken, kunnen we ook beter omgaan met stressvolle situaties en onze fysieke beperkingen overstijgen. Je hoeft geen topsporter te zijn om dit te kunnen. Je hoeft zelfs helemaal niet te sporten. Het enige wat je hoeft te doen is bewust ademhalen, zoals je dat in hoofdstuk 4 hebt geleerd. Aerobe dissimilatie levert ongeveer dertig keer meer ATP-moleculen dan wanneer er geen zuurstof aanwezig is. Doe die ademhalingsoefeningen dus maar en voel het verschil.

Wat voor soort 'monster' wil je worden? Een supermonster zoals de Hulk? Dit soort films en stripboeken brengen een fantasiewereld tot leven die is gebaseerd op onverklaarde (of onverklaarbare) realiteiten. Denk bijvoorbeeld aan de moeder die een auto optilt omdat haar kind eronder vastzit. Zij is geen topsporter, laat staan een superheld, maar ze kan wel de kracht opwekken waarmee ze duizend kilo kan optillen. Dit fenomeen wordt 'hysterische kracht' genoemd, en wordt vaak toegeschreven aan een grotere adrenalineproductie, hoewel daar weinig bewijs voor bestaat. Wat we wel weten is dat deze mensen op de een of andere manier de kracht vinden om schijnbaar wonderbaarlijke fysieke prestaties te verrichten. Wat we niet weten is hoe we die energie kunnen aanboren. Althans, tot nu toe.

Ik heb een manier gevonden om dat te doen, en die komt uit de natuur. Het komt van binnenuit. En het klopt op dit moment op je deur.

De adem kan in combinatie met de kracht van de geest de hoeveelheid ATP-moleculen en adrenaline in je cellen aanzienlijk verhogen. Hoeveel heb je nodig? Hoeveel denk je dat je nodig hebt? Welk prestatieniveau zou jou gelukkig maken? Ik bedoel natuurlijk niet dat je even de ademhalingsoefeningen moet doen en dan naar buiten moet gaan om alle auto's die op straat staan op te tillen. De wedstrijdsport is een beetje doorgedraaid, vind ik. Mensen worden er helemaal gek van. Topsporters krijgen ook steeds vaker last van blessures, burn-outs en depressie. Ik ken winnaars van olympische gouden medailles die na hun sportcarrière enorm depressief werden omdat ze geen competitieve uitlaatklep meer hadden om hen te motiveren. Maar wat heb je nu aan het winnen van een gouden medaille als je er niet gelukkig van wordt?

Dit is ook weer een symptoom van een maatschappelijk probleem dat niets te maken heeft met de uitdrukking van onze ware natuur, van onze ziel. Deze zoektocht naar bevestiging van anderen, naar het 'de beste' willen zijn, is echt volledig nutteloos. Er zit een enorm verschil tussen de beste zijn en *de beste zijn die je kunt zijn.* Maar je kunt wel degelijk de beste versie van jezelf worden als je eenmaal in staat bent om je eigen biochemie, je eigen energie, te reguleren, en om die energie te kanaliseren zoals jij dat wilt.

Hoeveel energie wil je hebben? Als je leert om je geest samen met je ademhaling te gebruiken, zul je je energieniveau exponentieel kunnen verhogen. Wat je er daarna mee doet is aan jou, maar de mogelijkheden zijn eindeloos.

De Wim Hof-methode en American football

Zeg maar vaarwel tegen prestatieangst en wedstrijdzenuwen. De Wim Hof-methode maakt gebruik van het vermogen van je lichaam om zich te herijken en te heroriënteren zodat je op je top kunt presteren.

In januari 2020 ben ik samen met Wim Hof en een aantal andere auteurs en influencers meegegaan op een van zijn expedities in Polen. Ik deed al aan koude-training, dus de ademhalingsoefeningen waren voor mij het belangrijkst. Het was een levensveranderende ervaring. Ik doe nu elke ochtend de Wim Hof-basisademhaling met behulp van de gratis app. Het enige wat je hoeft te doen is in je bed te gaan liggen en je door Wim te laten begeleiden. Deze ademhalingstechniek zorgt ervoor dat je geest na zeventien minuten opnieuw is gekalibreerd en dat de chemie van je hersenen is veranderd.

Na de derde ronde van de ademhalingsoefening voel ik me belachelijk goed. Het is net alsof mijn hersenen precies op de goede manier op de dag worden voorbereid. Sinds de expeditie slaap ik veel beter, ik herstel veel sneller, en omdat ik heel veel zuurstof in mijn lichaam heb, raak ik pas veel later tijdens de training vermoeid. Ik denk echt dat profsporters hier ontzettend veel baat bij zouden kunnen hebben. Quarterbacks, kickers, punters, jongens die heel gefocust moeten zijn en een positie in het veld hebben waar heel veel gebeurt, kunnen leren hoe ze hun hartslag veel beter onder controle kunnen houden en op de belangrijke momenten veel beter presteren als ze dit ademhalingsprotocol gebruiken.

Ik wil niet alleen maar goed voor mijn lichaam zorgen. Ik wil niet alleen maar langer leven. Ik wil meer uit mijn lichaam kunnen halen dan een ander ooit heeft gedaan. Maar daar gaat het bij deze methode niet eens om. Het gaat er gewoon om dat je meer talenten kunt benutten die God je heeft gegeven, en dat je een hulpmiddel in handen hebt om een grootsere versie van jezelf te worden. Supplementen en lichaamsbeweging zijn geweldig, maar volgens mij is er niets zo geweldig als 's ochtends vroeg deze ademhalingsoefeningen doen.

Steve Weatherford
Winnaar van de Super Bowl, NFL-veteraan, ondernemer, echtgenoot en liefhebbende vader van vijf kinderen

Een ander voordeel van het hogere energieniveau dat deze methode oplevert is het vermogen om ziekte te bestrijden. Wanneer mensen (chronisch) ziek zijn, gebruiken ze al hun energie puur om te kunnen overleven. Ze zijn niet in staat om meer ATP-moleculen aan te maken voor het herstel, revalidatie of de plasticiteit van hun lichaam en geest. Daarom moeten we deze bewuste ademhaling overal ter wereld binnen zorginstellingen introduceren. Dan kunnen patiënten hun lichaam sneller laten herstellen, en ze zullen zich een stuk beter voelen dan wanneer ze geneesmiddelen gebruiken. Aerobe dissimilatie is een volledig natuurlijk proces, en het is veilig en effectief. Dit proces vindt plaats door de geest en de ademhaling, en wanneer die twee in combinatie worden gebruikt, kun je meer energie opwekken voor je herstel en revalidatie, waardoor je je een stuk beter zult voelen. Het is echt verbazingwekkend hoe eenvoudig dit is.

Natuurlijk moet dit allemaal wetenschappelijk onderzocht blijven worden, want hoewel de dingen die ik hier zeg al door mij en duizenden andere mensen zijn aangetoond, heeft men deze feiten binnen de reguliere geneeskunde nog niet op brede schaal geaccepteerd. Maar dat ben ik inmiddels wel gewend, en het is ook een van de redenen waarom ik heb besloten om dit boek te schrijven. Ik ben mijn uitgever heel dankbaar dat hij mij dit podium heeft gegeven, want je kunt er veel mensen mee bereiken. We zijn voortdurend bezig met het veranderen van levens en het werpen van licht op een pad naar gezondheid en genezing terwijl we wachten tot de wetenschappelijke gemeenschap, die soms zo traag is als een schildpad, ons eindelijk heeft ingehaald. Maar de methode werkt, en we hebben onderzoeksresultaten die dat bevestigen.

De Weense psychotherapeut en ademtherapeut Wilfried Ehrmann, auteur van *The Manual of Breath Therapy*, schreef in een artikel uit 2015: 'Meer ademhaling betekent gewoon meer ATP, terwijl de productie van melkzuren afneemt. Hierdoor wordt in het lichaam een alkalische omgeving in stand gehouden. Tegelijkertijd wordt bij een diepere ademhaling meer CO_2 uitgeademd en wordt de pH-waarde van het bloed daardoor alkalischer, zodat er meer aerobe dissimilatie kan plaatsvinden.'[4]

Wanneer er meer aerobe dissimilatie plaatsvindt, krijg je dus meer energie, en dan komt ook de geest weer om de hoek kijken. Je weet wellicht nog dat ik met de kracht van mijn geest de stress van een endotoxine kon weerstaan. Doordat ik mezelf zo vaak aan kou heb blootgesteld, waren en blijven de neurologische paden in mijn hersenen stevig verankerd. Ik wist dit niet eens tot ik getest werd in het lab van het Radboudumc, maar nu kan ik deze theorie op een geloofwaardige manier naar voren brengen omdat wetenschappelijk is aangetoond dat zij klopt. Dat hebben we laten zien. Samen met de ademhaling kan je geest je energieniveau veel verder opkrikken dan je ooit voor mogelijk hebt gehouden.

Het Wim Hof-protocol: de powerademhaling voor je uithoudingsvermogen

Deze oefening is een variant op de basisademhaling en kan worden gebruikt om sportprestaties te verbeteren. De oefening zorgt ervoor dat het zuurstoftekort in spierweefsel later optreedt, waardoor je ook later last krijgt van verzuring, die tot vermoeidheid leidt en er uiteindelijk voor zorgt dat je niet meer kunt presteren. De ademhalingsoefening veroorzaakt de afgifte van adrenaline en glucose. Die kunnen direct door je lichaam worden opgenomen, zodat je betere prestaties kunt leveren.

Voordat je begint met een oefening of training waarmee je je uithoudingsvermogen wilt vergroten, bijvoorbeeld voor langeafstandslopen of fietsen, kun je drie tot vier ronden van de powerademhaling doen:

1. Adem zestig keer diep in en adem telkens ontspannen uit.
2. Adem bij de laatste ademhaling volledig in en houd de adem dan minstens vijftien seconden vast (of zolang je het prettig vindt), en span je lichaam aan door eerst je bekkenbodemspieren aan te spannen en het drukkende gevoel langs je wervelkolom naar je hoofd te geleiden.
3. Ontspan je om uit te ademen en aan de volgende ronde beginnen.
4. Begin elke nieuwe ronde met je normale WHM-ademhalingsritme en verhoog vervolgens de snelheid en intensiteit van je ademhaling geleidelijk gedurende de ronde. Dat maakt deze manier van ademhalen tot een powerademhaling.
5. Wacht een paar minuten om jezelf weer te aarden en begin dan met de activiteit waarmee je je uithoudingsvermogen wilt trainen.
6. Haal meer adem dan je denkt nodig te hebben en blijf je tijdens de activiteit die je doet bewust van je ademhaling.

Je hebt alle energie die je nodig hebt om de dingen te doen die je moet doen, om elk obstakel of elke ziekte in je lichaam, leven, pad of lot te overwinnen. Daar heeft de natuur voor gezorgd. Adenosinetrifosfaat, aerobe dissimilatie, mitochondriale processen, de citroenzuurcyclus – hoe je het ook allemaal wilt noemen – krijgen gewoon jouw energie. Er is genoeg, meer dan je ooit nodig zult hebben. Hoeveel energie wil je? Ik zeg altijd tegen sportmensen dat ze meer moeten ademhalen dan in hun beleving nodig is. En weet je wat ze dan zeggen? Dan zeggen ze: 'Binnen een week nadat ik met de ademhalingsoefening was begonnen, en na jaren op een niveau te hebben gepresteerd waarvan ik dacht dat het mijn hoogste niveau was, heb ik opeens minstens tien of vijftien procent meer energie.' Daarom zeg ik altijd: 'Haal adem, verdomme.' Haal gewoon adem. Dan zul je fantastische resultaten zien.

Het onderzoek van het Radboudumc heeft voor het eerst aangetoond dat we de mitochondriale processen in ons lymfesysteem bewust kunnen beïnvloeden. Wetenschappers hadden al wel een manier ontwikkeld om deze processen met een laser te meten, maar ze wisten niet hoe ze ze naar believen konden beïnvloeden, hoe ze dat fysiek moesten doen. En omdat we met onze bewuste ademhaling de mitochondriale processen in het lymfesysteem versnellen, en daar dus ook een hoger energieniveau creëren, kunnen we sneller en efficiënter toxinen en andere afvalstoffen opruimen. Het lymfesysteem zorgt er niet alleen voor dat het lymfevocht door het hele lichaam stroomt, en onder andere eiwitten en vetten terugbrengt naar de bloedsomloop. Het functioneert ook als een soort afvalverwerkingssysteem op cellulair niveau. Maar omdat we niet fysiek toegang tot het systeem konden krijgen, konden we die mitochondriale processen voorheen niet activeren om meer energie te genereren en ons te ontdoen van afvalstoffen (de toxinen) die in onze cellen waren opgeslagen. Maar nu kunnen we dat wel dankzij de bewuste ademhaling en de aerobe dissimilatie die daarmee gepaard gaat. Dus behalve het verhogen van ons prestatieniveau en de positieve effecten op onze herstelprocessen, helpt de ademhaling ook om het lichaam van schadelijke stoffen te ontdoen. Het is een drie-eenheid.

De Nederlandse mixed-martial-arts-superster Alistair 'the Demolition Man' Overeem is een van de topsporters die de vruchten van deze drie-eenheid plukt. Als één van de slechts twee vechters die tegelijkertijd een MMA-wereldtitel en een K-1-kickbokswereldtitel in hun bezit hebben gehad, is Overeem al sinds 1999 professioneel vechter. Hij is inmiddels veertig jaar, een leeftijd waarop de meeste vechters al zijn gestopt, maar niets wijst erop dat Overeem het rustiger aan moet doen. Op het moment van schrijven staat hij zesde op de Ultimate Fighting Championship-ranglijst, en hij zegt dat hij zijn verbeterde conditie te danken heeft aan de Wim Hof-methode.[5]

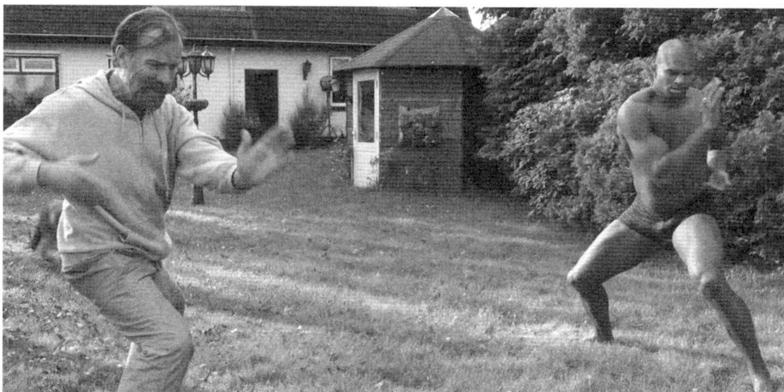

UFC-superster Alistair Overeem zegt dat hij zijn verbeterde conditie te danken heeft aan de Wim Hof-methode

Toen Overeem in 2015 moest aantreden tegen de voormalige UFC-zwaargewichtkampioen Junior dos Santos (toen de nummer één in deze gewichtsklasse), bleef hij voorafgaand aan het gevecht zijn zenuwen de baas door de ademhalingsoefeningen te doen die hij elke dag had gedaan nadat hij eerder dat jaar bij mij was komen trainen. Daardoor bleef hij rustig en kon hij zich concentreren op het gevecht tegen een zeer geduchte tegenstander, een knock-outspecialist die tot op dat moment een staat van dienst had opgebouwd van zeventien overwinningen tegenover slechts drie nederlagen. Maar Alistair stapte die avond in Orlando in de octagon en deed wat hij moest doen. Aan het einde van de tweede ronde versloeg hij zijn tegenstander met een technische knockout. En hoewel een gevecht in deze gewichtsklasse en van deze allure enorm veel van je vergt, zei hij achteraf dat hij niet eens moe was. Zijn uithoudingsvermogen was door onze training aanzienlijk verbeterd.

Maar een verhoogde aerobe capaciteit is niet het enige voordeel dat de methode topsporters te bieden heeft. Ze herstellen ook sneller. Na elke training, of het nu gaat om cardio- of krachttraining (of, in het geval van Overeem, een MMA-gevecht), heeft het lichaam van een sporter tijd nodig om goed te kunnen herstellen. Tijdens het sporten raakt spierweefsel beschadigd en raken je energievoorraden op, met als gevolg dat het lichaam rust nodig heeft. Sporters die mijn methode beoefenen zeggen dat ze beter slapen, minder last hebben van ontstekingen en sneller herstellen. Onlangs hebben we in een onderzoek, dat tijdens het schrijven van dit boek is gepubliceerd, aangetoond dat de ademhaling de cori-cyclus activeert, waarbij melkzuur via pyruvaat wordt gerecycled tot nieuwe glucose.[6] Dat betekent dus meer energie! Dus als je de methode gebruikt, ga je efficiënter met energie om. Het is dan ook geen wonder dat deze methode volgens Alistair Overeem 'de wereld kan veranderen'.

Maar je hoeft geen topsporter te zijn om ook van deze voordelen te kunnen profiteren. Als gewone mensen die ook nog een bepaalde aandoening hebben, zoals multiple sclerose, reumatoïde artritis of kanker, in staat zijn om de top van de Kilimanjaro te bereiken, stel je dan eens voor wat de methode kan betekenen voor mensen die af en toe gaan joggen, in de zondagcompetitie voetballen of af en toe een balletje slaan op de tennisbaan. Als je bijvoorbeeld als doel hebt om een kilometer in zes minuten te kunnen lopen, wat voor een man van in de vijftig op een gemiddelde fitheid wijst, dan zal een verhoging van je aerobe capaciteit je daar zeker bij kunnen helpen.[7] En als je op zondag je voetbalschoenen aantrekt of over het gravel glijdt, kun je ook baat hebben bij de methode. Als je al naar adem snakt als je naar de andere kant van het voetbalveld rent of op de tennisbaan een paar keer van links naar rechts wordt gestuurd, probeer je dan eens voor te stellen wat het zou betekenen als je meer zuurstof zou hebben. Ik zeg niet dat je dan meteen een tweede Lionel Messi of Roger Federer wordt, maar je zult merken dat je uithoudingsvermogen een stuk beter is, waardoor je meer plezier in het sporten zult hebben. En dit plezier zal alleen maar groter worden als je na het sporten merkt dat je ook veel minder last hebt van de gebruikelijke pijntjes en vermoeidheid.

Experiment 3 van de Wim Hof-methode

Kun je met behulp van de Wim Hof-methode je sportprestaties verbeteren?

Om de kracht van de methode aan te tonen, zullen we eens wat push-ups gaan doen. Doe eerst zo veel mogelijk push-ups zodat we een nulmeting hebben. De meeste mensen kunnen er maar tien of twintig doen voordat ze echt niet meer kunnen. Doe vervolgens één ronde van de basisademhalingsoefening, adem volledig uit en doe tijdens de retentiefase weer zo veel mogelijk push-ups, waarbij je na die laatste uitademing dus je adem vasthoudt. Als je het gevoel hebt dat je het kunt, ga dan nadat je weer hebt ingeademd (de herstelademhaling) verder met de push-ups. Verbazingwekkend genoeg zul je zien dat je misschien wel twee, drie of vier keer zoveel push-ups kunt doen als voorheen.

Dr. Mehmet Oz is geen topatleet, maar deze zestigjarige chirurg die een populaire talkshow presenteert, is redelijk fit voor een man van zijn leeftijd. Maar toen Scott Carney bij hem te gast was om zijn boek over mijn methode te promoten, en Oz (en twee mensen uit het publiek) de ademtechniek liet doen, schokte Oz zijn kijkers en zichzelf toen hij bijna veertig push-ups bleek te kunnen doen.

‘Interessant,’ zei Oz tijdens de uitzending. ‘Ik ben niet eens moe. Ik zou nog door kunnen gaan. En geloof me, normaal gesproken kan ik niet zoveel push-ups doen. Ik heb er nu veel meer gedaan. Die techniek was dus *belachelijk* effectief. En mijn hartslag is niet eens omhooggegaan.’[8]

Als iemand als Oz, die echt geen topsporter is, veertig push-ups kan doen nadat hij één rondje van de Wim Hof-ademhaling heeft gedaan, bedenk dan eens waartoe je in staat bent als je al een tijdje meerdere rondes per keer doet. Push-ups zijn nog maar het begin, en de enige beperking die je hebt, is je eigen verbeeldingskracht. Wat zou je graag willen doen?

Ik ben nu 61 jaar oud, maar ik voel me veel jonger. Ik ben net zo fit als sommige mannen die half zo oud zijn als ik. Wat zegt je leeftijd eigenlijk? Ik voel me jong omdat ik jong *ben*. De geest en de ziel zijn eeuwig en bestaan buiten de tijd. Zij kennen geen beperkingen. Dus ga ik gewoon door. Ik ga verder. Ik stap nog steeds elke dag in mijn ijsbad omdat ik het heerlijk vind. Ik ben mezelf er beter door gaan begrijpen, evenals mijn plaats in het universum, in de natuur, en daar ben ik dankbaar voor. Mijn ijsbad is de laatste tijd vooral nuttig geweest omdat ik een bepaalde soort spiertraining doe om te kijken of ik mijn lichaam nog meer kan ontzuren, om nog alkalischer te worden, waardoor ik nog dieper in mezelf kan keren, en misschien nog wel verder dan dat. Misschien kan ik wel een biochemische omgeving creëren waarin er helemaal geen aciditeit meer is. Hoe doe ik dat? Met mijn geest. Ik stel mijn geest zo in dat hij een direct neurologisch effect heeft op mijn fysieke prestaties.

Voordat ik ga trainen, doe ik bijvoorbeeld oefeningen met een weerstandsband. Ik leg de band over een deur, en dan trek ik hem naar beneden. Vroeger kon ik maar zo’n 50 herhalingen doen voordat ik moe werd, maar nu doe ik er 160 zonder dat mijn spieren er echt moe van worden. Maar ondanks deze vooruitgang groeien mijn spieren niet echt. Dat is ook niet het doel van de oefening. Nee. Ik beïnvloed de zure toestand van mijn spierweefsel, ik verhoog mijn lactaatdrempel. Ik gebruik mijn geest en ademhaling om mijn spierkracht te vergroten. Je hebt geen grote spieren nodig om kracht te genereren. Groter is niet altijd beter, en soms is het zelfs slechter. Kijk maar naar het lichaam van duursporters zoals wielrenners en langeafstandslopers. Die hebben geen grote spieren, maar ze kunnen wel een enorme kracht opwekken. Tijdens intense fysieke activiteit hoopt melkzuur zich in onze spieren op en veroorzaakt vermoeidheid en pijn, en uiteindelijk hebben we geen kracht meer. Topsporters hebben een hogere lactaatdrempel dan de gemiddelde mens, maar als je mijn methode beoefent, kun je vergelijkbare resultaten bereiken, of je nu wel of geen superieure genen hebt.

De Wim Hof-methode en seks

De methode heeft niet alleen een positief effect op je sportprestaties. Als een man na één ademhalingsronde veertig push-ups kan doen, stel je dan eens voor wat je tussen de lakens zou kunnen presteren als je de methode beoefent. WHM-*instructeur Jelle Steenbeek, de bedenker van het Lionwood-programma, heeft ontdekt dat als hij de* WHM-*ademhaling samen met zijn sekspartner doet, dit een positief effect heeft op hun seksbeleving.*

Sinds ik als instructeur van de Wim Hof-methode ben gaan werken, gebruik ik de methode ook zelf om allerlei facetten van het dagelijks leven te verbeteren. Ik gebruik het ademwerk bijvoorbeeld graag om mijn seksbeleving te verbeteren. Ik heb ontdekt dat de gemoedstoestand waarin je terechtkomt, de extra energie in je cellen, en de activering van de oerkrachten die uit ons reptielenbrein voortkomen, ervoor kunnen zorgen dat de vonken ervanaf vliegen.

Als ik mijn partner om haar borst vasthoud terwijl ik met een paar kussens in mijn rug achter haar zit, lukt dat alleen als we goed samenwerken. Ik heb ontdekt dat dit een unieke en heel tedere manier is om goed op elkaar afgestemd te raken.

De methode traint ook mijn perineale spieren als ik tijdens de tweede retentie van een ademhalingscyclus 'knijp'. Dit is een van de belangrijkste spieren voor een goed seksleven, zowel voor mannen als voor vrouwen.

Iets anders waarvoor ik mijn ademhaling heb kunnen gebruiken is het vertragen van mijn orgasme en zo mijn partner meer tijd te geven om van de seks te genieten. Als je als man opgewonden raakt en dan doorgaat, is de kans groot dat je een orgasme krijgt als je voor meer dan tachtig procent opgewonden bent. Als je elke keer als je dat punt bereikt even stopt, kun je een veel hogere staat van genot bereiken. Bij elk 'plateau' stop je als je op tachtig procent opwinding zit. Dan doe je de ademhaling en begin je weer opnieuw. Je begint niet opnieuw vanaf nul; je hebt een hogere basis als beginpunt, waardoor je ook elke keer wat hoger komt. En meer gevoel in je lichaam betekent meer controle over je jongeheer.

En vraag maar niets over ijsbaden in relatie tot betere seks en kinderen die naar Wim zijn vernoemd!

Jelle Steenbeek
Belgisch Park, Den Haag

Natuurlijk speelt ons voedingspatroon ook een rol bij wat we presteren, maar er komen meer dingen bij kijken. Onlangs zei iemand tijdens een retraite in mijn trainingskamp in Polen tegen me: 'Ik zie dat je soms alcohol drinkt.' Ik zei: 'Een biertje bedoel je? Ik ben geen puritein, man. Af en toe een biertje is heerlijk. Dat vind ik lekker. Niet te veel, maar met mate. Bier is lekker.' Ik ben toegewijd aan mijn missie, maar ik ben geen toonbeeld van deugdzaamheid. Ik ben hier niet om een voorbeeld voor je te zijn, maar om de meester in mezelf te zijn. Laat *dat* het voorbeeld zijn voor anderen. We hebben dit leven maar één keer, dus als we er toch zijn, kunnen we ons net zo goed vermaken. Mensen die zichzelf eenvoudige genoegens ontzeggen, zoals af en toe een biertje, kunnen daar baat bij hebben als je kijkt naar hun prestaties op de korte termijn, maar ze voeden hun ziel niet.

Ik zei tegen die man: 'Ik zal je iets vertellen. Ik ga een nieuwe wereldrecordpoging doen. Zonder training of bijzondere voorbereiding, ga ik drie uur op blote voeten in de sneeuw staan in een paardenstand. Ik ga je laten zien hoe je verzuring kunt voorkomen. Daardoor kan ik het volhouden en word ik niet moe. Maar voordat ik dat doe, wil ik een biertje.'

Ik weet niet of je de paardenstand kent. Dat is een belangrijke houding bij vechtsporten, die best moeilijk is om vol te houden. Een paar minuten is al een flinke uitdaging, laat staan drie uur. Melkzuur hoopt zich heel snel in de spieren op, vooral in de quadriceps, en dan treedt er vermoeidheid en pijn op. Als je de paardenstand gedurende drie uur wilt volhouden moet je veel meer kunnen dan de pijn weerstaan en verdragen. Dan moet je controle hebben over de biochemie in de spieren. Dat is pas een prestatie. Dan ontgift je spieren terwijl ze worden gebruikt en dus gifstoffen produceren.

Met behulp van mijn ademhaling en de kracht van mijn geest is het me gelukt om het record te vestigen.[9] En al was het maar om mijn punt extra te verduidelijken, zei ik naderhand: 'En nu wil ik nóg een biertje.' En dat dronk ik lekker op.

Experiment 4 van de Wim Hof-methode

Hoelang kun jij de paardenstand volhouden?

Hoelang kun jij de paardenstand volhouden, met of zonder een biertje? Laten we eens kijken!

Om in de paardenstand te gaan staan, ga je eerst rechtop staan en spreid je je voeten uit elkaar, op ongeveer anderhalve schouderbreedte van elkaar vandaan. Zorg ervoor dat je voeten naar voren staan, je rug recht is, en je mooi rechtop staat. Buig nu je knieën tot een squat (hurkzit) en laat je bovenlichaam zakken alsof je op een paard zit. Zorg ervoor dat je knieën op één lijn staan met je tenen. Plaats je handen op je heupen. En houd deze positie vast.

Diep ademhalen helpt, want dan wordt er minder melkzuur in je spieren aangemaakt. Door het melkzuur worden je spieren moe en kun je het op een gegeven moment niet meer volhouden. Adem eerst gewoon en kijk hoelang je de houding kunt volhouden. Bij de tweede poging haal je diep en gelijkmatig adem en kijk dan maar eens wat voor verschil dat maakt. Ik maak er ook graag armbewegingen en geluiden bij. Ik beweeg mijn rechterhand dan naar de linkerkant van mijn lichaam, en vervolgens mijn linkerhand naar de rechterkant, en daarbij roep ik dan telkens 'Hoe-hah' op het ritme van mijn ademhaling. Tijdens onze WHM-retraites gebruiken we deze oefening vaak om warm te blijven als we in het koude water zijn geweest. De deelnemers voelen zich gedragen door de energie van de groep en houden het gemakkelijk dertig minuten vol.

Prestaties komen voort uit het gevoel dat je voldoende energie hebt om je doel te bereiken. Daarvoor heb je voldoende slaap nodig, moet je niet te veel stress hebben, en dingen eten en drinken die goed voor je zijn. Maar je hebt ook de juiste biochemie, de juiste ademhaling nodig. Je moet je lichaam de juiste middelen geven om te kunnen herstellen, anders loop je het gevaar dat je jezelf overbelast.

Voor mij staat presteren gelijk aan het leven zelf. Als je gewoon je leven leidt, je goed voelt en je passie vanuit je hart volgt, wie kan je dan tegenhouden? Als je de dingen die je doet niet met passie, niet vanuit je hart en niet met je emoties doet, dan moet je het van adrenaline hebben. En dan brand je op een gegeven moment op. Als je controle over je stressmechanismen hebt, kun je er elke keer voor gaan. Dankzij je ademhaling kun je goed bij jezelf blijven als je een competitieve prestatie moeten leveren, terwijl stress en spanning deze verbinding kunnen verbreken. Reinig jezelf elke dag met mijn methode. Het gaat om de emotie, de verbinding met je hart, de wil om te spelen, de vreugde, het gemak dat daaruit voortvloeit. Je hart is de reden dat je dit allemaal doet. Je hart moet altijd aan het langste eind trekken. Dit gaat verder dan het verhaal dat je over jezelf vertelt. Wanneer ben je eigenlijk echt succesvol? Als je in je hart leeft.

9 De waarheid staat aan onze zijde

Wij zijn de nieuwe gladiatoren. Jij en ik. De oude gladiatoren zijn er niet meer, en hun strijd is gestreden. Hun problemen zijn niet jouw problemen. Jouw leven is van jou. Mijn ideeën zijn niet radicaal, en ik ben niet bovenmenselijk of bijzonder, maar ik geloof heel sterk dat we de wereld kunnen veranderen. Dat geloof ik omdat ik de kracht van de methode elke dag van mijn leven meemaak. Ik leef de methode. En ik leef *voor* de methode. Met elk experiment, met elke publicatie, herschrijven we de boeken en staan we steeds sterker. Wat wij doen valt buiten de bekende grenzen van de wetenschap.

Ik herinner me een ontmoeting in een bibliotheek met professor Maria Hopman nadat ze een experiment met mij had uitgevoerd. Ik had allerlei gewaagde ideeën over hoe ik de wetenschap kon veranderen, en ze zei: 'Wim, kijk eens om je heen. Zie je al die boeken? Als het waar is wat je zegt, zullen al die boeken opnieuw moeten worden geschreven!' En zal ik je eens wat vertellen? Ze *moeten* die boeken nu wel herschrijven, want ze zijn verouderd. De wetenschap heeft zich verder ontwikkeld. De inhoud is veranderd. *Wij* zijn veranderd.

Maar dat speelt zich allemaal buiten ons af. De kou en de ademhaling zijn niet veranderd. De mens vecht al sinds de eerste winter tegen de kou, en Tibetaanse monniken gebruiken al meer dan duizend jaar technieken waarbij ze bewust ademhalen. Je ademt meer dan 23.000 keer per dag zonder er ook maar even bij stil te staan. Maar als je met een bepaalde intentie ademhaalt, wordt er een evolutionair instinct wakker gemaakt dat je ervaring bewust of onbewust versterkt.

Na onze triomf in het Radboudumc was er wat meer belangstelling voor wat we doen, maar vooral onder journalisten. Er waren een paar tv-optredens en artikelen, maar het leek in de verste verte niet op wat ik had verwacht. Sommige mensen bleven ons als een curiositeit zien en mij als iemand met een genetische afwijking of buitenbeentje. Maar het onderzoek was wel gepubliceerd, en daarmee werd een zekere mate van geloofwaardigheid tot stand gebracht. Er zullen altijd cynici en sceptici zijn die zich tegen je keren als je de gevestigde orde in twijfel trekt. Die cynici drijven de spot met wat ze niet begrijpen omdat ze er bang voor zijn. Ze vrezen de waarheid. Ik maakte gebruik van het momentum dat we aan het opbouwen waren door aan meer onderzoeken mee te werken.

In 2009 liet ik onder supervisie van dr. Wouter van Marken Lichtenbelt en zijn team van de afdeling Nucleaire Geneeskunde van de Universiteit van Maastricht zien dat ik op 52-jarige leeftijd dezelfde hoeveelheid bruin vet (of bruin vetweefsel – BAT) in mijn lichaam had als jongvolwassenen, ook al geloofde men destijds dat volwassenen geen BAT meer hebben.[1] Bovendien haalde ik vierenhalf keer zoveel energie uit mijn bruin vet als de andere proefpersonen, die veel jonger waren dan ik.

Bij baby's speelt bruin vet een sleutelrol bij de thermoregulatie en thermogenese. Dankzij deze processen wordt er warmte gegenereerd als kleine baby's het koud krijgen. Ze kunnen immers niet zoveel bewegen als wij. In plaats van energie op te slaan, zoals wit vet doet, kan bruin vet energie verbranden. Naarmate we ouder worden, neemt de hoeveelheid bruin vet in ons lichaam sterk af. Dit is deels te wijten aan het feit dat we altijd kleren dragen en in zelfontworpen 'klimaatbubbels' leven. Maar net zoals spierweefsel atrofieert als je het niet gebruikt, raakt onze BAT-voorraad ook op als ons lichaam niet wordt geactiveerd of gestimuleerd door de kou. Dat is de reden waarom men dacht dat oudere mensen weinig of geen BAT in hun lichaam hebben.

Maar inmiddels zul je wel begrepen hebben dat ik niet zoals de meeste mensen van mijn leeftijd ben. Of van een andere leeftijd. En omdat ik me al jaren regelmatig aan de kou blootstel en mijn lichaam op die manier stimuleer, troffen de Maastrichtse onderzoekers een hoeveelheid bruin vet in mijn lichaam aan die je normaal gesproken bij tieners ziet. Maar wat voor hen nog interessanter was dan de aanwezigheid van BAT in mijn lichaam, was hoe ik het kon gebruiken om warmte op te wekken. Bij 23 van de 24 proefpersonen (96 procent) werd tijdens blootstelling aan kou activiteit van BAT waargenomen, maar ik was de enige die zijn bruin vet kon activeren om voldoende warmte op te wekken om mijn kerntemperatuur zonder te bibberen gedurende de volledige duur van de blootstelling aan de kou constant te houden.

De Maastrichtse professoren dachten dat ze het geheim van The Iceman hadden ontdekt en publiceerden hun bevindingen in het *New England Journal of Medicine*, het oudste peer-reviewed medische tijdschrift ter wereld. Hoewel mijn productie van BAT wel degelijk een rol speelt bij mijn vermogen om de kou te weerstaan, komt er meer bij kijken. Want zoals ik later aan de Wayne State University heb laten zien, kan ik warmte opwekken via de tussenribspieren, maar ook door de kracht van mijn geest te richten, zonder ondersteunende ademhalingsoefeningen. Professsor van Marken Lichtenbelt opperde dat spiersamentrekkingen wellicht een rol hebben gespeeld bij het genereren van warmte, maar het idee dat dit ook alleen met de wil mogelijk is, was voor hem onbekend terrein.[2]

Omdat ze er niet helemaal achter konden komen hoe ik doe wat ik doe, nodigden ze mij en mijn tweelingbroer André een paar jaar later uit voor een vergelijkend onderzoek.[3] Ze wilden voor eens en voor altijd vaststellen of wij inderdaad genetische afwijkingen hebben, zoals zij vermoedden, of dat mijn vermogens het resultaat waren van training. André is vrachtwagenchauffeur van beroep, dus in vergelijking met mij heeft hij een redelijk zittend bestaan. Hij beoefende de methode toen nog niet (nu wel), hoewel hij de technieken al wel kende. Hij nam nog geen ijsbaden en deed ook de speciale ademhalingstechnieken die ik had ontwikkeld nog niet, maar naast zijn werk was en is hij best actief. Hij zwom vaak in open water, wat de voorraad bruin vet die het team van professor Van Marken Lichtenbelt bij hem aantrof zou kunnen verklaren. Toch zijn we genetisch en biologisch gezien hetzelfde. We zijn in wezen genetische kopieën van elkaar, zonder waarneembare fenotypische verschillen.

Tot grote consternatie van de Maastrichtse onderzoekers, was dat dan ook precies wat ze ontdekten. In het peer-reviewed, voor iedereen toegankelijke wetenschappelijke tijdschrift *PLOS One* schreven ze: 'Er zijn geen significante verschillen gevonden tussen de twee proefpersonen.'[4] Hoe kan het dan dat ik bepaalde vermogens heb die André niet heeft?

Als we na alle testen hetzelfde blijken te zijn, is het enige logische antwoord dat dit komt door de intensiteit van mijn training en door de manier waarop mijn lichaam op die training reageert. Na decennia van koude-training heb ik een andere neurologie ontwikkeld. Dat is de kracht van de geest.

Ik noem het logisch omdat dit echt geen tovenarij is. De methode wordt onderzocht om ons begrip van het menselijk potentieel te vergroten. Het is het nieuwe paradigma binnen de wetenschap, en hoe meer mensen aan deze onderzoeken meedoen of erover lezen, of dat nu medische professionals zijn of gewone mensen, hoe beter dat is voor wat wij willen bereiken. We kunnen niet meer zo bekrompen zijn in hoe we bepaalde dingen benaderen. In plaats daarvan moeten we naar het grotere geheel kijken. De natuur laat ons zien dat we kennis niet kunnen vangen, maar dat we kennis moeten *zijn*. We kunnen niet zomaar zeggen dat als je bruin vet hebt, je overal tegen kunt. Nee. Je hebt ook de kracht van je *geest* nodig. Als je de ware omvang van de kracht van de geest beseft, ben je in wezen gewoon bezig met het ontwikkelen van neurologische paden die bijdragen aan een nieuwe realiteit. Dit is de heilige drie-eenheid: de kou als spiegel, de adem als gids, en de geest (of mindset) als schepper.

In samenwerking met onderzoekers van het Royal Melbourne Institute of Technology (RMIT) in Australië hebben we door meer dan drieduizend mensen een vragenlijst laten invullen. Onder hen bevonden zich meer dan honderd personen die beweerden dat de methode hen hielp bij het verlichten of zelfs helemaal wegnemen van de symptomen van artritis. Nog eens vijftig respondenten antwoordden dat de methode hen hielp bij het in remissie brengen van kanker. En nog veel meer mensen meldden verlichting van chronische pijn. De respons was in één woord overweldigend.

De Wim Hof-methode en chronische pijn

Mijn leven veranderde toen er een medische fout werd gemaakt tijdens een kunstheupoperatie. Extra operaties brachten geen verbetering en ik had elke dag last van chronische pijn en fysieke beperkingen. Maar toen maakte ik kennis met de Wim Hof-methode, en mijn leven veranderde volledig.

De methode gaf me de inzichten en vaardigheden die ik nodig had om de kwaliteit van mijn leven fundamenteel te verbeteren, ondanks de pijn en fysieke beperkingen.

Pijn is een complex verschijnsel dat een enorme invloed op het leven kan hebben. Als je elke dag pijn hebt, kun je in een negatieve spiraal terechtkomen. Uiteindelijk kan dit leiden tot depressie, een sociaal isolement en afhankelijkheid van medicijnen. Het kan ook een negatief effect hebben op je werk en relaties. Maar dankzij de WHM hoefde ik geen medicijnen meer te slikken en kon ik mijn pijn op een natuurlijke manier beïnvloeden. Door concentratie, ademhalingsoefeningen en koude-training kon ik de morfinehormonen en cannabinoïden produceren die pijn verlichten. Pijn hoort misschien wel bij het leven, maar met de Wim Hof-methode kunnen we er controle over krijgen.

Wiebe Otten
Amstelveen

Ademhaling voor het reguleren van pijn

Als je de WHM gebruikt voor het reguleren van pijn, ben je door middel van ademhalingstechnieken bezig met het bewust manipuleren van je lichaam en de pijn die je voelt.

1. Ga in een gemakkelijke houding zitten of liggen. Als je ontspannen bent, richt je je aandacht op de plek waar je de pijn voelt. Adem vervolgens vijf keer rustig en diep in en uit.
2. Haal vervolgens twintig keer diep adem. Helemaal in, en ontspannen weer uit. Forceer niets.
3. Adem de lucht er bij de laatste uitademing helemaal uit, adem vervolgens nog een keer helemaal in en houd de adem tien seconden vast.
4. Richt je aandacht op de pijnplek terwijl je je adem vasthoudt, en 'duw' de ingehouden adem in de richting van de pijn. Span de spieren rond het pijngebied ook aan.
5. Adem ontspannen uit en laat alle spanning los.

Zie de pijn als een signaal. Motiveer jezelf om naar dit signaal te luisteren en erop af te stemmen. Dit signaal maakt duidelijk dat de chemie in dit gebied moet veranderen, of aan het veranderen is. Positieve gedachten of een positieve mindset beïnvloeden je pijnperceptie. Het gaat er niet om dat je het pijnsignaal onderdrukt, maar dat je de chemie verandert die de pijn veroorzaakt.

Ik heb inmiddels aan tientallen onderzoeken meegewerkt van de onderzoekers van het Radboudumc en andere toonaangevende wetenschappelijke instellingen op verschillende plekken in de wereld. Die onderzoeken hebben geweldige resultaten opgeleverd. En naast de geruchtmakende ontdekking dat we als mens in staat zijn om bewust invloed uit te oefenen op ons autonome zenuwstelsel, ons endocriene systeem en ons immuunsysteem, hebben we laten zien dat de methode kan worden gebruikt als een natuurlijke behandelvorm voor een groot aantal ziekten, aandoeningen en stoornissen.

Heb je weleens gehoord van de ontstekingsziekte axiale spondylitis (AS)? Het is een eng klinkende ziekte, en daar is alle reden voor, want deze aandoening kan ervoor zorgen dat sommige kleine botten in je ruggengraat aan elkaar groeien.[5] Mensen die deze ziekte hebben, worden aanzienlijk minder flexibel en kunnen een voorovergebogen houding krijgen. Als de ribben erdoor worden getroffen, kan het ook een stuk moeilijker zijn om diep adem te halen. AS treft ongeveer één op de tweehonderd mensen. Men heeft nog geen succesvolle behandelvorm gevonden, en AS-patiënten hebben veel pijn. Maar een team van onderzoekers van het Academisch Medisch Centrum (AMC) in Amsterdam heeft onder leiding van dr. Dominique Baeten in 2016 en 2017 een klinisch onderzoek uitgevoerd. Nadat de 24 proefpersonen van tussen de 18 en 45 jaar oud 30 dagen lang de Wim Hof-methode hadden beoefend, meldden zij een aanzienlijke vermindering van de ontsteking en pijn, evenals een algemene verbetering van de kwaliteit van hun leven.[6] Het experiment was zo'n succes dat het AMC de methode nu aanbeveelt als een officiële aanvullende therapie voor AS-patiënten.

Dr. Matthias Wittfoth is een Duitse neurowetenschapper die zichzelf stresshacker noemt en nu ook een gecertificeerde WHM-instructeur (niveau 3) is. In 2018 bezocht dr. Wittfoth de conferentie Reden Reicht Nicht ('Praten is niet genoeg') in Bremen. Tijdens deze jaarlijkse conferentie komen neurowetenschappers vanuit de hele wereld bij elkaar. Ze wisselen dan van gedachten over manieren om naast de standaard cognitieve therapie verlichting en troost te bieden aan mensen die lijden aan een depressie en andere psychische en emotionele aandoeningen.

De onderzoekers waren geïnteresseerd in de vraag of de methode misschien gebruikt kan worden voor mensen die emotioneel geblokkeerd waren, omdat je met de methode de neurale activiteit in de hersenen kunt vergroten. Wil je weten wat er op de hersenscans te zien was? Uit de scans bleek dat de hersenen van de patiënten tijdens de ademhalingsoefeningen oplichtten als een discobal. Het bloed stroomde overal naartoe. Zoals we al hebben gezien, zorgt de methode ervoor dat er meer bloed naar de hersenen stroomt, waardoor de neurale activiteit tot stand komt die nodig is om geestelijke stoornissen te voorkomen of te verbeteren. Hier moet nog steeds officieel onderzoek naar worden gedaan, en we moeten ook nog meer te weten komen over de werking van de hersenen, maar dit was in ieder geval al een zeer bemoedigende bevinding. Als we echt in staat zijn om depressie om te keren of aanzienlijk te verlichten zonder dat daar medicijnen voor nodig zijn, kunnen we overal ter wereld de manier waarop de geestelijke gezondheidszorg wordt beoefend fundamenteel veranderen. Ik overdrijf niet. Sta er maar eens even goed bij stil.

Natuurlijk gaat het onderzoek gewoon door en ontwikkelt het zich verder. Dit is een spannende tijd voor ons, en ik zie de toekomst zonnig tegemoet. Als je dit leest, is de kans groot dat we ondertussen alweer meer wetenschappelijke inzichten hebben opgedaan over de heilzame effecten van de methode. Daar twijfel ik geen moment aan.

In Nieuw-Zeeland zijn Stacy Sims en (Chris) Martyn Beaven op de School of Health van de Waikato University begonnen met een onderzoek (dat vanwege geldgebrek inmiddels op de lange baan is geschoven) om te bepalen hoe effectief de methode is voor de behandeling van endometriose. Endometriose is een vaak pijnlijke aandoening waarbij weefsel dat lijkt op het weefsel dat normaal gesproken aan de binnenkant van de baarmoeder van een vrouw groeit, op plekken buiten de baarmoeder groeit. Naast de pijn die met deze aandoening gepaard gaat, worden endometriosepatiënten vaak onvruchtbaar. Volgens de Mayo-kliniek heeft een derde tot de helft van de vrouwen die aan endometriose lijden moeite om zwanger te worden.[7]

Het onderzoek in Waikato zal gebaseerd zijn op overtuigend anekdotisch bewijs dat het ontstekingsremmende effect van de methode niet alleen de pijn van endometriosepatiënten kan verlichten, maar ook de kans op zwangerschap kan vergroten. Ik noem dit onderzoek en al die andere onderzoeken niet om mijn ego te strelen of om te zeggen: 'Ik zei het toch.' Ik probeer je ook niet meer te overtuigen, want als je het boek tot hier hebt gelezen, is de kans groot dat je al heel anders bent gaan denken over wat er allemaal mogelijk is. Je bent een moderne gladiator. Je schild is de methode, en je zwaard is de waarheid. Ik hoop dat je de dingen die je in dit boek leest goed laat bezinken en de boodschap zult verspreiden. Dan werk je mee aan het vervullen van onze missie. Als je met andere mensen over de methode praat, vooral als het conservatief ingestelde mensen zijn, is het belangrijk dat je aangeeft dat alles wetenschappelijk is onderbouwd en dat er voortdurend onderzoek naar de methode wordt gedaan.

Deze onderzoeken wijzen allemaal in dezelfde richting. Ze tonen aan dat we veel meer invloed op fysieke en psychische aandoeningen kunnen uitoefenen dan we ooit voor mogelijk hebben gehouden. Er staan nog veel meer onderzoeken op de agenda, maar ik vraag me af hoeveel we er nog moeten publiceren voordat de gevestigde wetenschappelijke orde onze bevindingen erkent. Ik kan me niet voorstellen dat artsen die dit soort bevindingen onder ogen krijgen er niet voldoende door worden geïntrigeerd om zich er verder in te verdiepen. Je kunt dit niet zomaar wegwuiven op basis van een kleine steekproef, of door mij af te doen als een vreemde snuiter. Zou het kunnen dat een andere vorm van geneeskunde, een vorm die hun aannames op de proef stelt en die niet afhankelijk is van de farmaceutische industrie, een bedreiging voor hen vormt? Zou het kunnen dat zij de methode zien als iets wat tegen hun commerciële belangen ingaat? Ik denk natuurlijk liever niet zo. Ik wil heel graag geloven dat we allemaal hetzelfde doel nastreven, dat we samen kunnen werken in het belang van de mensheid. Is dat niet de kern van de Eed van Hippocrates die alle artsen moeten afleggen?

Maar zijn we gericht op genezing, of op het gebruik van medicijnen? Dat is mijn vraag. Als we gericht zijn op genezing, laten we dan aan de slag gaan. We hebben alle gegevens die we nodig hebben. Laten we beginnen. Het doet me denken aan de uitdrukking 'ze probeerden ons te begraven, maar ze wisten niet dat we de zaden waren'. De waarheid van wat wij doen kan niet begraven worden. Vroeg of laat zullen deze zaden tot bloei komen. Dat kun je niet onder controle houden of onderdrukken, omdat het vrij is. Het gaat niet om mij. Ik ben slechts de boodschapper. Het gaat om de wetenschap. En ik nodig elke twijfelaar, elke scepticus in de medische wereld uit om *mijn ongelijk te bewijzen*. Ik ben niet bang voor kritiek. Nee, integendeel: ik denk dat kritiek de diamant van de waarheid polijst. De waarheid staat aan onze zijde, en in de ideeënstrijd waarin we verwikkeld zijn is dat wapen sterk genoeg.

10 Een dag uit het leven van The Iceman

Ik heb zes kinderen. De vier oudste komen uit mijn eerste huwelijk en werken met mij samen. Enahm is nu 37, Isabelle is 35, Laura is 33 en Michael 32. Ze werken elke dag met mij samen, en dat ervaar ik als een eer. Het is een voorrecht om met je kinderen te mogen werken. Toen ze klein waren en ik ze naar de basisschool bracht en ophaalde, wilden ze dat ik me normaal gedroeg, maar ik moest natuurlijk zo nodig de handstand op het schoolplein doen en 's winters kwam ik in T-shirts opdraven. De andere ouders zagen me zo bezig en zeiden: 'Moet je hem zien! Die vent is helemaal gek!' En dat was nogal gênant voor de kinderen. Maar nu is alles anders, ze zetten zich voor dezelfde missie in. Ze zien elke dag zieke mensen weer beter worden. Niet één of twee, maar tientallen, honderden, ik weet niet hoeveel.

Daarnaast werken er nog zes mensen op kantoor, dus we zijn in totaal met z'n elven. Ik ben zo dankbaar dat ik het niet meer in mijn eentje hoef te doen. Ik was zo gewend om als het zwarte schaap te worden gezien, de dorpsgek. Wat een zegen is het toch om meer mensen met een goed hart aan boord te hebben. En samen met mijn partner Erin heb ik een prachtige, mooie, gekke, ondeugende kleine peuter van twee. Hij straalt een bijna mystieke schattigheid uit als hij met zo'n gezicht rondloopt. Dan smelt ik gewoon. Ik, The Iceman. Als ik bij hem ben, smelt ik helemaal weg. Ik houd zoveel van hem.

Ik heb ook een zoon die ik al een hele tijd niet heb gezien. Hij is nu achttien jaar oud. Mijn breuk met zijn moeder heeft me diep geraakt. Ik was er behoorlijk kapot van. Het lukte me wel om de dingen te doen die ik moest doen, zoals de wereldrecordpogingen en zo, maar het wierp absoluut een grote schaduw over me. Inmiddels heb ik er op een bepaalde manier vrede mee leren hebben. Ik heb de liefde weer gevonden, en ik ben niet alleen gezegend met mijn eigen familie, maar ook met een grotere familie. Ik vind de gemeenschap die we opbouwen fantastisch. Ik houd van het leven in het algemeen, om eerlijk te zijn ben ik er gek op, maar deze dingen zijn de kersen op de taart. Ik ben gezegend met een heleboel kersen. Mijn leven is niet altijd gemakkelijk geweest, en ik weet heel goed wat pijn is, maar ik ben gelukkig. Gelukkiger dan dit ben ik nog nooit geweest. Dat meen ik.

Maar er is nog veel werk aan de winkel, want er is veel ellende in de wereld. Samen met wetenschappers zijn we hard op weg om te laten zien dat het menselijk lichaam en de geest in staat zijn om heel bijzondere dingen te doen, en dat de methode de weg daarnaartoe is. De meeste mensen denken nog steeds dat ziekten en aandoeningen, zowel lichamelijke als psychische, normaal zijn of nog erger: onvermijdelijk, en dat we machteloos staan en er zelf niets aan kunnen doen. Maar ziekten zijn niet normaal, en je kunt er wel degelijk zelf iets aan doen. Dat kunnen we, zeg ik je. We kunnen ons DNA veranderen, we kunnen toegang krijgen tot de diepst gelegen delen van ons brein, en we kunnen ons immuunsysteem, ons lymfesysteem en ons zenuwstelsel bewust beïnvloeden. We hebben auto-immuunziekten verholpen, sportprestaties verbeterd, en nog veel meer. We hebben het bewezen. En nu is het mijn taak om de boodschap te verspreiden.

Ik blijf trouw aan mijn missie, en ik geloof in de kracht ervan, maar ik ben niet dogmatisch. Ik ben geen puritein. Integendeel, ik geloof dat je het leven moet leiden zoals het voor jou goed voelt. Onze intuïtie en onderbuikgevoelens zijn te lang onderdrukt geweest door dogma's en leerstellingen. Recent wetenschappelijk bewijs wijst uit dat we veel meer controle hebben over onze stress en ontstekingen, onze stemming en emoties dan we dachten. We kunnen meer verantwoordelijkheid nemen en zelf bepalen wat wel en niet goed voor ons is. Je zou ons kunnen zien als een computer die moet worden gereset.

Ik was vijf jaar alleen nadat ik Olaya verloor, zonder partner. Was ik eenzaam? Natuurlijk, en ik voelde veel verdriet, maar ik had vier kinderen. Ik had geen tijd om eenzaam te zijn. Ik zette de wekker om vier uur en deed een uur lang mijn ademhalingsoefeningen om mezelf van binnenuit te reinigen, om te rouwen. Als je vier kinderen hebt, ben je bij hen, niet ergens anders. Dankzij de methode had ik de energie om er voor hen te zijn. Ik voelde me elke ochtend als herboren, klaar om de dag met gemak en vreugde en een gevoel van openheid tegemoet te treden. De methode traint je om flexibel in het leven te staan.

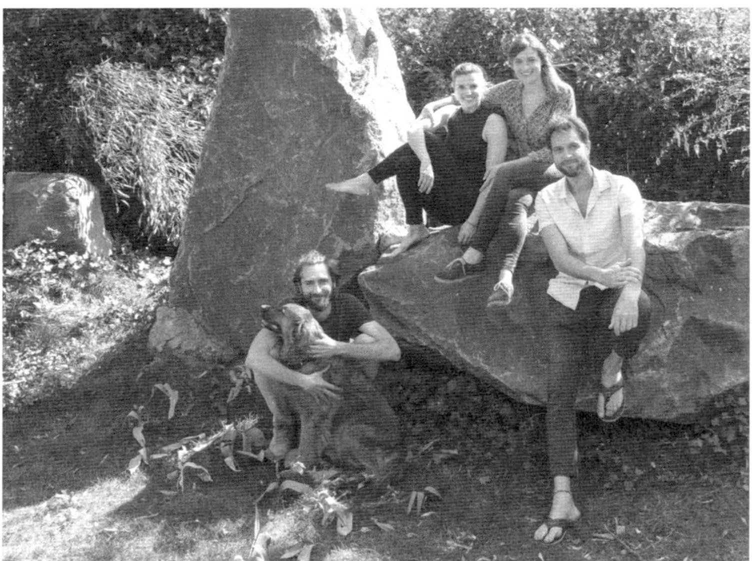

Het is een enorm voorrecht om elke dag met mijn vier oudste kinderen samen te werken. Dit zijn Enahm, Isabelle, Laura en Michael

Het klinkt misschien tegenstrijdig, maar degenen die echt controle over zichzelf hebben, zijn het meest vrij. Daarom denk ik niet zoveel na over wat ik doe; ik doe het gewoon. Ik maak gebruik van de energie van het universum en overstijg mijn ego. Ik laat los. Ik zorg ervoor dat ik de aanwezigheid van mijn ziel voel en dat ik die aanwezigheid uitstraal door middel van oprechte dankbaarheid en geluk. Dat doe ik elke dag. Daardoor kan ik er elke dag zijn voor mijn familie, mijn dieren en alles en iedereen die met de missie te maken heeft. Een man met een missie is vanbinnen, dus op spiritueel niveau, altijd wakker, zodat hij anderen kan helpen. Dat is wat ik elke dag doe. Alles wat ik doe, doe ik in dienst van mijn missie, maar toch ben ik vrij.

Ik wil hetzelfde voor jou en voor iedereen die me op deze reis vergezelt. Dit boek maakt daar deel van uit, en dat geldt ook voor alle andere dingen die ik doe om mijn boodschap te verspreiden. Het leven is krankzinnig en mooi en vol met kansen, en die grijp ik elke dag aan. Podcasts. Documentaires. Tijdschriftartikelen. Het maakt niet uit wat ik ervoor moet doen, ik doe het gewoon.

Hoe meer de boodschap wordt verspreid, hoe groter de kans dat wetenschappers ook aan mijn deur kloppen. Van Melbourne tot Hannover, van Los Angeles tot Michigan, tot hier in Nederland, verdiepen wetenschappers en onderzoekers zich in de methode, doen allerlei tests en publiceren hun bevindingen. Ik houd van wetenschap en verwelkom hun onderzoeken. Ik verwelkom zelfs de sceptici (*vooral* de sceptici!) omdat zij de waarheid bevestigen van wat wij doen.

Ik verkondig maar één waarheid, geen vermoedens, en ik verkoop geen kletspraat. Het is mijn missie om de liefde te delen, om het licht te delen en oplossingen aan te reiken, niet alleen om anderen te helpen maar ook om de problemen van het verleden op te lossen. Ik denk dat het de hoogste tijd is dat we wakker worden en zeggen: 'De onzin uit het verleden heeft zijn langste tijd gehad omdat we er nu een einde aan maken. We staan op. We hoeven niet meer op die manier te leven.'

We zijn hier en nu, levend en wel, en we kunnen zelf de stroom van ons leven bepalen. Die stroom is een elektrische stroom, het is wie we zijn, wat we zijn. Ik ben me daar elke dag opnieuw bewust van en dat motiveert me enorm. Mensen zijn zo in de war, ze zitten zo verstrikt in hun gedachten, dat ze zichzelf in de weg staan. Ze weten niet eens dat ze hun eigen licht blokkeren. Maar ik zeg: wees gewoon blij, sterk en gezond. De rest is bullshit. Het verwart je geest. Het is tijd om los te komen van dat alles, het is tijd dat onze geest tot bloei komt en in al zijn pracht en praal tot uitdrukking komt.

Mensen laten zien hoe ze zich met hun licht kunnen verbinden is een belangrijk onderdeel van mijn dagelijkse bezigheden, maar daarnaast ben ik natuurlijk bezig met ademhalen. Ik word *high on my own supply*, zoals ik het in het Engels zeg. Ik gebruik mijn eigen voorraad om me goed te voelen. Maar het is ook jouw voorraad, weet je nog wel, want we zijn allemaal met elkaar verbonden. Ademen verandert de constructie van je cellen, de moleculaire structuur. Het verandert alles. Het brengt licht, het creëert de juiste biochemie in het lichaam om het licht te laten verschijnen. De ademhaling markeert het begin van het leven, en zal je de weg naar gezondheid en geluk wijzen. Dat weet ik omdat het bij mij zo is gegaan, en ook bij de andere mensen die de methode hebben beoefend en beoefenen. Je zult wel denken dat ik vaak in herhaling val, en dat is misschien ook wel zo. Maar dat kan me niets schelen. Herhaling is de beste leermeester, en ik blijf lekker op dezelfde trommel slaan.

Get high on your own supply

Mensen vragen me vaak wat ik van wiet vind. Ik vind wiet geweldig. Cannabinoïden hebben veel heilzame effecten. Maar als je high kunt worden van je eigen voorraad, is dat veel beter, vind je niet? Dus hoewel wiet ook goed is, gebruik ik liever mijn ademhaling en de kou. We hebben wetenschappelijk aangetoond dat het endocannabinoïde systeem bewust kan worden geactiveerd. Doe het ademhalingsprotocol en verwelkom de kou in je leven. Dan krijg je toegang tot de endocannabinoïden in het diepst gelegen deel van je hersenen. Daar bevindt zich de beste wiet: in jezelf. Je kunt hem in je eigen geest kweken.

's Ochtends sta ik op en doe ik mijn ademhalingsoefeningen. Ik doe ze niet omdat ze *goed voor me zijn*, wat natuurlijk wel zo is, maar omdat ze *goed voelen*. Daarom *wil* ik ze doen. En vlak daarna neem ik een koude douche, of een ijsbad als dat mogelijk is. Ik vind het fantastisch, en ik sla nooit een dag over, zelfs niet als ik onderweg ben. De combinatie van het ijsbad en de ademhaling zet een enorme hoeveelheid metabole processen in het lichaam in gang. Ik blijf net zolang in het koude water tot ik een diepe rust ervaar, die voortkomt uit volledige aanpassing aan mijn omgeving. Ik ben helemaal rustig, kijk een beetje om me heen, en ben me aan het opladen. De metabole processen in mijn lichaam worden sterk gestimuleerd, omdat het zijn best moet doen om de kou te kunnen weerstaan. Dit geeft me het gevoel dat ik leef, en ik ervaar heel sterk dat ik echt aanwezig ben. 'Ik ben hier.' Dat weet ik allemaal, dus ik doe het gewoon, en het voelt geweldig. Als ik uit het water kom, spring ik niet direct onder een warme douche of iets dergelijks. Nee. Ik laat het lichaam werken. Het is verbazingwekkend waartoe het lichaam in staat is, wat het kan doen. Alle metabole activiteit en biochemische processen die dan plaatsvinden zijn het lichaam aan het klaarstomen voor een optimale functionaliteit. Alles werkt. Ik doe wat rekoefeningen, wat splits, wat evenwichtsoefeningen. Ik ben in de zestig, en ik kan nog steeds mijn hele lichaamsgewicht op één arm dragen en in balans houden. Dat lijkt misschien indrukwekkend, maar ik weet nu al dat ik over tien jaar, als ik in de zeventig en dus bejaard ben, nog steeds allerlei records zal proberen te vestigen en daarin zal slagen, zoals ik dat altijd al heb gedaan.

Weet je waarom? Omdat we, net als konijnen in de natuur, gebouwd zijn om dingen te presteren. Er zijn geen bejaardentehuizen voor konijnen. Het zijn zoogdieren, net als wij. En konijnen die op leeftijd zijn, kunnen nog steeds vluchten, vechten, voedsel vinden en paren. Dat is hun natuur, en wat hebben ze nog meer? De natuur heeft konijnen allerlei vaardigheden gegeven om te kunnen overleven, en die vaardigheden zitten van nature ook in ons. We zijn gebouwd om te overleven en te gedijen, dus ik denk dat ik dat ga doen tot ik doodga. Tot de dag waarop ik sterf, zal ik kunnen vluchten, vechten, voedsel vinden, de kou weerstaan, met mijn emoties omgaan en de liefde bedrijven. Is dat allemaal mogelijk? Vechten, vluchten, blokkeren, eten en seks hebben? Ik denk het wel, en ik vind het geweldig. Dat is wie we zijn. We zijn geen holle vaten die naar een klein schermpje in onze hand zitten te staren. We zijn geen lethargische bankhangers die naar een voetbalwedstrijd zitten te kijken. Hoe voel jij je? Ik voel me verdomd goed! Ik kies ervoor om mijn leven elke dag zo te leven.

Wat er ook voor nodig is, ik wil voelen dat dit lichaam mij dient. Dus ik doe mijn splits, hang aan één arm, balanceer op of hang aan één vinger. Mijn middelvinger, natuurlijk. Dat wereldrecord heb ik nog steeds in mijn bezit. In februari 2003 hing ik aan een touw dat aan twee luchtballonnen was bevestigd. We zaten op een hoogte van ruim anderhalve kilometer, en het was erg koud. Ik droeg geen shirt, en ik kon mijn vinger, mijn ledematen, niet meer goed bewegen. Maar toch hing ik daar 23,5 seconden als een of andere gek aan mijn middelvinger. Het werd op tv uitgezonden, en je kunt het filmpje nog steeds op YouTube vinden.[1] Ik heb die stunt en een heleboel andere gekke dingen met dit lichaam kunnen doen. Het is echt fantastisch. Maar zelfs als een stunt gevaarlijk is, wat vaak het geval is, heb ik altijd het gevoel dat ik alles onder controle heb. Misschien wel juist dan. En dat geeft me een gevoel dat intenser is dan welke waaghalzerij ook. Net als het koude water, geeft het me het gevoel dat ik echt leef.

Als je eenmaal aan dat gevoel hebt mogen proeven, ga je ernaar verlangen. Dan jaag je het na. Je kunt er geen genoeg van krijgen. Dan ben je een man met een missie, die nooit slaapt, altijd beschikbaar is, en altijd alert is. Elke dag, hoelang het ook duurt.

WMH-protocol: ijsbaden nemen en het koude water ingaan

In de natuur de kou ingaan is het lekkerste wat er is. En een ijsbad nemen is een geweldige manier om aan jezelf te laten zien waartoe je in staat bent. Om de kou thuis of in de natuur tot een vriend te maken, kun je deze stappen volgen:

1. Zoek eerst iemand met wie je dit samen kunt doen. IJsbaden en het koude water ingaan zijn veiliger en leuker als er iemand bij is.
2. Bereid je voor door één of twee rondes van de basisademhalingsoefening te doen terwijl je het koude water visualiseert. Welk gevoel zal het je geven? Stel je voor hoe je het water ingaat, of het nu een badkuip is of een meer, en hoe je je voelt als je dat doet. Programmeer je geest door tegen jezelf te zeggen dat je het kunt.
3. Ga met vertrouwen het water in en haal rustig en diep adem. Concentreer je op je ademhaling. Verwelkom de kou. Laat je door de kou meenemen naar de diepere lagen van jezelf. Doe de WHM-basisademhalingstechniek NIET als je in het water bent. Doe in plaats daarvan lange, bewuste uitademingen om je adem in een gecontroleerd, stabiel ritme te brengen. Adem diep in door de neus en probeer te ontspannen. Probeer er op de uitademing een lange 'Hummmmm' uit te laten komen.
4. Blijf als je uit het water komt je aandacht op je ademhaling en diepste wezen richten. Warm jezelf weer op door in de paardenstand te gaan staan en blijf met je aandacht naar binnen gericht. (Zie pagina 163.)

De kou is onze warme vriend, onze spiegel en onze leraar. Hij kan ook gevaarlijk zijn. Wanneer je je blootstelling aan de kou uitbreidt door in een ijsbad of open water te stappen, is dat een intense ervaring. Als je een ijsbad of een koude duik wilt proberen, zorg er dan voor dat je veilig en verstandig te werk gaat. Om op een grondige manier te leren hoe je jezelf op een veilige manier aan de kou kunt blootstellen, kun je terecht op wimhofmethod.com en je inschrijven voor een van onze cursussen of workshops.

11 Bevrijd je van je voorouderlijke last

We dragen allemaal een voorouderlijke last in onze genetische code met ons mee. In 2018 publiceerden drie leden van het Economics of Aging Program van het National Bureau of Economic Research in Cambridge een onderzoeksartikel in de *Proceedings of the National Academy of Sciences of the United States of America.* Uit dit artikel bleek dat de zonen van mannen die tijdens de Amerikaanse Burgeroorlog krijgsgevangenen waren geweest, een veel grotere kans hadden om vroegtijdig te sterven dan de zonen van soldaten die geen krijgsgevangenen waren geweest, hoewel beide subgroepen van nakomelingen pas na afloop van de oorlog werden geboren. Dus de mannen uit de eerstgenoemde groep konden niet direct zijn beïnvloed door de gevangenschap van hun vader.[1]

Dankzij onderzoek van toponderzoekers weten we al meer dan tien jaar hoe ons DNA er onder de microscoop uitziet, maar nu hebben we een manier gevonden om dat DNA met ons bewustzijn te beïnvloeden. Dit heet *hormese* (of hormetische stress). Hiermee wordt een verschijnsel beschreven waarbij een stof of een in het milieu aanwezig agens waarvan bekend is dat het in grotere hoeveelheden schadelijk is, een stimulerend en gunstig effect op levende organismen heeft wanneer de hoeveelheid ervan gering is. Levende cellen passen zich aan deze stoffen (of stressoren) aan, waardoor ze hun gesteldheid en functionaliteit positief beïnvloeden.[2] Dit is iets wat we bewust kunnen doen, met als gevolg dat we de structuur van onze oercellen door middel van een specifieke intentie kunnen veranderen.

Dr. Pierre Capel is emeritus hoogleraar experimentele immunologie aan de Universiteit van Utrecht. Zijn onderzoek naar DNA, celstructuren en de biochemische relatie tussen DNA en ziekten heeft tot veel nieuwe wetenschappelijke inzichten geleid in hoe ons lichaam reageert op en zich aanpast aan omgevingsstressoren. Na het bekijken en analyseren van de resultaten van onze experimenten in het Radboudumc, heeft dr. Capel mijn bewering bevestigd dat wij de eersten waren die een directe, bewuste invloed op het autonome zenuwstelsel, de cel, ons DNA en de genexpressie hebben aangetoond. Voorheen dacht men dat genexpressies, die verwijzen naar het proces waarbij de instructies in ons DNA worden omgezet in een functioneel product, zoals een eiwit, niet bewust konden worden beïnvloed. Maar toen het ons eenmaal lukte om invloed uit te oefenen op het autonome zenuwstelsel – zoals we hebben aangetoond in het Radboudumc-experiment en het experiment aan de Wayne State University – lieten we zien dat een opeenvolging van chemische processen kon resulteren in verschillende, onverwacht positieve genexpressies. We toonden aan dat het mogelijk was om een negatieve reactie op een schadelijk toxine te onderdrukken en het immuunsysteem bewust te reguleren. Wellicht kunnen we onze genexpressies ook beïnvloeden door transcriptiefactoren (die het DNA omzetten in RNA) te activeren, evenals andere eiwitten die niet op een andere manier beïnvloed kunnen worden. Als dat inderdaad zo blijkt te zijn, kunnen we transcriptiefactoren bewust op een positieve manier reguleren. Deze transcriptiefactoren hebben honderden, zo niet duizenden potentiële genexpressies.

Natuurlijk was dit een openbaring voor onderzoekers als dr. Capel en, naar ik hoop, ook voor de bredere wetenschappelijke gemeenschap. Want als we in het hier en nu genexpressies bewust kunnen beïnvloeden, zouden we in potentie ook de expressie van genen kunnen beïnvloeden die door onze voorouders via het DNA aan ons zijn doorgegeven. Dat lijkt misschien vergezocht, maar die invloed heeft in termen van ziektepreventie (denk aan genetische markers) en de behandeling van ziekten, om nog maar te zwijgen van andere erfelijkheidsfactoren, onbeperkte toepassingsmogelijkheden. Hiervoor is natuurlijk meer onderzoek nodig en we moeten nog veel leren over hoe we dit ethisch en verantwoord kunnen doen. Maar als we de DNA-transcriptie kunnen veranderen die in vorige generaties heeft plaatsgevonden, kunnen we ons genetische lot veranderen.

In Amerika bestaat het zogenaamde Seventh Generation Principle, dat is gebaseerd op een indiaanse filosofie. Volgens deze filosofie leiden de beslissingen die we nu nemen over zeven generaties tot een duurzame wereld.[3] We hebben de technologie waarmee we ons DNA kunnen analyseren en tot elf generaties terug kunnen kijken. Zo kunnen we zien hoe ons DNA zich gedurende al die generaties in onze genen en al hun genexpressies heeft gemanifesteerd.[4] Deze technologie wordt nu op verschillende interessante manieren gebruikt en geanalyseerd. Dit heeft voor allerlei gebieden implicaties, variërend van antropologie tot economie, maar ik vind deze technologie vooral interessant omdat zij tot meer inzicht in de genetica leidt. In theorie kunnen we deze technologie gebruiken om een einde te maken aan alles wat op een negatieve manier in onze genen is opgeslagen, en om het licht en de levenskracht terug te krijgen die ons gedurende de afgelopen generaties zijn afgenomen. We kunnen dit licht en deze levenskracht dan naar een nieuw medium kanaliseren, een nieuw lichaam. Dan heb ik het dus over jou!

Wanneer wij ons DNA in positieve zin veranderen, worden de genen die wij aan toekomstige generaties doorgeven een voorouderlijk geschenk aan hen in plaats van dat ze een last voor hen vormen. En door ons te ontdoen van het negatieve, kunnen we ook invloed uitoefenen op het verleden en degenen die voor ons kwamen bevrijden van de pijn, het trauma of de ziekte die ze zelf van hun voorouders hebben geërfd en aan de volgende generaties hebben doorgegeven, en hen zegenen. De inheemse volkeren –

onze voorouders – wisten het. Wij kwamen met onze westerse, koloniale geest, waarbij we de mensen die vreedzaam in harmonie met de natuur leefden, afwezen als domme, primitieve mensen. We namen hun land in beslag en probeerden ze klein te krijgen, vanuit een vals gevoel van superioriteit. Maar nu is het tijd dat we ons weer met de aarde verbinden en zelf weer inheems worden. En we hebben de kennis en technologie om goed te maken wat we de geesten van het verleden hebben aangedaan. Dat kunnen we hier en nu doen. Het is tijd dat we ons bewust worden van onze ware natuur, de natuur van bevrijding. Zo kunnen we ervoor zorgen dat *dat* ons geschenk aan de komende generaties zal zijn.

Ik denk dat het mogelijk is om terug te gaan naar de oorspronkelijke toestand van de cel, dus die van 3,77 miljard jaar geleden. De oorspronkelijke cel blaakte van gezondheid, en die cel zit nu nog steeds in je lichaam, in alle levende wezens. De energie van de dinosauriërs, van alle uitgestorven dieren, is niet van deze wereld verdwenen, maar is alleen maar van vorm veranderd. Die cellulaire bouwstenen zijn in ons lichaam aanwezig, en wij kunnen ze 3,77 miljard jaar later tot hun oorspronkelijke vorm herstellen. Het is bijna niet te geloven, maar via de microscoop kunnen we zien dat de cel, de oercel, werd beschermd door eiwitten die door moleculair biologen 'chaperonne-eiwitten' worden genoemd. Deze cellen hadden deze bescherming nodig omdat men denkt dat ze in zeer zuur en zeer heet water werden 'geboren'. Dankzij de beschermende eiwitten konden de cellen deze extreme omstandigheden weerstaan. Tegenwoordig leven we in een comfortabel kunstmatig klimaat waarin onze cellen niet meer gestimuleerd worden door kou, hitte of druk. Buiten de bubbel van dat kunstmatige klimaat zijn die gevaren er natuurlijk nog wel, maar omdat we er zelden mee in aanraking komen, werken de chaperonne-eiwitten die onze cellen beschermen niet meer zoals vroeger.

Ik geloof dat we met mijn methode een manier hebben ontdekt om deze eiwitten en daarmee ook de oorspronkelijke toestand van de cel te herstellen, waardoor de gevolgen van dingen die genetisch gezien verkeerd zijn gegaan teniet worden gedaan. Hierdoor worden ons lichaam, onze geest en onze ziel bevrijd van een meerdere generaties durende onnatuurlijke conditionering, die tot ziekte, depressie en een onevenwichtige relatie met de natuur heeft geleid. Dit is niet een of ander abstract idee. We kunnen de geesten van het verleden bevrijden. We kunnen onszelf en daarmee ook de geesten van onze voorouders bevrijden van hun eigen genetische belasting. Dat klinkt waarschijnlijk als een soort hippieonzin, maar het is wel degelijk gebaseerd op wetenschap. Onze voorouders hadden gelijk.

Meerdere eeuwen van kolonisatie, uitbuiting, vervuiling en ongevoeligheid hebben hun tol geëist van het collectieve bewustzijn van de mensheid, maar we zullen toch echt in harmonie met de natuur moeten leven als we in dit of een ander leven echt gelukkig en gezond willen zijn. We beginnen ons net bewust te worden van wat er in onze genen geprogrammeerd is en hoe we de code kunnen bewerken. Ik hoop dat we door middel van toekomstig onderzoek kunnen aantonen dat we in staat zijn om de cel tot de zuivere energie van zijn oorspronkelijke toestand te herstellen, tot een cel die als een fysieke entiteit licht ontvangt, de ziel ontvangt. Klinkt een beetje vergezocht zeker? Dat geef ik ook wel toe. Maar het is jouw ziel, jouw licht. Wat ga je ermee doen?

Je kunt maar beter op dit paard springen want het dendert in galop door, en het is sneller dan jij. De wetenschap zal ons moeten inhalen, maar over niet al te lange tijd hebben wij het bewijs al. Zoals ik al zei, de wetenschap is soms zo traag als een schildpad, maar we hebben geen geneticus nodig om de mogelijkheden van deze ontdekkingen te zien. Wie ben jij? Wat ben jij? Je kunt je de kracht van je eigen geest toe-eigenen, en je lot in eigen hand nemen. Dus wat ga je doen?

Professor Capel werkt al meer dan veertig jaar aan het front van het DNA-onderzoek. Hij is een autoriteit op dit gebied, en in zijn nieuwste boek, *Het emotionele DNA*, combineert hij de magische wereld van gevoelens met de moleculaire biologie. Hij legt uit welk effect gevoelens op onze gezondheid hebben en hoe we ze bewust kunnen beïnvloeden.[5] Volgens dr. Capel 'bestaan' gevoelens niet, maar komen ze op een gegeven moment tevoorschijn. Maar waar komen ze dan vandaan? In ons DNA kunnen vroegere emoties opgeslagen liggen, zelfs die van vorige generaties, omdat we onze genen van onze voorouders erven. Soms komen die oude emoties in ons bewustzijn en willen ze als het ware bevrijd worden. De indianen gaan er ook zo mee om. Zij weten dat oude geesten ons op deze manier bezoeken, dus via onze emoties. Sceptici doen dit natuurlijk af als onzin, als een of andere hippienonsens, maar zij hebben het toch echt mis. Ik zie heel vaak mensen die dit soort ervaringen hebben.

Eén van deze mensen is Michel Sardon. We waren in Polen, in het kamp waar ik mijn winterretraites organiseer. Michel is een lange, knappe man. Van beroep is hij timmerman en docent bouwtechniek. Hij is sterk verbonden met zijn overleden moeder. Hij is een grote, sterke man, maar hij onderdrukte zijn emoties. Na een paar dagen trainen ging hij met onze groep de Śnieżka op, wat inmiddels een vast onderdeel van onze winterretraites is geworden. We naderden de bergkam die de grens tussen Polen en Tsjechië markeert, en er stond veel wind. Op een gegeven moment werd het hem te veel. Hij is een sterke, knappe man die altijd alles onder controle heeft (leraar hè), maar de wind brak hem. Ik noem het 'de zweep' omdat hij flinke klappen uitdeelt, en dat gebeurde ook bij Michel. Zijn lichaam schudde ongecontroleerd, en ik moest hem over de grens naar een oud douanekantoor brengen en een halfuurtje in mijn armen houden om hem terug in het hier en nu te brengen. Uiteindelijk gingen we samen de berg af, en toen we weer beneden waren, zei hij: 'Ik heb de hele weg met mijn moeder gepraat.'

Michel was bevrijd en gelukkig. Later die dag speelden we een potje voetbal. Maar dat moment op de berg, overweldigd door deze loskomende emoties en de kracht van de elementen, had niet alleen betrekking op zijn ervaringen in dit leven of op zijn moeder. Het had ook te maken met de voorouders die in zijn genetische code, zijn DNA, 'vastzaten'. Net als bij zoveel andere mensen wist zijn geconditioneerde geest geen raad met die mechanismen, waardoor de ervaring hem emotioneel overweldigde. We zijn ons aangeboren vermogen kwijtgeraakt om emotionele en spirituele harmonie in het hier en nu te brengen. Maar wat is dan het doel van het leven? Ben je hier alleen maar voor je zelfrealisatie? Of draag je ook de verantwoordelijkheid om de geesten te bevrijden van de mensen die als het ware opgesloten zitten in je genetische code, alsof het een kluis is? Zolang we leven, kunnen we bij die kluis komen en de combinatie van de kluis ontcijferen.

Maar hoe serieus moeten we de invloed van emoties op onze gezondheid en ons leven eigenlijk nemen? Soms is het moeilijk om emoties te verwerken of te begrijpen. De mensen die aan onze retraites meedoen zeggen vaak dat ze gezichten zien als ze met de groepsademhaling bezig zijn. Ze herkennen de gezichten niet maar voelen zich er wel diep mee verbonden.

Deze visioenen zijn weliswaar mysterieus, maar ook levensecht. Driedimensionaal. En ik beweer dat ze manifestaties zijn van onze emoties en de toestand van onze lichamelijkheid. Deze gecodeerde, diepgaande genetische expressies komen in ons bewustzijn tot leven wanneer we dieper in onszelf keren. En wanneer dat gebeurt, kunnen we ze bevrijden. Daarna voel je je veel beter omdat je jezelf bevrijd hebt van deze genetische belasting. Je voelt je lichter. Dat is geen abracadabra, het is genetica. Het is wetenschap. Je tikt de combinatie in, opent de kluis en bevrijdt alle geesten die in je DNA opgesloten zitten. Van meerdere generaties. Ik vind het echt ongelooflijk.

Michel is een goed voorbeeld, maar hij is slechts één van de vele voorbeelden. Zo was ik onlangs in Barcelona. Na de groepsademhaling kwam een man huilend naar me toe en zei: 'Je hebt me mijn ziel teruggegeven.' Wat zou jij doen als iemand zoiets tegen je zegt? Deze mensen komen huilend naar me toe. Het zijn prachtige mensen, maar ze hebben veel onderdrukte emoties. De ademhaling maakt iets in hen open. Ze keren diep in zichzelf en geven zich huilend als baby's over aan hun emoties. De gevoelens die ze ervaren overweldigen hen. Ik sla dan gewoon een arm om hen heen en zeg: 'Wees sterk en geef het door, want er zitten nog meer geesten in je opgesloten die je kunt bevrijden. Nu weet je hoe dat moet.'

We leven in een opwindende tijd. Door nieuwe technologische ontwikkelingen krijgen onderzoekers niet alleen steeds meer inzicht in hoe ze DNA-sequenties kunnen manipuleren, maar ook hoe ze door middel van epigenetica functioneel relevante veranderingen in het genoom tot stand kunnen brengen. Daarbij wordt de DNA-sequentie niet veranderd, maar de expressie van het gen.

Dit onderzoek staat centraal in het werk van dr. Elissa Epel. Zij is directeur van het Aging, Metabolism, and Emotion Center van de University of California in San Francisco. Dr. Epel heeft samen met haar voormalige collega aan de UCSF en Nobelprijswinnaar dr. Elizabeth Blackburn in 2017 de *New York Times*-bestseller *The Telomere Effect* (titel van de Nederlandse vertaling: *Jonger worden*) geschreven. De John W. Brick Mental Health Foundation financiert een twee jaar durend goudenstandaardonderzoek onder leiding van dr. Epel. In dit onderzoek probeert ze met haar team te ontdekken hoe het lichaam op cellulair niveau reageert op hormetische stress in relatie tot depressie en de geestelijke gezondheid van mensen.

In het onderzoek volgt Epel drie groepen: een controlegroep die niets doet, een HIIT-groep (*high intensity interval training*) en een groep die de Wim Hof-methode beoefent. Natuurlijk is het een eer om een onderzoeker van het kaliber van dr. Epel de effectiviteit van de methode te laten onderzoeken, en ik hoop dat haar bevindingen onze beweringen nog meer geldigheid zullen geven. We weten dat de methode wonderen doet voor mensen die lijden aan depressies en andere psychische problemen, dat zien we tenslotte elke dag, maar als een vooraanstaand onderzoeker bevestigt wat wij zien, maakt dat onze positie alleen maar sterker.

De Wim Hof-methode en bipolaire stoornis

Ondanks het feit dat ik een beschermde opvoeding heb gehad in een liefdevol gezin, heb ik me vanbinnen nooit zelfverzekerd of veilig gevoeld. Ik was altijd bang en had moeite om me aan te passen aan veranderingen in het leven. Mijn schooltijd was zwaar, zowel op theoretisch als op sociaal vlak. Later in mijn leven vond ik het moeilijk om langere tijd een baan te behouden, en ik dacht (en kreeg te horen) dat dit kwam doordat ik lui was en geen ruggengraat had. Ik worstelde hier jarenlang mee en paste nooit echt in het dagelijks leven of de moderne maatschappij.

Op 42-jarige leeftijd liep ik vast. Ik zag geen uitweg uit de duisternis. Ik vocht al meer dan dertig jaar tegen bipolaire stoornis en het leven was echt zwaar. Toen ik Wim tegenkwam, viel ik letterlijk huilend op de grond, want na dertig jaar had ik eindelijk een manier gevonden om er weer bovenop te komen.

Wim liet me een flikkering van het licht in mijn duisternis zien, en ik greep het vast alsof mijn leven ervan afhing.

Door deze methode in mijn leven toe te passen, kon ik me bevrijden uit mijn isolement, en ook van mijn depressie, pijn en angst. Met behulp van de ademhalingsoefeningen en koude-training kan ik voorkomen dat een depressie overgaat in een manie of andersom. Dat heeft me de tijd gegeven om mezelf te vinden. Externe triggers en negativiteit houden me niet meer in hun greep, omdat ik meer controle over mijn eigen emoties heb. Stap voor stap, en in samenwerking met mijn artsen, hoef ik bijna geen enkel medicijn meer voor mijn psychische stoornis te slikken. En ik leer steeds beter om mijn eigen genezer te zijn door opener en bewuster in het leven te staan.

De Wim Hof-methode is voor mij persoonlijk de zuiverste weg terug naar wie ik werkelijk ben, en door deze weg te bewandelen is het gelukt om van binnenuit sterk te worden, niet meer zo naar anderen te kijken maar juist meer op mezelf te vertrouwen.

Andreas Gustafsson
Stockholm

Maar hoe kan het dat de methode zo goed gebruikt kan worden om ons voorouderlijke trauma op te ruimen? Zoals we al eerder in dit hoofdstuk hebben besproken, beïnvloeden ontstekingen de transcriptiefactoren, die gerelateerd zijn aan de expressie van genen in ons DNA. Met behulp van de methode kunnen we niet alleen ontstekingen onderdrukken, maar ook de chaperonne-eiwitten die de cel beschermen activeren, zodat er geen ongewenste genexpressie optreedt. Daarmee houden de telomerase en telomeren (eiwitten die de uiteinden van de chromosomen tegen beschadiging beschermen) die onze levensduur en levenskwaliteit beïnvloeden, de celprocessen aan de gang. We zijn dus in staat om onze gezondheidsspanne (het aantal jaren dat we gezond, actief en ziektevrij blijven) en de kwaliteit van onze genexpressies te beïnvloeden en een keten van reacties op gang te brengen die onze gezondheid op cellulair niveau positief beïnvloedt.

Als we de expressie van onze genen kunnen beïnvloeden en ongewenste genetische effecten teniet kunnen doen waarvan vorige generaties wel last hadden, kunnen we naar die effecten kijken zoals een psychotherapeut je naar trauma's laat kijken. Zoals dr. Capel betoogde, zijn emoties met ons DNA verweven, waardoor ze dus erfelijk zijn. En net zoals we een emotioneel trauma niet kunnen verhelpen op het moment dat het oplaait, kunnen we alleen van een afstandje onze emotionele erfenis het hoofd bieden, dus niet op het moment dat we deze emoties ervaren. Als we in de psychotherapie afstand tot ons trauma scheppen en het trauma vanaf een afstandje observeren, begrijpen we dat we niet zelf verantwoordelijk zijn voor het misbruik dat we hebben ondergaan, het trauma dat ons is aangedaan en dat ons zo diep heeft geraakt. Alleen dan kunnen we genezen.

Als we onderzoeken en analyseren hoe de expressie van onze genen door de generaties heen heeft plaatsgevonden (nogmaals, we hebben de technologie om elf generaties terug te kijken), kunnen we de fysieke structuur van ons DNA veranderen en ons DNA hier en nu bevrijden van zijn erfelijke trauma. Net als bij psychotherapie is het daarbij belangrijk dat we er vanaf een afstandje naar kijken.

We blijven niet in het trauma hangen en verergeren het niet, maar gaan er vanaf een klinische afstand mee aan de slag, vanuit een gezichtspunt waarbij de emotie zelf niet actief is. Omdat het trauma in het verleden heeft plaatsgevonden, manifesteert het zich niet als angst. En we kunnen onze genen op cellulair niveau herstellen tot hun oorspronkelijke toestand van 3,77 miljard jaar geleden, toen hun expressie nog niet negatief werd beïnvloed door omgevingsfactoren en biologische factoren (in de vorm van ziekte, depressie en andere afwijkingen die in ons DNA zijn opgeslagen). We kunnen onszelf en toekomstige generaties van die last bevrijden. Snap je?

Als je het niet erg vindt, ga ik nog een stapje verder. Als we voor het eerst het koude water ingaan, is dat een schok voor ons systeem. Ons lichaam reageert op een extreme manier waarbij het overlevingsinstinct wordt geactiveerd, oftewel de respons die gerelateerd is aan vechten, vluchten, bevriezen (blokkeren), eten en seks. Daarmee probeert het lichaam zich te beschermen tegen deze extreme omgevingsprikkel. Maar zodra de geest en het lichaam in harmonie met elkaar aan deze nieuwe, extreme omgeving beginnen te wennen, neutraliseren ze de invloed van de kou. En als we regelmatig het koude water ingaan, verandert ons vasculaire systeem geleidelijk. Dit betekent dat er meer bloed naar het dieper gelegen deel van de hersenen stroomt, naar het periaqueductale grijs, waardoor de pijn die gepaard gaat met die aanvankelijke schok wordt omgezet in een aangenaam gevoel.

Op vergelijkbare wijze kunnen we traumatische genexpressies overleven en ze achter ons laten. Trauma ligt net als het koude water buiten onze directe controle. We voelen de impact ervan, onze overlevingsmechanismen worden geactiveerd en we stoppen het weg. Later moeten we dan de consequenties daarvan het hoofd bieden. Of we doen dat niet, en alles blijft netjes weggestopt. Je ouders, grootouders of overgrootouders hebben misschien niet met hun trauma kunnen omgaan, maar hebben het via hun genen doorgegeven. Dan kunnen we onze genen van dat trauma zuiveren en opnieuw beginnen, waardoor al die generaties worden bevrijd. Hun vrijheid leidt ons naar onze eigen vrijheid, die door de ziel wordt weerspiegeld. Het is aan ons om de energie van de ziel te vertalen. De ziel zendt licht uit, elektriciteit. Als je toegang kunt krijgen tot het diepst gelegen deel van de hersenen, maak je verbinding met je ziel. En je weet wanneer dat gebeurt, omdat het gevoel onmiskenbaar is. Trauma's hebben geen invloed op de ziel.

Ademhaling om je stemming te beïnvloeden

In deze oefening trainen we de neurostimulatie van het brein, en maken we er ook gebruik van, om een slecht humeur of depressie te verlichten. Als je hersenen genoeg zuurstof krijgen, ga je je beter voelen. We hebben via fMRI's gezien dat het hele brein als het ware danst wanneer de proefpersonen de ademhalingsoefeningen doen. Je kunt deze oefening op elk gewenst moment doen, maar je kunt er vooral baat bij hebben als je je melancholisch, humeurig of depressief voelt. Forceer niets – voel het!

1. Ga op een veilige, comfortabele plek zitten of liggen.
2. Voel elk deel van je lichaam en probeer het te ontspannen. Observeer en wees je bewust van wat je voelt, ziet en hoort, zonder te oordelen. Wees gewoon aanwezig.
3. Haal twintig keer diep adem. Adem telkens volledig in en adem ontspannen weer uit.
4. Adem bij de laatste ademhaling diep in, houd de adem vast, druk je kin tegen je borst, span je bekkenbodemspieren aan en stuur die spanning via je romp naar je hoofd.
5. Als je een fysiek ongemak ervaart, richt je aandacht daar dan op en observeer alleen maar. Span de spieren in het betreffende gebied aan. Houd je adem maximaal tien seconden in.
6. Adem ontspannen uit en laat daarbij alle spanning los.
7. Herhaal dit twee of drie keer, of totdat je je beter voelt.

Je hoeft geen gevorderde beoefenaar van de methode te zijn om iets aan deze oefening te hebben. Als je volgens de instructies ademhaalt en je hart opent voor de ervaring, kun je binnen twintig minuten een diepe verbinding tot stand brengen. Dat is een van de mooiste aspecten van de methode. Iedereen die dit doet, kan toegang krijgen tot het diepst gelegen deel van de hersenen en bevrijden wat er in zijn of haar lichaam vastzit, zoals blokkades, angsten, remmingen, dus allerlei dingen die de energiestroom belemmeren. We zijn hier in deze fysieke wereld als gevolg van alle generaties die er vóór ons waren. We kunnen hen ook bevrijden, omdat we ze in onze genen met ons meedragen, als een erfenis, of in het geval van een trauma als een last. Meer niet. We bezitten allemaal de middelen om onszelf van al deze opgehoopte trauma's te bevrijden, zowel op fysiek als op psychisch vlak. En nu is het de tijd om dat te doen. We zijn niet alleen in staat om ons eigen geluk, onze eigen kracht en onze eigen gezondheid zeker te stellen, maar ook die van toekomstige generaties. Wat dat betreft staan we op een drempel.

Omdat de ziel eeuwig is, is er geen begin en geen einde, geen tijd of ruimte. Er is alleen de ziel, oneindig en buiten ons begrip, maar toch absoluut aanwezig. De ziel leidt ons terug naar de natuur, naar ons ware zelf. En omdat er geen begin of einde is, is er geen dood. De ziel overstijgt het lichaam en alle materie. In de korte tijd dat we in ons lichaam zitten, kunnen we proberen om inzicht te krijgen in het innerlijke licht dat ons bestaan bepaalt, en zo komen we bij de menigte in ons, om Walt Whitman te citeren. We hoeven de wereld niet te accepteren zoals zij is als zij de ziel niet respecteert.

Dat heb ik altijd al gevoeld, zelfs voordat ik het koude water inging. Ik weet niet wat het precies is, maar ik accepteer al deze ziekten en oorlogen, hongerige kinderen en wreedheid tegen dieren niet. Ik accepteer geen van die dingen. Uitbuiting, ongevoeligheid, is dat het doel van de mensheid? Is dit wat we onze kinderen op school leren? Om deel te nemen aan een systeem dat hebzucht en onwetendheid bevordert? Mooi niet dus. Nee. Om de wereld te begrijpen, moeten we terug naar de natuur. Daarom doe ik extreme dingen met mijn lichaam en geest, maar betrek ik er ook de wetenschap bij. Ik laat zien dat er een andere manier is. Er is een heel scala aan natuurlijke oplossingen voor onze hedendaagse problemen. Er is een uitweg.

Ik ben hier vanwege het licht. Het heeft me naar een missie geleid om de ware aard van de mensheid te onthullen: die is liefde. Het is tijd om ons van die liefde bewust te worden. Het is tijd om ons bewust te worden van een geest die niet gevoelig is voor manipulatie of corruptie, die helemaal van jou is. Hoe bereik je dat? Door te ademen, de kou in te gaan, je bewust te worden, en door een weerspiegeling van je ziel te zijn. Dat bereiken we door het licht te zijn.

Ik bedoel dit niet in abstracte zin. Er zit een logica in. Er zit wetenschap achter. Dankzij het licht van de ziel vinden we in deze gekke wereld ons levensdoel en zien we de zin van ons leven in. Dit doe ik al veertig jaar, maar in veel opzichten heb ik het gevoel dat mijn reis nog maar net is begonnen. Ik wil gewoon direct naar de existentiële kern van dit alles gaan. Ik wil laten zien dat als we het paradigma veranderen, als we ons sterk maken voor een terugkeer naar de natuur, we niet alleen ons eigen geluk, onze eigen kracht en onze eigen gezondheid zeker kunnen stellen, maar ook die van toekomstige generaties.

Wat wil je nog meer?

12 Voorbij de vijf zintuigen

We hebben allemaal het aangeboren vermogen om onszelf zowel van geestelijke als van lichamelijke ziekten te genezen. We hebben het vermogen om alert te zijn, om aanwezig te zijn, alles onder controle te hebben, maar de moderne mens is vervreemd geraakt van zijn ware aard door te verzanden in gedachten, zorgen en stress, die zich in het lichaam in de vorm van ontstekingen manifesteren. We denken dat we de wereld om ons heen onder controle hebben, maar de realiteit is juist het tegenovergestelde. Het leven in onze comfortzone heeft ons zwak gemaakt. Het heeft ons zelfs afhankelijk gemaakt. We zitten in ruimtes van 22 °C en kijken tv terwijl we bewerkt 'troostvoedsel' eten om te ontsnappen aan de stress van ons dagelijks leven die we onszelf hebben opgelegd. En hoewel het best leuk kan zijn om over dingen na te denken, om af en toe je gedachten lekker te laten afdwalen, werkt ons lichaam niet meer goed. Ons immuunsysteem werkt niet optimaal, wat leidt tot ziekte en wanorde in ons lichaam. Onze biochemie is uit balans, en we kunnen niet meer functioneren zoals het bedoeld is. Bovendien zijn veel van onze ziekten psychosomatisch. We maken ons zoveel zorgen dat we er ziek van worden.

Met mijn methode hebben we nu een manier gevonden om terug te keren naar onze natuurlijke staat van zijn. We hebben een manier gevonden om uit het hamsterwiel te stappen en weer verbinding te maken met de natuur in onszelf. Als een soort proefkonijn heb ik de methode ontwikkeld en verfijnd. Daar heb ik extreme dingen voor gedaan: in mijn korte broek de Mount Everest beklimmen, onder het ijs zwemmen, aan één vinger hangen, zonder te drinken een marathon lopen in de woestijn. Dat heb ik allemaal gedaan om te laten zien dat ik niet alleen kon overleven, maar ook de controle over mijn lichaam kon behouden, zelfs in de meest extreme omgevingen en onder de meest extreme omstandigheden. Zo werkt de natuur, ook mijn en jouw natuur.

Vanbinnen zijn we hier en nu allemaal goddelijke wezens. Het licht zit in je, ook nu terwijl je dit boek in je handen houdt. Als je in dit moment aanwezig kunt zijn in plaats van je mee te laten slepen door zorgen en stress, kun je de weg inslaan naar geluk, kracht en gezondheid. Dat zijn de eigenschappen van het licht in jezelf als je het kunt herkennen. Maar als je dat niet kunt (of wilt) en je in plaats daarvan laat leiden door negatieve gedachten en negatieve energie, zul je nog verder vervreemd en losgekoppeld raken van dat licht. En als we op die manier de verbinding met het licht kwijtraken, kunnen we de kracht ervan niet benutten.

De ademhalingstechnieken en geleidelijke blootstelling aan kou zijn zo effectief, dat we ze kunnen gebruiken om zelfs tot de ongeziene wereld toegang te krijgen. Want we hebben zintuigen die op de buitenwereld zijn gericht en we hebben zintuigen die naar binnen zijn gericht. De ongeziene zintuigen zijn nu binnen ons bereik, net als de diepst gelegen delen van de hersenen. Dat klinkt misschien heel zweverig en heel extreem, maar dat is het niet. Er is niets abstracts aan. Het is fysica, het is biochemie, en het is jouw wil, die je een neurologische spier zou kunnen noemen. We leren nu hoe we toegang kunnen krijgen tot onze eigen geest.

Hier komen de drie pijlers van de methode samen. De ademhaling, de blootstelling aan kou en de juiste mindset zijn los van elkaar niet zo krachtig als wanneer je ze combineert. Maar als je door middel van de ademhaling en blootstelling aan kou verbinding maakt met je lichaam, als je je echt toelegt op de methode en er steeds beter in wordt, dan kan deze 'neurologische spier', die 'de wil' wordt genoemd, plotseling zijn mooie werk doen. De wil is je enthousiasme voor het leven en geeft je de energie om te leven. Dat is de kracht van jouw prachtige geest. Alles wordt mooi omdat jij de touwtjes in handen hebt. Waar wil je graag naartoe?

Tot nu toe was de wetenschappelijke consensus dat we geen bewuste toegang tot ons onderbewustzijn hebben. We kunnen er via onze dromen misschien wel een glimp van opvangen, of wellicht via tarotkaarten of astrologie. Maar net zoals bewustzijn een neurologisch ontwaken en een neurologische ontwikkeling vereist – denk bijvoorbeeld aan een kind dat zich eerst bewust wordt van zichzelf en na verloop van tijd leert lopen – zo moet ook het onderbewustzijn wakker worden gemaakt. En wanneer het onderbewustzijn wakker wordt gemaakt en zich ontwikkelt, wordt het bewust. Hoewel het wetenschappelijk onderzoek op dit gebied nog in de kinderschoenen staat, is het belangrijk om in gedachten te houden dat dit geen nieuw of radicaal concept is. Integendeel, het samengaan van het bewuste en het onderbewuste is wat duizenden jaren teruggaat, een soort spirituele erfenis. Verschillende culturen hebben door de eeuwen heen bepaalde praktijken of overgangsrituelen ontwikkeld die ze gebruikten om contact te maken met een waarachtiger gevoel van de werkelijkheid, het gevoel van de ziel. Wat is de ziel? Het is de 'jij' die het denken overstijgt. Het is de natuur zelf.

Misschien heb je weleens korte flitsen van opmerkelijke inzichten ervaren, momenten van diepgaande helderheid. Of misschien heb je weleens een energie in jezelf gevoeld die je niet helemaal kon plaatsen. Dat is je onderbewustzijn dat op de deur van je bewustzijn klopt. Het maakt deel uit van wie en wat jij bent. Om je ermee te verbinden, moet je eerst leren hoe je met je lichaam moet omgaan. En daarna met je geest. Van daaruit kom je in je spirituele lichaam terecht, en uiteindelijk leer je je onderbewustzijn kennen en probeer je de grote vragen van het leven te beantwoorden: waarom ben ik hier? Wat is mijn doel? En als je neurologische spier voldoende ontwikkeld is, zouden al je geestelijke en verstandelijke vermogens klaar moeten zijn om je te dienen. Je zult dan het vermogen bezitten om je geest bewust te gebruiken. Je onderbewustzijn wordt bewust, het ongeziene wordt zichtbaar, en je komt eindelijk in aanraking met al je zintuigen. En op den duur krijg je ook controle over al je zintuigen.

Wist je dat je naast de vijf zintuigen die op je omgeving zijn gericht – ruiken, zien, proeven, horen en voelen (aanraken) – ook nog andere zintuigen hebt? De wetenschap erkent het bestaan van een aantal extra zintuigen, zoals proprioceptie en interoceptie. En hoewel de heersende gedachte is dat we geen bewuste controle over deze naar binnen gerichte zintuigen hebben, hebben we met de Wayne State-studie aangetoond dat het wel degelijk mogelijk is om er met onze geest controle over uit te oefenen.

Mensen zien het zesde zintuig als een vorm van 'buitenzintuiglijke waarneming', zoals het lezen van gedachten of het voorspellen van de toekomst. Maar ik noem het zesde zintuig 'vertrouwen', het absolute vertrouwen in je eigen natuur, je eigen lot, je missie, je doel op deze aarde en daarbuiten. Dit is een buitengewoon krachtig gevoel dat alle twijfel overstijgt en geen ruimte laat voor verwarring. Het is puur licht. Dit licht schijnt in jou. Als je er vertrouwen in hebt, heb je de kracht om de weg van dit licht te volgen.

Het doet me denken aan het oude verhaal uit het hindoe-epos de *Mahabharata*, waarin vijf broers bij elkaar komen voor een boogschietles. De boogschietmeester bindt een houten vis hoog aan een boom boven water vast en vraagt de leerlingen om na elkaar de schiethouding aan te nemen en op het oog van de vis te richten, maar daarbij mogen ze alleen maar naar het spiegelbeeld van de vis in het water kijken. Terwijl de broers één voor één naar voren stappen om hun schot te lossen, houdt de meester ze tegen en vraagt: 'Wat zie je?'

'De lucht, de boom, het water…' zegt de oudste broer voordat de meester hem in de rede valt.

'De tak van de boom, de vis…' zegt de op één na oudste voordat hem hetzelfde lot treft.

Als de jongste broer aan de beurt is, antwoordt hij zonder aarzeling: 'Ik zie het oog van de vis.'

'Schiet!' zegt de meester. En de jonge schutter schiet zijn pijl dwars door het oog van de vis.

De moraal van dit verhaal is dat wanneer we onze aandacht op het oog van de vis richten in plaats van ons te laten afleiden door de takken en het water, we het vertrouwen krijgen om in actie te komen. Dat is hetzelfde vertrouwen dat je zult voelen als je onderbewustzijn in je bewustzijn komt. Het is hetzelfde vertrouwen dat mij in de richting van mijn missie duwt en mij in staat stelt om mijn missie helder voor ogen te houden en met een heldere geest te vervullen. Jij zult ook naar je missie worden getrokken, want net als de jongste broer kun je niet missen. Je hoeft maar één schot te lossen. Als je dat doet, ontdek je het doel van je leven. Laat je leiden door het licht, en heb vertrouwen.

Proprioceptie (of kinesthesie) verwijst naar je bewustzijn van je lichaamshouding en de beweging van je lichaam door de ruimte. Proprioceptie wordt mogelijk gemaakt door proprioceptoren. Dat zijn mechanosensorische neuronen die zich in de spieren, pezen en gewrichten bevinden. Deze neuronen vormen een elektrisch netwerk dat door het hele lichaam loopt en ons in staat stelt om ons te verbinden met ons evenwichtsgevoel, onze reflexen en andere lichaamsfuncties. Door het leren van nieuwe lichaamsbewegingen zoals yoga, jongleren, dansen of zelfs klimmen, kun je deze zintuigen nog meer ontwikkelen. Dat doe ik mijn hele leven al: yoga, mijn concentratievermogen verbeteren, mijn lichaamsbewustzijn ontwikkelen, me beter op mijn lichaam afstemmen, leren vertrouwen op de intelligentie van mijn lichaam.

Een ander zintuig waar ik het graag over wil hebben is interoceptie, wat in brede zin kan worden gedefinieerd als je bewust zijn van wat er in je lichaam gebeurt. Dankzij dit zintuig weten we wanneer we honger hebben of vol zitten, wanneer we het warm of koud hebben, of wanneer we naar de wc moeten. Er zijn zelfs aanwijzingen dat het misschien gewoon het beruchte ‘zesde zintuig’ is, het ‘onderbuikgevoel’ waarvan we weten dat we er gehoor aan moeten geven.[1] Net zoals er proprioceptoren in onze spieren en gewrichten zitten, die beweging detecteren, zitten er ook receptoren in onze inwendige organen, en in onze huid. Deze receptoren sturen signalen naar de hersenen. Men heeft ook lang gedacht dat we dit zintuig, interoceptie, niet bewust kunnen beïnvloeden. Maar onze geest kan zich op alle plekken in en op ons lichaam richten, zich bewust worden van wat daar gebeurt, en het beïnvloeden.

Dat heb ik zelf waargenomen. Na verloop van tijd maken de blootstelling aan kou en de ademhalingsoefeningen je gevoeliger. Dan kun je fijnstoffelijke innerlijke processen waarnemen. De interoceptie-oefening die aan het einde van dit hoofdstuk staat, en waarbij je je aandacht op je hartslag richt, is een geweldige manier om dit te ontwikkelen. Ik heb laten zien dat ik in staat ben om de afgifte van hormonen in gang te zetten en mijn huidtemperatuur ondanks de blootstelling aan koud water constant op peil te houden. Dat deed ik met mijn geest, met de kracht van mijn intentie. De combinatie van alertheid en vertrouwen in eigen kunnen brengt het lichaam en de geest in een staat van verhoogd bewustzijn. Dat verhoogde bewustzijn, of interoceptieve focus, vertaalt zich in controle over deze zogenaamd willekeurige systemen. Maar het gaat hier om de kracht van de geest *zelf*, niet om de kracht van gedachten of het denken. Als je leert hoe je je geest kunt laten verstillen, kun je op een gegeven moment je neurale activiteit inwendig activeren. Het is een verschuiving van extern bewustzijn, naar stilte, naar innerlijk bewustzijn, naar het zelf voorbij het denken. Als je de kracht van de geest op deze manier gebruikt, ben je vol vertrouwen. Deze kracht ligt voorbij het denkende brein. Nogmaals, het is een gevoel, geen gedachte. En als ik in staat ben om een negatieve reactie op de stress van koud water op mijn huid te onderdrukken, wat is er dan nog meer mogelijk? Er zijn natuurlijk heel veel vormen van stress, maar als we weerstand kunnen bieden aan bacteriën, virussen, dagelijkse stress, emotionele trauma's, noem maar op, dan kunnen we de biochemische gevolgen van deze stressfactoren neutraliseren. Ja. Heb je het in de gaten?

Interoceptie met de ademhaling

Hoe zou je je interoceptie willen trainen en je interoceptieve focus willen aanscherpen? Als je de basisademhalingsoefening al doet, ben je al goed op weg. Deze visualisatieoefening brengt je naar het volgende niveau.

1. Ga in een veilige, comfortabele ruimte zitten of liggen en doe je ogen dicht.
2. Haal normaal adem, en richt je aandacht op je ademhaling. Adem volledig in en laat de lucht er vanzelf weer uitgaan.
3. Adem nu bewust diep in door je neus en uit door je mond. Forceer niets.
4. Visualiseer je longen, en voel bewust hoe de zuurstof je longen ingaat. Nu begint de interoceptie.
5. Haal nog wat dieper adem. Adem in door je neus, en uit door je mond. Heel rustig en gemakkelijk.
6. Visualiseer na nog een paar keer in- en uitademen de uitwisseling van gassen in je lichaam. Visualiseer de zuurstof die vanuit je longen via de haarvaten het bloed ingaat en visualiseer dat je op de uitademing kooldioxide uitscheidt.
7. Als je merkt dat je gedachten alle kanten op springen, richt je aandacht weer op je adem. Na verloop van tijd kun je je aandacht er steeds beter bij houden, krijg je steeds meer controle over je geest en word je steeds minder afgeleid door je gedachten.
8. Doe deze oefening gedurende enkele minuten.

In een hoofdartikel voor *Scientific American* schreef neurowetenschapper dr. Jonathan Kipnis van de University of Virginia School of Medicine in 2018 dat 'er steeds meer aanwijzing zijn dat de hersenen en het immuunsysteem stelselmatig met elkaar in wisselwerking zijn, zowel in het geval van een ziekte als wanneer je gezond bent'.[2] In datzelfde jaar schreef dr. Kipnis in het *Journal of Experimental Medicine* dat hij 'zou willen stellen dat het immuunsysteem vooral als taak heeft om de micro-organismen te detecteren en de noodzakelijke informatie over deze micro-organismen aan de hersenen door te geven'. De immuunrespons zou dus in onze hersenen geprogrammeerd moeten zijn, waardoor het immuunsysteem volgens Kipnis ook een zintuig is.[3] In de endotoxinestudie lukte het ons dankzij mijn methode om een reactie op een injectie met een schadelijke bacterie te onderdrukken en zo onze aangeboren immuunrespons te activeren. Je zou dus kunnen zeggen dat we dit zintuig bewust kunnen beïnvloeden.

Iedereen die door het beoefenen van de methode zijn of haar extra zintuigen activeert, kan bewust het vermogen van zijn of haar lichaam activeren om ziekten af te wenden, waardoor het lichaam veerkrachtiger wordt. Dat kunnen we allemaal. Dit vermogen hoort bij wie we zijn. Doe gewoon de ademhalingsoefeningen en de koude-training en kijk zelf welk effect dit heeft op je fysieke en geestelijke gezondheid.

Pas de ademhalingstechniek toe. De adem is de levenskracht en zorgt ervoor dat je je biochemie naar een hoger niveau kunt tillen. Als je dan met stress te maken krijgt, kun je er veel beter mee omgaan. Dan kun je jezelf vergelijken met een tuinman die zijn tuin (je lichaam) verzorgt. Als er stormen komen, of dieren door het hek breken, of mensen eroverheen rijden, kun jij je tuin met behulp van je interoceptieve focus weer in de oude staat terugbrengen. Dat is de kracht van de geest. Wat er ergens in je tuin ook gebeurt, jij kunt ernaartoe gaan en alles herstellen wat is aangetast en biochemisch gezien uit balans is geraakt. Daarmee voorkom je dat alles kapotgaat (ziekte). Fantastisch toch?

Dit is echt iets heel moois, want nu zullen meer mensen begrijpen dat we veel beter dan we voorheen dachten in staat zijn om bepaalde lichaamsprocessen te beïnvloeden. Als we onszelf willen genezen en het biochemische evenwicht en de harmonie in onze diepere lagen in stand willen houden, moeten we dit bewustzijn, het onderbewustzijn dat in ons bewustzijn komt, herstellen. We kunnen allemaal de tuinman zijn van de prachtige bloemen van het leven, elke dag opnieuw. Ik kijk uit naar nieuwe wetenschappelijke onderzoeken waarbij men deze ideeën onder de loep neemt, vooral als deze onderzoeken door sceptici worden uitgevoerd, want ik weet dat zij de diamant van de waarheid alleen maar verder zullen polijsten. Diep in mijn hart weet ik dat we op de goede weg zijn. Dit is mijn missie, zoals die op basis van mijn eigen vertrouwen helder en duidelijk op mijn pad is gekomen.

Ik wil dat de diamant van de waarheid gepolijst wordt, zodat iedereen kan zien hoe mooi hij is, hoe toegankelijk, hoe krachtig en effectief. We kunnen controle uitoefenen over onze geest en ons lichaam. We kunnen voelen wat er in ons gebeurt en dit veranderen. We zullen deze strijd winnen, een strijd die wordt veroorzaakt door inwendige 'terroristen' zoals bacteriën, virussen, psychisch leed, oxidatieve stress en emoties. Welke vorm de stress ook heeft, jij bent ertegen opgewassen en kunt de gezondheid, het geluk en de kracht van je lichaam herstellen omdat je één bent met de ziel, de levenskracht. En die levenskracht is goed. Ze is de goedheid zelve. Daar zijn we dan. En we zijn één.

De moeder in Bagdad is dezelfde als de moeder in New York of de moeder in Peking. Ze wensen allemaal hetzelfde voor hun kinderen, namelijk dat ze gelukkig, sterk en gezond zijn en blijven. Dat is het grootste geschenk dat je een kind kunt geven, of aan wie dan ook, want wat zou je nog meer moeten geven?

Laten we dus teruggaan naar de kernwaarden van het leven waarmee we geboren zijn en in vrede onze tuin verzorgen. Laten we geen energie stoppen in hopeloosheid, maar in positiviteit, in aanwezig zijn, in de overtuiging dat we het bevel voeren over ons lot en de kapitein van onze ziel zijn. Als je eenmaal gelukkig, sterk en gezond bent, straal je als de zon, en geef je je warmte door aan anderen. Je wordt een genezer, en er zit een goddelijkheid in die genezing die de taal en het dogma van onze maatschappelijke conditionering overstijgt. We zijn hier om de liefde te delen met de moeders in Bagdad, New York, Peking, en alle andere plekken op deze wereld. We zijn hier om vrede, kracht, geluk en gezondheid aan al onze kinderen te geven, want dat is wat ze verdienen. Zie het oog van de vis en schiet, mijn vrienden.

Ik garandeer je dat je niet zult missen.

Interoceptie van de hartslag

In deze oefening gaan we een bewuste verbinding maken met het hart en de bloedsomloop. Aangezien de hartslag een onwillekeurige functie is, zijn er maar weinig mensen die veel aandacht aan de hartslag of de bloedsomloop besteden. Maar als we onze interoceptieve focus erop richten, kunnen we onze hartslag verlagen als we stress ervaren. Daarmee verlicht je niet alleen de stress, maar bevorder je ook de opname van zuurstof en voedingsstoffen door je cellen.

Het gaat als volgt:

1. Ga op een veilige en comfortabele plek zitten of liggen.
2. Ontspan je.
3. Voel en visualiseer je hartslag.
4. Verbind je met je hartslag en probeer je ademhaling ermee te synchroniseren, zodat je hem overal kunt voelen.
5. Visualiseer nu je bloedsomloop. Visualiseer dat er bij elke inademing zuurstofrijk bloed uit je longen naar je hart stroomt, naar elk deel van je lichaam, via een netwerk van bloedvaten die tweeënhalf keer om de aarde gewikkeld kunnen worden als je ze achter elkaar zou plakken. Visualiseer dat je bloed zuurstof en voedings-

stoffen aan je organen en spieren levert, en afvalstoffen (zoals kooldioxide) naar je lever, nieren en longen transporteert.

6. Verbind je opnieuw met je hartslag en probeer je ademhaling er weer mee te synchroniseren.
7. Maak een reis door je lichaam en probeer de hartslag op verschillende plekken te voelen. Als je je op je hand concentreert, voel de hartslag dan daar, en als je je op je voeten concentreert, voel het bloed dan van je enkels naar je tenen stromen.

Zo maak je een verbinding tussen je geest en je lichaam. Dat is interoceptieve focus. Als je deze oefening een paar minuten per dag doet, is dat voldoende om deze verbinding te verdiepen en er de vruchten van te plukken.

13 Het innerlijke licht binnengaan

Mijn methode werkt, maar ik wil niet dat mensen de methode zien als een soort doctrine of mij als een soort goeroe. Doctrines en goeroes zijn voor mensen die nog steeds met hun ego vechten, terwijl de wetenschap, 'de waarheid der dingen', niet bij het ego past. Solide wetenschappelijke data zijn niet speculatief. Ze zijn echt, of je ze nu gelooft of niet. Ik heb met mijn methode een fundamentele waarheid gevonden. Als je A doet, komt B, en na B komt C, en dan D. Het is eenvoudig, gemakkelijk te begrijpen, en de resultaten kunnen min of meer direct worden gezien en gevoeld. Ik heb jarenlang naar die diepere waarheid gezocht. Ik had honderden boeken gelezen. Maar toen ik de natuur inging en de genadeloze maar rechtvaardige kou tegenkwam, bereikte ik dat diepgaande begrip meteen. In plaats van erover te lezen, beleefde ik het door een begrip dat verder gaat dan de taal, en dat mijn geest tot rust brengt. En toen leerde de kou me de diepere ademhaling. Ik werd een alchemist en ik ontdekte dat ik onvoorstelbare dingen kon doen.

In het begin verborg ik mijn ontdekking voor iedereen, omdat ik bang was voor hun oordeel. Ik dacht dat ze me belachelijk zouden maken omdat ik op die manier het koude water inging, en dat ze me een gek of een dwaas zouden noemen. Toen ik eindelijk de moed had om het te vertellen, was dat natuurlijk precies wat er gebeurde. Ze noemden me allemaal een gek en bespotten me.

En veel mensen doen dat nog steeds. Zal ik je eens wat vertellen? Ze hebben gelijk. Ik ben gek op het leven, dat ben ik! Ik houd van het leven! Hoe voel je je als je verliefd bent? Dan ben je gek op iemand. Je voelt je gek! Nou, ik ben gek op het leven. En hoe komt dat? Omdat ik verder ga dan anderen. Ik ben in mijn hele lichaam aanwezig. Ik zorg ervoor dat ik me goed, sterk en gezond voel, en ik kan dat gevoel vasthouden. En nu heb ik in de vorm van mijn seminars, cursussen en dit boek een platform, zodat ik iedereen kan laten zien dat zij zich ook zo kunnen voelen. Dan kunnen we met ons allen gek zijn.

Het doel van dit boek is om verschillende nieuwe inzichten aan het licht te brengen en mensen op een andere manier te laten kijken naar het bewustzijn, het menselijk potentieel en de waarheid van de natuur, zodat we allemaal geluk, kracht en gezondheid kunnen ervaren. We kunnen deze kennis delen met de mensen van wie we houden, maar onze genen drukken deze kennis ook uit, wat gunstig is voor onze nakomelingen. Het is een perfecte cirkel die zichzelf door middel van liefde in stand houdt. Het staat symbool voor de cyclus van het leven. Een bloem bloeit en gaat vervolgens dood, maar nee, hij leeft verder als de volgende bloem die tevoorschijn komt. Zoals Walt Whitman meer dan 150 jaar geleden schreef in *Song of Myself*: 'De kleinste scheut laat zien dat de dood niet echt bestaat.' Hij had toen gelijk, en hij heeft nu gelijk. De energie gaat gewoon door en gaat nooit verloren.

De bloem is een symbool. Hij gaat niet dood, hij verandert alleen van vorm. Dat geldt ook voor ons. Onze energie keert terug naar de aarde, maar onze kennis, ons bewustzijn blijft bestaan. Dat is het mooie. De methode zelf kan de mystieke vragen van het universum niet voor jou beantwoorden, zoals *Waarom zijn we hier?* en *Wat is het doel van het leven?*, maar weerspiegelt een waarheid die je kunt gebruiken om de antwoorden in jezelf te vinden. Niet iedereen heeft hetzelfde doel in het leven of wil dezelfde dingen bereiken, maar mijn methode kan je helpen om jouw levensdoel helderder voor ogen te krijgen. Bij mij is dat zeker gebeurd.

Vanaf de eerste keer dat ik de kou inging, ervoer ik een groot spiritueel bewustzijn. Als ik het koude water inging, had ik het niet koud. In plaats daarvan vond ik in de stilte van het ijskoude water een soort verbinding met iets groters. Het gaat allemaal om verbinding. Weet je wat het woord 'yoga' betekent? Yoga betekent verbinding; het is afgeleid van het werkwoord *yug*, en *yug* betekent 'verbinden'. Dit is wat de auteur van *De Yoga Sutra's van Patanjali* zo'n zestienhonderd jaar geleden schreef, min of meer. Die waarheid geldt nog steeds. 'Yoga is het stopzetten van de veranderingen in de geest, dan vertoeft de waarnemer in zijn eigen natuur,' schreef Patanjali in sutra 1.2 en 1.3.[1] Maar wie is de waarnemer? De waarnemer is de getuige, het zuivere bewustzijn. Als je die zin begrijpt, hoef je niet de duizenden sutra's te lezen die erop volgen. Maar als je die zin niet begrijpt, ben je de klos. Dan moet je net als ik alle yogapaden volgen, alles leren over de *chakra's*, de *klesha's*, de *chitta vritti*. Al die dingen. Geen enkele van de spirituele teksten die ik had waren in het Nederlands geschreven, maar ik heb ze allemaal gelezen. Ik leerde Sanskriet. Ik vond het altijd heel leuk om talen te leren en was op zoek naar de echte mystiek achter de echte yoga. Ik zocht een leraar in een hindoetempel in Amsterdam. Ik had geen geld om hem te betalen, maar hij vond het leuk dat ik zo leergierig was. Het was mijn doel om alle yogasutra's en *de Bhagavad Gita* te lezen. Dat deed ik, maar ik begrijp er nog steeds geen bal van. Het was allemaal zo intellectueel. Maar al die jaren geleden leerde de kou me in een oogwenk hoe ik mijn gedachten het zwijgen op kon leggen. Ik begon te ademen, diep en automatisch. Zo kreeg ik toegang tot de kracht van het zenuwstelsel, tot dat pure bewustzijn, tot het innerlijke licht.

Volgens de wetenschap kunnen we geen controle over ons autonome zenuwstelsel, het diepst gelegen deel van ons zenuwstelsel, uitoefenen. Maar ik tartte die veronderstelling. Ik tartte ook de overtuiging dat je tientallen jaren aan yoga moet doen om zo'n controle over je lichaam te krijgen. We hebben in het Radboudumc laten zien dat na slechts vier dagen training in de bergen en zes dagen oefeningen thuis in je eentje, het autonome zenuwstelsel niet alleen beïnvloed kan worden, maar dat je er ook toegang toe kunt krijgen en het kunt activeren. Dat deden we door middel van de ademhalingstechnieken, door het vasthouden van de adem. In het Sanskriet worden de retentieademhalingen *kumbhaka's* genoemd: *bahya kumbhaka* voor de uitademing en *antarik kumbhaka* voor de inademing.

De Yoga-Sutra's van Patanjali is een geweldig werk, maar net als de Bijbel kom je er bijna niet doorheen vanwege de verouderde taal. Voor mij is dit werk wel veel zinvoller dan de Bijbel of de Koran, omdat het niet gaat over onderworpenheid, ethische normen of dogma's. Het laat je gewoon zien hoe het lichaam en de geest werken. Yoga is een universele techniek, en nog steeds zinvol. Ons begrip ervan moet gewoon worden gemoderniseerd.

Daar zijn wij mee bezig. We hebben de technieken gemoderniseerd door middel van nauwgezet wetenschappelijk onderzoek, zodat er geen speculaties mogelijk zijn. De methode kan heel goed worden gebruikt om de neurologie van onze geest, van ons diepste wezen, en wat beide ervaren, te ondersteunen en tot rust te brengen. Toen ik jonger was en op zoek ging naar een diepere waarheid, las ik de werken van alle grote yogi's uit het heden en het verleden, van Patanjali tot Krishnamurti en Osho. Toen ik Yogananda las, ontdekte ik verhalen over de legendarische onsterfelijke Babaji, en toen ik verder bleef zoeken, maakte ik kennis met de werken van Thomas Merton, Alan Watts, Gurdjieff, Ouspensky en nog veel meer bijzondere filosofen en denkers. Maar ondanks het verwerven van al die kennis en het erkennen van de tijdloze wijsheid ervan, paste het niet helemaal bij mijn eigen geest en in mijn eigen diepste wezen. Er ontbrak iets waar ik niet helemaal de vinger op kon leggen, totdat ik het in de natuur en in de wetenschap vond die me hielpen begrijpen wat ik voelde.

Ik bewandel dit pad al veertig jaar, maar de wetenschappelijke gemeenschap is zich eigenlijk pas de afgelopen twaalf jaar in deze ideeën gaan verdiepen door de geldigheid ervan in laboratoriumstudies aan te tonen. Sommige mensen zullen mij nog steeds niet serieus nemen en ons werk blijven ridiculiseren, maar dat is hun probleem, niet het mijne. Wij komen met bewijs op de proppen. Daar is niets speculatiefs aan. Zoals Patanjali schreef, ben ik de waarnemer geworden, en vertoef ik in mijn eigen natuur. Ik geloof wat ik zie. Als ik naar de toekomst van de mensheid kijk, weet ik absoluut zeker dat we die kunnen veranderen. We zullen laten zien dat de ziel en de liefde en de kracht en de gezondheid en het geluk van ons zijn en dat al het andere onzin is. Omdat het gewoon zo is. Doorbreek je conditionering en besef dat dit de bedoeling was toen je werd geboren: dat je honderd procent zou leven, bewust bent, en controle hebt over je geest en je lichaam. Dat is het geheim van onze collectieve verlichting. *Tat tvam asi*. Dat is een stukje mystiek Sanskriet voor jou: 'Gij zijt dat.'

De oude teksten uit verschillende culturen bevatten een enorme rijkdom aan kennis. Duik er gerust in. Je maakt een heel mooie reis als je je in je zoektocht naar kennis in deze teksten verdiept. Maar raak niet verstrikt in je denkgeest. We hebben al zoveel onnodige dingen geleerd en al zoveel ondoordachte, indoctrinerende scholing moeten doorstaan, dat een van onze geboorterechten, ons welzijn, ons is ontnomen. Veel mensen houden een systeem in stand dat vervuilend, uitbuitend en ongevoelig is. Maar we hoeven niet op die manier te leven. Het wordt tijd dat we ons gezond verstand gaan gebruiken, dat we ons bewust worden van liefde, dat we elkaar weer gaan beschermen, en weer in harmonie met de natuur gaan leven. Houd het simpel en onthoud dat het gevoel het ware begrip is.

Dat meen ik. Kijk, ik ben een persoon die vroeger boomklimverjaardagsfeestjes organiseerde voor buurtkinderen. Als jongen speelde ik Tarzan in de bossen bij Sittard. Ik verkende West-Europa op de fiets en de ravijnen van Spanje met touwen om mijn middel gebonden. Ik dacht over dingen na en filosofeerde. Ik las een heleboel boeken, maar ik was op zoek naar iets anders, een gevoel. En toen ging ik het water in. Dat was mijn rust, mijn troost. Er was een connectie – bam – opeens was die er. Ik voelde het. Je zou het spiritualiteit of transcendentie kunnen noemen of wat je maar wilt, maar voor mij ging het meer om hoe het voelde. Er was geen woord voor nodig omdat ik wist wat het was.

We worden allemaal geleid door een innerlijke stem, of een gevoel zoals ik net beschreef, een stemloze leiding die diep in ons zit. Te midden van al het lawaai, de stress en de dagelijkse beslommeringen – rekeningen en hypotheken, kinderen en relaties, werk en agenda's, politiek en religie – kan het soms moeilijk zijn om verbinding te maken met deze stem, maar hij is er wel, ingebed in onze neurologie. Hij is er altijd al geweest, en hij zal ons de weg wijzen als we dat toelaten. Toch zijn we zodanig geïndoctrineerd dat we ervan overtuigd zijn dat we onze problemen door middel van onze gedachten moeten oplossen, door logisch redeneren en door onze problemen nauwkeurig te onderzoeken door middel van vragen en antwoorden, ideeën. Maar we hoeven alleen maar te luisteren naar wat de natuur ons vertelt. Naar wat onze ware aard ons vertelt.

De moderne wereld is vergelijkbaar met het oneindigheidssymbool of een möbiusband, een lusvormige racebaan waar geen einde aan komt. Dat is niet goed voor ons, want we kunnen dan niet van het paard afstappen. We *zijn* verdorie het paard. Maar diep vanbinnen willen we gewoon *zijn*. Zonder het lawaai van de stemmen buiten ons, zonder de afleiding van het leven. Gewoon zijn en ons tevreden voelen in de stilte van het zijn, waarbij ons bloed naar de diepste delen van onze hersenen stroomt, ons primitieve zoogdierbrein, als een kind dat nog geen taal heeft geleerd. Gewoon voelen, gewaarworden. Alsof je verliefd bent. Hoewel je bewuste geest altijd aanwezig lijkt te zijn, activeert liefde de dieper gelegen delen van je hersenen, waardoor je kunt vliegen in plaats van denken, en je kwetsbaar kunt voelen. Dan kun je jezelf overgeven aan de kracht van de liefde, hoe onlogisch dat ook lijkt te zijn, want je weet wat ze zeggen: het hart wil nu eenmaal wat het wil. Daar weet ik alles van.

Experiment 5 van de Wim Hof-methode

Ademhalen om stress tegen te gaan

Stress is de grote moordenaar in onze westerse samenleving: al dat denken, alles voortdurend in de hoogste versnelling doen, deadlines halen. Dat zijn inderdaad letterlijk *'dead lines'*! Stress ontregelt ons systeem. Je kunt nagaan of je gestrest bent door te tellen hoeveel keer je in één minuut ademhaalt. Doe dat nu maar eens met een timer. Als je tussen de vijftien en twintig keer per minuut ademhaalt, ben je gestrest.

Als ik gestrest ben, werkt het bij mij altijd als ik één minuut neurie en bewust ademhaal. Dat heeft invloed op je parasympatische zenuwstelsel, waar de innerlijke rust zit, en brengt je hectische sympathische zenuwstelsel tot rust. En het is een soort inwendige massage voor je ruggengraat, helemaal tot aan je hersenstam en het midden van je hoofd. Het brengt je direct in je lichaam.

1. Stel een timer in op één minuut.
2. Ga op een comfortabele plek zitten.
3. Adem diep in.
4. Adem uit met een geluid als 'Hum', 'Ah' of 'Om'. Maak geluiden waar jij blij van wordt.
5. Als je geen lucht meer hebt, adem dan diep in en adem weer uit en zeg weer 'Hum'.
6. Ga zo door tot de timer op nul staat.

Hoe vaak heb je tijdens deze minuut 'neuriën' ademgehaald? Vier, vijf, zes keer? Mooi.

In hoofdstuk 3 heb ik uitgelegd dat er veel minder bloed naar de dieper gelegen delen van ons moderne menselijke brein stroomt dan bij onze prehistorische voorouders. Maar als we ons bloed bewust naar die dieper gelegen delen kunnen sturen, naar het limbische systeem (dat ons geheugen en onze emoties reguleert), naar de hersenstam en het periaqueductale grijs, dan zouden onze hersenen niet alleen overleven, maar ook veel beter functioneren, net als een bloem die water krijgt. Dan zou je de hersenen kunnen vergelijken met die woestijn waar alles opeens gaat bloeien als het regent. Plotseling, binnen een paar dagen, zie je overal kleuren. De zaden van het leven waren er al. Maar hoe breng je het regenwater, het bloed, naar het deel van je hersenen waar je een wereld ervaart die voorbij de mentale racebaan ligt? De eeuwige wereld. Hoe zorgen we ervoor dat we van het paard af kunnen stappen?

Ik zal je vertellen hoe ik dat doe. Ik volg mijn innerlijke stem en luister naar wat die tegen me zegt. Ik vertrouw op mijn zielsgevoel en laat me erdoor leiden. Ik negeer mijn ego zo goed ik kan. Ik weet dat het 's morgens koud is en dat die eerste paar seconden in het koude water niet zo prettig zijn – omdat mijn ego me dat wijsmaakt. Maar mijn innerlijke stem zegt tegen me dat ik verdomme gewoon dat koude water in moet gaan, omdat het me uitnodigt om elk deel van mijn wezen te omarmen. Het zegt dat het gezond is en juist goed is om het koude water in te gaan, terwijl mijn ego het tegenovergestelde blijft beweren, zelfs na al die jaren. Het is alsof er een engeltje en een duiveltje op mijn schouders zitten en in mijn oren fluisteren, en ik zit ertussenin. Waar het om gaat is dat je weet op welke schouder het engeltje zit en op welke schouder het duiveltje. De meeste mensen kunnen dit onderscheid niet maken, of willen het niet, want de waarheid is ongemakkelijk. Ze willen niet van de racebaan afstappen omdat ze troost hebben gevonden in het voorspelbare verloop ervan. Ze willen liever hun intellect gebruiken dan voelen, omdat hun gevoel hen kwetsbaar maakt. Dan hebben ze geen controle. Ze kunnen het niet met woorden uitleggen.

Maar ik erken het bestaan van die racebaan niet eens. Ik ben een wild paard. Volledig in mijn kracht. Ik volg mijn innerlijke stem, dezelfde stem die me al die jaren terug naar het koude water van het Beatrixpark leidde. En elke dag volg ik die stem weer als ik het water inga, en weet ik dat het goed is. Als ik eenmaal in het water ben, word ik met alle macht van de aarde door de nobele aard van de kou gegrepen. Dit wordt vervolgens een tedere aanraking, heel intiem. Ik weet dat ik drie of vier keer meer energie zal hebben als ik weer uit het water stap. Want als ik de kou inga, krijgen de diepst gelegen delen van mijn hersenen, zoals de hersenstam, die het overlevingsinstinct reguleert, meer bloed. En dat schakelt de rest van mijn lichaam in. Het is een activering. En als ik uit het water stap, voel ik me springlevend en herboren.

Het menselijk lichaam kan de geleidelijke blootstelling aan ijswater heel goed verdragen. Het water biedt ons een manier om met allerlei vormen van psychische of fysieke stress om te gaan. In het begin kan het pijn doen, maar je leert je eraan aan te passen en uiteindelijk ga je het ook heel fijn vinden. Je gaat van die stress houden, en van het heilzame effect ervan. Hormetische stress is in deze vorm heel opwekkend en heilzaam. En op cellulair niveau wordt het lichaam ook tegen andere stressoren beschermd, wat die ook mogen zijn. Denk bijvoorbeeld aan bacteriën, virussen, emotionele stress en werkstress. Of aan de angst die wordt versterkt doordat de boel niet goed stroomt, of doordat je de hele dag met die stress zit zonder dat je weet hoe je ermee om moet gaan, of doordat je last hebt van de irritatie die hierdoor wordt veroorzaakt.

Als je regelmatig het koude water ingaat en je blootstelling aan het koude water geleidelijk opbouwt, zullen beschermende mechanismen in je lichaam en geest de stress activeren en verlichten. Natuurlijk is het verstandig om de protocollen te volgen die in hoofdstuk 3 staan: 30 seconden, 45 seconden... Je snapt het wel. Je bouwt het op tot één minuut in de kou, vervolgens werk je naar twee minuten toe enzovoort. Als je de eerste schok eenmaal hebt gehad en rustiger wordt, verdwijnt de stress. In het ijsbad zijn er geen tirannieke bazen of hartverscheurende scheidingen. Het koude water is de baas.

De kou leidt de weg naar een spiritualiteit van de geest, een kalmte waarmee je tegen alle andere vormen van stress bestand bent. Het is een spiritualiteit die voorbij het ego bestaat en de ziel ondersteunt. En deze spiritualiteit is heel sterk. Dat ontdekte ik op de Mount Everest toen ik de weg kwijtraakte in een *white-out* met alleen maar een korte broek aan. Er was niemand anders in de buurt, het was ijskoud en er was weinig zuurstof. Maar ondanks alles bleef ik kalm. Ik voelde geen stress, en dat was mijn geest. Ik was voorbij de *death zone* op de hoogste berg ter wereld met alleen maar een korte broek aan, en ik kon niets meer zien. Mijn linkervoet was bevroren. Ik was niet bang. Ik maakte me geen zorgen. Ik kreeg weer controle over de situatie. Op het moment waarop alles uit de hand leek te lopen, nam mijn geest het over, via de ademhaling.

Je hoeft natuurlijk niet voorbij een *death zone* te klimmen om het gevoel te hebben dat je de controle kwijt bent. Het leven kan vol verwarring en onzekerheden zitten. We hebben als mensheid een technologie ontwikkeld waarmee we raketten en mensen naar de maan kunnen sturen, maar we zijn niet in staat om ons eigen geluk, onze eigen kracht en gezondheid in stand te houden? Daaruit blijkt wel hoe arm we eigenlijk zijn. Hoe weinig we onder controle hebben.

Sta jij aan het roer van je eigen leven? Leef jij volgens het licht in je ziel? Vind je dat je zinvol bezig bent? Nee? Nou, de spirituele staat van je geest is er voor je. Je ziel ook. Haal adem. Ontspan je in de kou. Laat het bloed en de elektriciteit stromen. Voel het. Begrijp meer dan je met woorden kunt uitdrukken. Weet. De geest zit in je. Stel je er gewoon voor open en laat het licht van je ziel op anderen schijnen. Dat is liefde.

In het Engels zeg ik vaak '*no ego, we go*' (geen ego, wij gaan). We verbinden ons met elkaar door liefde en door te delen. Deze spiritualiteit is inherent aan wie wij zijn en aan onze aangeboren neurologische paden, maar op de een of andere manier zijn we ons vermogen kwijtgeraakt om deze spiritualiteit te vinden, net als de mensen in het verhaal waarin de wijzen moeten beslissen over waar ze de ziel heen brengen. Voordat ik doodga, wil ik wetenschappelijk hebben aangetoond dat het eigenlijk heel gemakkelijk is om de aanwezigheid van je ziel te zien en te voelen, om het doel van dit alles te zien, te voelen en te verwezenlijken. Dit is waar het Oosten, de weg van het hart, en het Westen, de weg van de geest, elkaar ontmoeten. Maar niet alleen Oost en West, ook Noord en Zuid, en Boven en Beneden. Dat is het kruispunt van de kosmos, de *bindu*, waar de gehele schepping begint, waar wij binnen het universum verblijven. Maar wat de symbolen ook zijn, we kijken verder dan religie en vertrouwen erop dat de wetenschap ons de weg zal wijzen. Als je spiritualiteit wilt bereiken, zoek dan de weg van het licht. We hebben de middelen om daar te komen, om onszelf te zuiveren, en om te leren het licht in onszelf te beheersen en te sturen. Waarnaartoe? Naar *moksha*, bevrijding, *samadhi*, de prima, vrijheid. Word je bewust van de stroom van onze fijnstoffelijke energie, *ki*, *qi*, *prana*. Alles is al in je aanwezig als je vrij wilt zijn.

Maar wat betekent vrijheid voor jou? Hoeveel vrijheid is genoeg vrijheid? Vind je het bijvoorbeeld al genoeg als je alleen maar in het weekend vrij hebt? Heb je wel tijd om vrij te zijn?

De kracht van de geest is ongelooflijk groot. Hij heeft controle over je lichaam en al je zintuigen. Hij is in staat om het geziene en het ongeziene, het zichtbare en het onzichtbare te laten doen wat hij wil. We zijn niet alleen maar zoogdieren die af en toe wat denken. We hebben bewustzijn, de natuurlijke neiging om het ego te overstijgen en meer te zijn dan het ego. Daarom zijn we hier. Overal ter wereld wordt binnen spirituele systemen erkend dat er een fijnstoffelijke energie in ons zit, de elektriciteit die door het hele lichaam stroomt en op en neer gaat in de wervelkolom.[2] Het in evenwicht brengen van deze stroom en het aanboren van de kracht ervan is het doel van bijvoorbeeld yoga en qi gong. Maar jij bepaalt hoe ver je gaat. Wil je innerlijke vrede in je geest ervaren? Wek die innerlijke vrede dan via je ademhaling op, en neem de stress weg. Wil jij toegang krijgen tot de meest mystieke tradities en de vruchten ervan plukken? Je hoeft geen moeilijke talen te leren of twintig jaar lang in een grot te gaan zitten. Doe 's ochtends voor het ontbijt gewoon de ademhalingsoefeningen op de bank.

Inspiratie betekent inademen. *Inspirare*. Geest. Het leven. Mensen zijn veel te veel bezig met 'op de juiste manier' ademhalen. Ze vinden mijn ademhalingstechniek te simpel. Ze vragen me: 'Hoe doe je het, Wim? Door je neus, of door je mond? Komt mijn buik naar voren? Gaat mijn middenrif wel naar beneden? Of moet je eerst je ene neusgat afsluiten en daarna het andere? Vul ik mijn longen wel helemaal, of niet te veel, of...' En dan zeg ik: 'Het maakt niet uit welk gat je ervoor gebruikt, zolang je maar ademhaalt!' Doe het rustig aan. Denk niet zoveel over dit soort dingen na, haal gewoon adem. Naar de buik, de borst en het hoofd, en laat de lucht er vanzelf weer uitgaan. Houd het simpel. Sommige mensen zitten zo in hun hoofd dat ze weer moeten leren voelen. Ze moeten de interoceptieve waarneming van hun innerlijke ervaring trainen. Daarom zeggen we dat beginners door de neus moeten ademen, zodat ze de grenzen van het lichaam niet overschrijden. Het lichaam wil voedingsstoffen, zuurstof en vitaminen, en het wil licht. De adem ontsteekt onze innerlijke elektriciteit. Hij verbindt ons bewustzijn met de natuur, met alles wat er is.

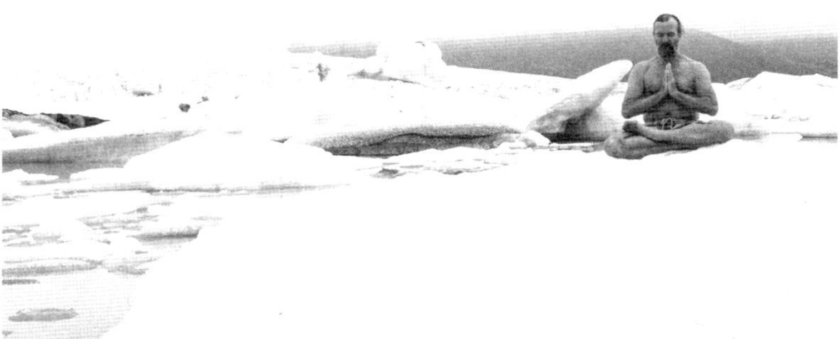

De adem en de kou nemen je mee naar je diepste wezen

Dat is bevrijding, en die kunnen we bewust tot stand brengen. Is dat niet geweldig? Dat kan al met slechts twintig minuten ademhalen. In die twintig minuten kun je de tijdloosheid ervaren en de eeuwigheid begrijpen. Alleen al door bewust bij het licht aanwezig te zijn, verdwijnt alle stress. Je overstijgt je gedachten. Er zijn geen twijfels meer. Je wordt alles. En alles is hier en nu.

Ik weet uit ervaring dat mijn ademhalingsmethode een effectief middel is om al onze emotionele trauma's, blokkades, remmingen en angsten op te ruimen. In hoofdstuk 4 zei ik al dat als je de Wim Hof-ademhaling in een groep doet, de ervaring intenser is. De mensheid is als stam geboren. We horen nog steeds bij die stam. Door eenvoudigweg samen te ademen komen emoties sneller naar boven. Deze eenvoud biedt ruimte aan een niet-oordelende gemoedstoestand die een gedeelde kwetsbaarheid uitnodigt. Als ik met groepen werk, voel ik hun terughoudendheid om hun emoties toe te laten. Maar als de energie zich opbouwt, ontstaat er een domino-effect: de een huilt, de ander lacht, weer een ander schreeuwt, en het is allemaal oké op dat moment, het moment dat door de groep wordt gedragen.

De ademhaling is op zich al een transformerende techniek die de hele geestelijke gezondheidszorg kan veranderen omdat het de beoefenaars een gevoel van controle geeft over wat van hen is: het geeft ze controle over hun geest en hun hart, die zich openen om de hersenen te voeden met liefde en kracht die niet te onderdrukken is. Deze ademhalingstechnieken zijn zo eenvoudig en zo effectief dat je alleen maar op de juiste knop hoeft te drukken om je eigen genetische lot weer te kunnen bepalen. Die knop is je geest. In het begin reinig je jezelf met je ademhaling en de kou, waardoor je lichaam wordt gealkaliseerd en ontstekingen worden teruggedrongen. Je conditioneert je bloedstroom zodat die diep de hersenen ingaat. Vervolgens kun je de ademhaling en de kracht van de geest gebruiken om je vroegere emoties en je trauma's op te ruimen. Dat zijn de *chitta vritti's* (afleidende gedachten) en de *klesha's* (giftige emoties) in de oude yoga. Je reinigt ze met de *prana* (energie) die door je chakra's (energiecentra) stroomt. De chakra's lopen vanaf de onderzijde van je wervelkolom tot aan je kruin, parallel aan drie kanalen die de *ida*, *pingala* en *sushumna* worden genoemd.[3] En steeds verder. Met de Wim Hof-methode hebben we dit allemaal ontsluierd en gemoderniseerd. Zo hebben we de wetenschap van de yoga naar de moderne tijd gebracht.

Eén met het licht: de 'stroboscoop'-oefening

Mooi wezen, mooie ziel, wil je licht in je bewustzijn brengen? Kom maar, en ga maar lekker op de bank liggen. Lig je lekker? Voel je je goed? Zeg, wat heb je vanochtend gedaan? Je zegt dat je wakker bent geworden? Ik ook! Wow, parallel universum. Je zegt dat je stress hebt, spanning, al die geestelijke shit? Wat je ook denkt, het kan me niet schelen. Laat het los. Laat het los. Nu hoef je je alleen nog maar te ontspannen en adem te halen. Laat alles voor wat het is en concentreer je op je ademhaling. We zijn allemaal lichtwerkers. Werk met het licht en bevrijd jezelf.

1. Ga in een ontspannen, comfortabele houding zitten.
2. Doe je ogen dicht, volg je ademhaling, en voel hoe je rustiger wordt.
3. Kijk gewoon naar wat je ziet met je ogen dicht. Probeer niet iets specifieks te zien. Heb geduld. Op deze manier kan je energie zich losmaken van de externe waarneming die via de visuele cortex verloopt en naar de diepere lagen van de hersenen gaan.
4. Blijf je ademhaling volgen en verplaats je innerlijke focus naar het midden van je voorhoofd, het 'derde oog'. Wellicht zie je een lichtgevende halo die in het ritme van je ademhaling pulseert, in, uit, in, uit, als het flitsende licht van een stroboscoop. Mogelijk heb je het gevoel dat je er directer naar wilt kijken, maar dan neem je de intensiteit weg. Leer het te laten zijn. Dit is een prachtige manier om de neurale activiteit van je hersenen op fijnstoffelijk niveau te observeren.

Als je wat meer ervaring met deze meditatie hebt, probeer de focus op het midden van je voorhoofd dan toe te voegen aan de basisademhalingsoefening. Dan ga je wellicht je innerlijke licht spontaan ervaren.

Nawoord

De wereld veranderen

Lange tijd hebben directeuren en presidenten en koningen en koninginnen ons geleid, maar de kronen zijn van ons. We zijn allemaal koningen en koninginnen, en zo zouden we ons ook moeten gedragen. We zouden trots moeten zijn. Jouw koninkrijk ben je natuurlijk zelf. Er is geen kasteel. *Jij* bent het kasteel. Het universum zit in jou, en je bent tot buitengewone dingen in staat.

Dit is de oproep van de natuur aan het huidige moment, waar verleden en heden samenkomen in de diepte van ons wezen om ons een weg vooruit te wijzen. Wat denk je? Hoe voel je je? Kun je niet wachten tot je de diepere lagen van jezelf kunt gaan verkennen, je bewustzijn kunt gaan vergroten en het heft in eigen handen kunt gaan nemen? Waarom? Wat wil je met die kracht doen? Wat ga je doen met de overvloed die je in jezelf zult vinden?

Om controle te krijgen over de emotie die het leven wordt genoemd, op de meest zuivere manier, moet je het vanuit liefde ervaren. Liefde stelt je open voor de kracht van je geest, en plotseling sta je voor de afgrond van je ervaring, en voel je een ziel waarvan je dacht dat je die niet kon bereiken, laat staan controleren, alsof hij iets abstracts was. In beslag genomen door de realiteit en de stress van het dagelijks leven, hield je je niet met dat soort gedachten bezig. Ja, misschien zit je op een zaterdag weleens een beetje te mijmeren met een lekker glas wijn in je hand, en denk je na over filosofie en wat er in de wereld gaande is, maar op maandagochtend ga je weer aan het werk, en begint de stress weer van voren af aan. Maar ik ben hier om je te vertellen dat het zo niet hoeft te gaan. De echte geest, de echte ervaring van je geest en je lichaam is een ervaring van geluk, kracht en gezondheid. Met behulp van mijn methode kun je controle krijgen over je onbegrensde geest, die je bewuste oog opent en licht brengt waar het thuishoort, in het hier en nu, in al zijn pracht. Dat is wie jij bent. Zo zul je niet alleen rust vinden, maar ook gelukzaligheid. Ja, de ademhaling is een deur. Maar de liefde laat je binnen.

Critici en sceptici zullen natuurlijk zeggen dat ik met mijn hoofd in de wolken loop, dat ik praktisch moet zijn, dat ik nu eindelijk mijn mond eens moet houden. Maar hoe kan ik mijn mond houden als ik me in de zetel van de geest bevind? Ik stuur deze signalen naar hemelsferen, naar de etherische sfeer, naar het verleden. De uitdrukking van de ziel overstijgt ons concept van tijd en ruimte. Hij is hier, op dit moment. Het verleden, het heden en de toekomst zijn één, en je kunt er toegang toe krijgen zoals je in een bibliotheek het juiste boek opzoekt. Je kunt op elk moment gebruikmaken van deze bibliotheek omdat ze van jou is. Ze is altijd al van jou geweest. Ze vertegenwoordigt je geboorterecht om gelukkig, sterk en gezond te zijn. Jullie lot is van jullie, mijn vrienden, en je kunt het in de ademhaling vinden.

Tijdens het natuurlijke verloop van het beoefenen van de methode zul je op een gegeven moment licht zien. Je zult aangetrokken worden tot de energie van het licht. En als je de stroom van die energie met overtuiging en met liefde volgt, kun je alle geschriften en hun onderdrukkende dogma's omzeilen en overstijgen. Je kunt buiten de tijd bestaan. Je kunt alle delen van je hersenen onderzoeken, de geesten van het verleden bevrijden, je DNA zuiveren en binnen de ononderbroken stroom van je eigen neurologie de duisternis voorgoed afwerpen. Jij bent de getuige, de waarnemer, zoals Patanjali bijna tweeduizend jaar geleden schreef. Je kunt de veranderingen van het bewuste verstand stopzetten en in je eigen natuur vertoeven. Dus waar wacht je nog op?

Onze geest is als een hond die aan een boom is vastgebonden. Of als een kind dat te horen krijgt dat het stil moet zitten en stil moet zijn. Deze beperkingen gaan tegen onze natuur in. Honden moeten vrij rondlopen, net zoals kinderen de vrijheid nodig hebben om te spelen en hun omgeving te verkennen. Hetzelfde geldt voor onze geest. Als we onze geest bevrijden van de slavernij van dogma's, de stress van het dagelijkse bestaan en de grenzen die er in onze beleving zijn, kunnen we een glimp opvangen van een nieuwe wereld waarin liefde en harmonie met de natuur de overhand hebben. De evolutie heeft ons gemaakt tot de mensen die we zijn, maar na 200.000 jaar heeft de mensheid haar plaats in de natuurlijke orde nog steeds niet gevonden. Daarom leven we in een wereld die gekenmerkt wordt door oorlog, armoede, honger, ziekte en lijden. We zijn zo druk bezig met overleven, dat we ons eigen bewustzijn uit het oog hebben verloren. We zijn uit het licht gestapt, doelbewust, en in een chaos terechtgekomen. Dat kunnen we niet volhouden.

Maar nu is de tijd gekomen om weer terug te krijgen wat we zijn kwijtgeraakt, om ons bewustzijn te benutten, en om het terug te leiden naar het licht en de ziel opnieuw te ontdekken. Dit kan onze revolutie zijn. We kunnen ons ten doel stellen om tot in de wijde omtrek liefde en geluk te verspreiden, om vrede te brengen door bewust te handelen, en weer in harmonie te gaan leven met de natuur waaruit we zijn geëvolueerd. Die natuur zit in ons en zat al opgeslagen in het DNA van de eerste levende cel. Zo zullen wij de wereld veranderen, ziel voor ziel. We veranderen het collectieve bewustzijn door ons bewust te worden van ons eigen onbeperkte potentieel. We worden alleen maar beperkt door de diepte van onze eigen verbeeldingskracht en de kracht van onze innerlijke overtuiging.

Is het echt zo eenvoudig? Ja. We staan nu op de drempel van dit grotere begrip. Onze geest zal ons meenemen op een reis naar ware zelfverwerkelijking, waarbij we het onderbewuste in het bewuste zullen brengen en de ziel naar het licht. Het kan een tijdje duren, maar dat is wie wij zijn. Zo is het bedoeld. Kun je het zien? Kun je het voelen? Als je dat niet kunt, of als je bang bent voor wat je in jezelf zou kunnen ontdekken (of niet zult vinden), vertrouw dan op de methode. Neem een koude douche. Doe de ademhaling. Activeer je vasculaire systeem. Verander je biochemie. Volg de ademhaling. Ga ervoor. De ademhaling gaat overal naartoe, en zal jou meenemen naar waar jij moet zijn.

Laat je ego los en weerspiegel datgene wat ons verbindt, namelijk liefde. Laat je gedachten en je stress los en stel je open voor je hart. Pas als je loslaat, ben je werkelijk in staat om opnieuw verbinding te maken met het universum, met de natuur die diep in je cellen begraven ligt. Laat los en laat je ziel in je bewustzijn komen. De ziel is eeuwig, onverwoestbaar, en misschien wel het belangrijkste: onvergankelijk.

Laat los en word de koning of koningin die je bedoeld was te zijn. Ik weet dat je het kunt. Ik geloof in je.

Dankwoord

Dit boek is een universum op zich geweest. Er zijn zoveel mooie mensen die een rol hebben gespeeld in de totstandkoming ervan. Het is een diamant die uit de diepte tevoorschijn is gekomen, zorgvuldig gepolijst, en uiteindelijk aan de wereld getoond.

Dank je wel Tami Simon van Sounds True, die inzag welke ruimte mensen nodig hebben die de diepte in willen gaan en het daardoor mogelijk heeft gemaakt dat zij die diepte ook bereikten.

Dank je wel producent Mitchell Clute, voor je talent om te ontvangen, als een bedding van een rivier, een ware natuurlijke kracht. Ik bedank ook redacteur Mark Weinstein, die de stroom in krachtige segmenten heeft opgesplitst en daarbij de bodem met een kristalheldere intentie heeft gevoed. Dank je wel Jennifer Yvette Brown, omdat je door het labyrint van woorden bent gezworven en stenen in bloemen hebt veranderd, waardoor de ogen van iedereen die aan het boek heeft meegewerkt werden geopend en serieuze zaken wat minder serieus werden. En dank je wel Erin. Jij kent mij beter dan ikzelf. Je hebt het boek nieuw leven ingeblazen en met je kritische oog meer diepte gegeven. Mijn zoon Enahm, met zijn beschermende vleugels; mijn dochter Isa, met haar tedere maar vastberaden aanraking. Iedereen op het Hoffice en bij Sounds True. Jullie hebben allemaal met het geduld van monniken in een klooster aan het boek meegewerkt; de energie is heilig. Ik dank jullie allemaal.

En natuurlijk ook alle toegewijde professoren en artsen achter de baanbrekende studies en inzichten: dr. Ken Kamler, dr. Peter Pickkers, dr. Matthijs Kox, dr. Maria Hopman, dr. Geert Buijze, dr. Vaibhav Diwadkar, dr. Otto Muzik en nog vele anderen. Hun werk heeft geleid tot een volledig nieuwe kijk op menselijke vermogens. Ze zijn zoekers en brengen datgene wat verborgen is in het licht. En er zal nog veel meer aan het licht komen. Ik vertrouw erop dat mijn onderbuikgevoel meer weet dan mijn bewustzijn kan zien. Dat is precies wat ik in dit boek wil laten zien: datgene wat ongezien, maar o zo sterk is.

Dank je wel dr. Elissa Epel. Je hebt mijn hart verrijkt met het schrijven van het voorwoord van dit boek. Je bent een briljante wetenschapper en een absoluut stralend licht dat de Wim Hof-methode in een nieuwe wereld heeft geïntroduceerd.

Mijn dank gaat ook uit naar de WHM-gemeenschap. Ik dank jullie vanuit de grond van mijn hart. Niet alleen voor jullie steun, maar ook voor het delen van de ziel van deze beweging. Jullie zijn die ziel. Jullie zijn het hart. Als ik aan alle mensen die ik in de loop der jaren heb ontmoet, en aan alle verhalen denk, komt er een stralende glimlach op mijn gezicht. We ontmoeten elkaar in liefde.

En dank je wel, lieve lezer, ik zie jou. Het is tijd om terug naar huis te gaan, naar waar we ons ware samenzijn herkennen. Geluk, kracht en gezondheid zijn de morele waarden van ons wezen, en ze zijn teruggekeerd.

En last but not least, dank je wel Zina, mijn bruine schaduw, mijn hond, mijn goeroe. Je belichaamt loyaliteit, warmte, onvoorwaardelijke liefde en onbaatzuchtigheid. In de bergen ben je drie keer zo snel als ieder van ons. Je wilt alleen maar dat er om je wordt gegeven. Ik wil alleen maar dat er om mij wordt gegeven. Ik geef om jou. Wij geven om elkaar.

En dit is ongetwijfeld nog maar het begin.

Meest gestelde vragen

Algemeen

Hoeveel tijd moet ik in de methode investeren om resultaten te zien?
De gemiddelde dagelijkse investering is twintig minuten aan het begin van de dag. Zie het 'Overzicht van de Wim Hof-methode (WHM): drie pijlers voor de dagelijkse beoefening' op pagina 110.

Bouw het rustig in je eigen tempo op en probeer je eigen manier te vinden om de methode in je dagelijks leven te gebruiken. Integreer de oefeningen die in dit boek staan op natuurlijke wijze in andere trainingen of meditaties die je al doet. Je kunt je bijvoorbeeld ook op elk gewenst moment van de dag concentreren op een diepere, bewustere ademhaling. Om optimaal van de methode te profiteren, kun je de oefeningen het best elke dag doen.

Kan ik de WHM gebruiken voor mijn gezondheidsklachten?
Doordat de Wim Hof-methode de immuunrespons tempert, is zij het meest effectief bij aandoeningen die het gevolg zijn van een onderliggende verstoring van het immuunsysteem. We hebben echter bij een grote verscheidenheid aan aandoeningen positieve resultaten gezien. Hoewel de Wim Hof-methode in sommige gevallen de symptomen in volledige remissie brengt, moeten de WHM-technieken worden gezien als hulpmiddelen voor je gezondheid, in plaats van als een remedie voor ziekten.

Er is veel wetenschappelijk onderzoek gedaan naar de Wim Hof-methode en de effecten ervan op verschillende aandoeningen. De bevindingen zijn veelbelovend en er zullen er nog meer volgen. Er zijn echter honderdduizenden aandoeningen en ziekten. Voor het merendeel hiervan hebben we nog niet de benodigde kennis om betrouwbare uitspraken te doen over de WHM als effectieve behandelingsmethode. Houd ook in gedachten dat de resultaten sterk van persoon tot persoon verschillen als gevolg van persoonlijke en fysiologische verschillen tussen mensen. Uiteindelijk is er eigenlijk maar één manier om erachter te komen welk effect de Wim Hof-methode op jou heeft, en dat is de methode zelf uitproberen. Sommige aandoeningen worden mogelijk negatief beïnvloed door de WHM. Als je een chronische aandoening hebt of op dit moment ziek bent, raadpleeg dan een medische professional voordat je met de Wim Hof-methode begint.

Is deze methode voor iedereen geschikt?

De Wim Hof-methode kan door iedere gezonde persoon worden beoefend. Luister naar je lichaam en voer de technieken nooit geforceerd uit.

Wij raden het beoefenen van de WHM af als onderstaande aandoeningen of situaties op jou van toepassing zijn:

- Epilepsie
- Hoge bloeddruk (vooral als je voorgeschreven medicijnen gebruikt)
- Coronaire hartziekte (bijvoorbeeld angina pectoris; stabiele angina pectoris)
- Een verleden van ernstige gezondheidsproblemen, zoals hartfalen of een beroerte
- Als je last hebt van migraine, raden wij je aan om voorzichtig te zijn met het nemen van ijsbaden.

Kan ik de methode beoefenen als ik zwanger ben?

Uit voorzorg raden wij je ook af om de WHM te beoefenen als je zwanger bent. We weten niet of de veranderingen in de biochemie die gepaard gaan met de WHM-technieken de gezondheid van de baby negatief beïnvloeden. Als de baby eenmaal is geboren, kun je de methode weer veilig beoefenen.

Is de WHM geschikt voor kinderen?
Veel gezinnen vinden het leuk om de WHM samen te beoefenen. De hersenen van kinderen zijn echter nog in ontwikkeling en ze hebben nog niet het zelfregulerend vermogen dat nodig is om de risico's van de methode in te schatten. Wij adviseren dan ook dat kinderen onder de zestien jaar de methode onder toezicht van een ouder of voogd beoefenen en nooit gedwongen worden om dit tegen hun wil te doen. Wees voorzichtig met de blootstelling aan kou en bouw die geleidelijk op.

Kou

Ik heb echt een hekel aan de kou. Moet ik echt de koude douches nemen?
Als je wilt profiteren van de heilzame effecten van de methode, ja. Onze 'comfortzone' verzwakt ons systeem en is uiteindelijk schadelijk voor ons. Maar bouw het geleidelijk op. Geniet van je warme douche, en ga aan het eind van een warme douche telkens wat langer onder koud water, maar alleen als je er klaar voor bent. Forceer niets.

Wat als ik het na de koude douche koud blijf hebben?
Verkort dan eerst de tijdsduur. Begin met slechts vijftien seconden en verleng de tijdsduur geleidelijk zodat je aan de kou kunt wennen. Vergelijk het maar met een andere soort training, als je ergens naartoe werkt wat je nog niet kunt. Dan zal het al snel minder lang duren voordat je lichaam na een koude douche weer is opgewarmd.

Je kunt de mindset-oefeningen die in het boek staan ook gebruiken om jezelf voor en na een koude douche te programmeren. Daarbij gebruik je de kracht van je geest om de reacties van je lichaam onder controle te houden en gemotiveerd te blijven.

Tot slot kun je de paardenstand gebruiken om na een koude douche van binnenuit weer op te warmen en je focus te behouden.

Ik woon in een omgeving waar de douches niet zo koud zijn. Wat moet ik dan doen?

Controleer de temperatuur van het koude leidingwater. De gezondheidsvoordelen van de methode beginnen rond de 15 °C, dus waarschijnlijk is je koude leidingwater net koud genoeg. Als de temperatuur van het leidingwater laag genoeg is, kun je proberen om telkens wat langer onder de douche te blijven staan.

Heeft het afwisselen van warme en koude douches wetenschappelijk aangetoonde voordelen?

Blootstelling aan kou zorgt ervoor dat er meer norepinefrine vrijkomt. Deze neurotransmitter is betrokken bij onze focus, aandacht en stemming. Norepinefrine functioneert ook als een hormoon, waardoor de vasoconstrictie (de vernauwing van slagaders door de daarin aanwezige gladde spieren) wordt bevorderd. Hierdoor wordt de totale oppervlakte waardoor warmte verloren gaat kleiner. Hoe groter de sprong qua temperatuur, hoe meer norepinefrine er vrijkomt. Dus als je regelmatig van warm naar koud gaat, zou dit de heilzame effecten van deze neurotransmitter kunnen vergroten. Men denkt dat deze effecten groter zijn wanneer de temperatuurverschillen groter zijn, bijvoorbeeld als je na de sauna een ijsbad neemt. Hoewel het afwisselen van blootstelling aan warmte en kou in veel culturen een eeuwenoude praktijk is, is er nog geen onderzoek naar gedaan en zijn er nog geen overtuigende bevindingen.

Ademhaling

Hoeveel keer per dag moet ik de basisademhalingsoefening doen?

Wij raden je aan om elke ochtend voor het ontbijt drie of vier rondes van de standaardoefening te doen. Doe halverwege de middag ook een ronde als je minder energie begint te krijgen.

Hoe belangrijk is het om de retentietijd te verlengen?

Een langere retentietijd is niet nodig om van de gezondheidsvoordelen van de methode te profiteren. Als je buiten bewustzijn raakt doordat je niet ademhaalt, ga je te ver. Adem dus in zodra je de drang daartoe voelt. Luister naar je lichaam, niet naar je ego!

Moet je na de basisademhalingsoefeningen per se een koude douche nemen?

Nee, maar als je de ademhalingsoefeningen eerst doet, kan dat je helpen met betrekking tot je mindset en hoe goed je tegen de kou kunt. Als je te weinig tijd hebt om eerst de ademhalingsoefeningen te doen en daarna een koude douche te nemen, kun je een mini-ademhalingsoefening doen voordat je onder de koude douche gaat staan. Doe dan dertig diepe ademhalingen terwijl je je op je intentie focust.

Mijn vingers spannen zich aan tijdens de ademhalingsoefeningen; wat gebeurt er dan precies?

Je kunt onwillekeurige spiersamentrekkingen ervaren. Dit wordt 'tetanie' genoemd. Een intensieve manier van ademhalen veroorzaakt een uitstroom van CO_2, wat op zijn beurt een aaneenschakeling van ionisatieveranderingen op gang brengt. Dit leidt tot een verhoogde gevoeligheid van de zenuwcellen. De zenuwcellen hoeven dan minder geprikkeld te worden om al een spierreactie op te wekken, waardoor spieren spontaan kunnen samentrekken. Dit is meestal het duidelijkst merkbaar in de handen en de voeten, maar het kan over het gehele lichaam plaatsvinden.

Behoudens eventuele al aanwezige medische aandoeningen is dit verschijnsel volkomen onschadelijk en zijn de effecten ervan binnen enkele minuten verdwenen. Na verloop van tijd heb je er mogelijk helemaal geen last meer van. Als het gevoel pijnlijk is, maak dan een afspraak met je huisarts.

Mijn oren suizen na het ademhalen. Is dat normaal?

Dit effect staat bekend als 'tinnitus', een aandoening met een breed scala aan oorzaken en verschijningsvormen.

Bij sommige mensen veroorzaakt het beoefenen van de WHM oorsuizen of wordt het erdoor verergerd, terwijl bij andere mensen de toonhoogte van het suizen verandert. Omgekeerd ervaren mensen die last hebben van chronische tinnitus vaak verlichting van de angst die ermee gepaard kan gaan. Dit komt doordat de ademhalingstechnieken een kalmerend effect hebben.

Het verband tussen tinnitus en de Wim Hof-methode heeft verschillende mogelijke oorzaken. Uit medisch onderzoek blijkt dat er een direct verband bestaat tussen pulserende tinnitus en bloedarmoede. Door de verhoogde zuurstofopname kan de WHM hierin verbetering brengen. De ademhalingsoefeningen verhogen ook de neurale activiteit in de auditieve hersenstam, waar de hersenen geluiden verwerken. Hierdoor kunnen de auditieve zenuwcellen overprikkeld raken.

Wetenschappers begrijpen tinnitus nog steeds niet helemaal, maar hebben wel vastgesteld dat het verschijnsel op zich onschadelijk is. Wij hebben vastgesteld dat het suizen in de meeste gevallen verdwijnt als mensen de ademhalingsoefeningen regelmatig doen. Als je merkt dat het geluid na enkele weken nog steeds aanhoudt of wordt versterkt, heb je wellicht een onderliggende fysiologische aandoening. In dat geval raden we je aan om een afspraak met je huisarts te maken.

Verklarende woordenlijst

Acute bergziekte of hoogteziekte Het negatieve effect dat een grote geografische hoogte op de gezondheid heeft. Dit effect wordt veroorzaakt doordat je op grote hoogte binnen korte tijd wordt blootgesteld aan een laag zuurstofgehalte. Mogelijke symptomen: hoofdpijn, braken, vermoeidheid, slaapproblemen en duizeligheid.

Adenosinetrifosfaat (ATP) Een complexe organische chemische verbinding die energie levert om talloze processen in levende cellen te reguleren, waaronder spiersamentrekking, voortplanting van zenuwimpulsen en chemische synthese. ATP wordt in alle levensvormen aangetroffen, en wordt vaak aangeduid als 'moleculaire munteenheid' van intracellulaire energieoverdracht.

Aerobe capaciteit Geeft aan hoe goed het hart en de longen de spieren van zuurstof kunnen voorzien.

Aerobe dissimilatie Verwijst naar de rol van zuurstof (of de ademhaling) bij de afbraak van organische verbindingen en de omzetting van eiwitten, nucleïnezuren, vetten en koolhydraten in minder complexe stoffen. Aerobe dissimilatie speelt een sleutelrol bij de productie van ATP in het lichaam.

Alkaliteit Geeft aan hoe goed water zuur kan neutraliseren. Het beoefenen van de Wim Hof-methode verhoogt de alkaliteit van het bloed. Dit heeft verschillende voordelen voor de gezondheid.

Ankyloserende spondylitis (AS) Een vorm van artritis waarbij sprake is van een langdurige ontsteking van de gewrichten van de wervelkolom.

Auto-immuunziekte Een aandoening waarbij je immuunsysteem per ongeluk je eigen lichaam aanvalt.

Autonoom zenuwstelsel Een controlesysteem dat grotendeels onbewust functioneert en lichaamsfuncties reguleert, zoals de hartslag, de spijsvertering, de ademhaling, de pupilreflex, urinelozing en seksuele opwinding.
Basaal metabolisme Het energieverbruik per tijdseenheid door 'warmbloedige' dieren in rust.
Bewust ademhalen Een parapluterm voor medische en therapeutische methoden die de ademhalingsfunctie verbeteren. Bewuste ademhalingsmethodes houden in dat men zich bewust wordt van de ademhaling en dat men gewoontes ontwikkelt die de ademhaling verbeteren. Bij de mens wordt de ademhaling bewust of onbewust gereguleerd.
Biochemie De studie van chemische processen in en met betrekking tot levende organismen. Biochemische processen liggen ten grondslag aan de complexiteit van het leven.
Biochemisch residu De ongewenste nevenproducten van een chemische reactie.
Bruin adipoos weefsel (bruin vet; BAT) Een uniek weefsel dat in staat is om chemische energie direct om te zetten in warmte wanneer het wordt geactiveerd door het sympathische zenuwstelsel. Hoewel in eerste instantie werd aangenomen dat het alleen relevant was bij pasgeboren kinderen en zuigelingen, heeft men de afgelopen jaren aangetoond dat volwassenen ook actief BAT kunnen hebben.
Cannabinoïden Een klasse van diverse, lichaamsvreemde chemische verbindingen die inwerken op cannabinoïdereceptoren. Deze receptoren maken deel uit van het endocannabinoïde systeem dat in cellen wordt aangetroffen die de afgifte van neurotransmitters in de hersenen beïnvloeden.
Chakra Een woord uit het Sanskriet dat vertaald kan worden met 'wiel' of 'schijf' en verwijst naar fijnstoffelijke energiecentra in het menselijk lichaam. Volgens de meeste tradities liggen ze langs de wervelkolom, in het keel- en halsgebied, tussen de wenkbrauwen en bij de kruin.

Chaperonnes Eiwitten die helpen bij het vouwen of ontvouwen en de opbouw of afbraak van andere macromoleculaire structuren.
Citroenzuurcyclus Een reeks chemische reacties die door alle aerobe organismen worden gebruikt om opgeslagen energie vrij te maken. Dit gebeurt door de oxidatie van acetyl-CoA tot adenosinetrifosfaat (ATP). Acetyl-CoA is afkomstig uit koolhydraten, vetten en eiwitten.
Comfortzonegedrag Een geconditioneerde gedragstoestand waarin we onzekerheid, schaarste en kwetsbaarheid zo veel mogelijk proberen te beperken.
De ziekte van Crohn Een inflammatoire darmziekte (IBD) die elk deel van het maag-darmkanaal van de mond tot de anus kan aantasten. Veelvoorkomende symptomen zijn buikpijn, diarree, koorts en gewichtsverlies.
Desoxiribonucleïnezuur (DNA) Een molecuul dat bestaat uit twee ketens die om elkaar heen draaien en zo een dubbele helix vormen met genetische instructies voor de ontwikkeling, het functioneren, de groei en de voortplanting van alle bekende organismen.
Diabetes Een groep metabole aandoeningen die worden gekenmerkt door een chronisch hoge bloedsuikerspiegel.
Dimethyltryptamine (DMT) Een intense, van nature voorkomende psychedelische stof die ook endogeen in het menselijk lichaam voorkomt.
Endocannabinoïden Moleculen die van nature worden geproduceerd door cellen in het menselijk lichaam, zich binden aan cannabinoïdereceptoren en deze activeren.
Endocrien systeem De verzameling van klieren die de hormonen produceren. Deze hormonen reguleren onder andere de stofwisseling, de groei en de ontwikkeling, de functie van weefsels, de seksuele functie, de voortplanting, de slaap en onze stemming.

Endometriose Een aandoening waarbij het weefsel dat normaal gesproken de binnenkant van de baarmoeder bekleedt buiten de baarmoeder groeit.

Epigenetica Een onderzoeksgebied waarin men kijkt hoe de expressie van DNA kan worden veranderd zonder de structuur van het DNA zelf te veranderen.

Fenotype De waarneembare kenmerken of eigenschappen van een organisme.

Gasp reflex Een willekeurige reflex die wordt veroorzaakt door een plotselinge onderdompeling in water dat kouder is dan 21 °C.

Genexpressie Het proces waarbij informatie van een gen wordt gebruikt bij de synthese van een functioneel genproduct, zoals een eiwit.

Glycoproteïne Een type eiwitmolecuul waaraan een koolhydraat is gekoppeld.

Hart- en vaatziekten Een groep ziekten die het hart of de bloedvaten aantasten.

Hormetische stress (hormese) Een theoretisch fenomeen waarbij iets dat bij matige tot hoge doses schadelijke biologische effecten bewerkstelligt, bij lage doses gunstige effecten veroorzaakt.

HPA-as Een complex geheel van interacties en terugkoppelingen tussen de hypothalamus, de hypofyse en de bijnieren. Dit systeem reguleert de reactie van het lichaam op stress, de immuunfunctie, het energieverbruik, de stemming, de emoties en het libido.

Hyperventilatie Een toestand waarin je heel snel ademhaalt.

Hypothermie (onderkoeling) Toestand waarin het lichaam sneller warmte verliest dan het kan produceren, waardoor een gevaarlijk lage lichaamstemperatuur ontstaat.

Hypoxie Toestand waarin te weinig zuurstof de weefsels bereikt.

Immuunsysteem Een afweersysteem dat bestaat uit talloze biologische structuren en processen binnen een organisme, en dat bescherming biedt tegen ziekten.

Interleukinen Glycoproteïnen die worden geproduceerd door leukocyten en gebruikt worden voor het reguleren van de immuunresponsen.

Interoceptie Zintuig dat informatie geeft over de innerlijke toestand van het lichaam. Het registreren van deze informatie kan zowel bewust als onbewust plaatsvinden.

Koolwaterstof Een organische verbinding (zoals butaan) die uitsluitend koolstof en waterstof bevat en vaak voorkomt in aardolie, aardgas en steenkool.

Lactaat Een zout of ester van melkzuur. Lactaat is een fermentatieproduct en wordt geproduceerd tijdens de celademhaling wanneer glucose wordt afgebroken.

Lactaatdrempel De lactaatdrempel is de maximale inspanning of intensiteit die een sporter gedurende een langere periode kan volhouden met weinig of geen toename van de hoeveelheid lactaat in het bloed.

Leukocyt Een type bloedcel dat in het beenmerg wordt aangemaakt en in het bloed en lymfeweefsel wordt aangetroffen. Leukocyten maken deel uit van het immuunsysteem van het lichaam en helpen het lichaam bij de bestrijding van infecties en andere ziekten.

Limbisch systeem Een complex systeem van zenuwen en netwerken in de hersenen, waarbij verschillende gebieden in de buurt van de rand van de cortex betrokken zijn. Deze gebieden zijn gerelateerd aan ons instinct en onze stemming. Het limbische systeem reguleert de basisemoties (angst, plezier, boosheid) en vormen van drang (honger, seks, dominantie, zorg voor het nageslacht).

Lipiden Moleculen die koolwaterstoffen bevatten en de bouwstenen vormen van de structuur en functie van levende cellen. Voorbeelden van lipiden zijn vetten, oliën, wassen, bepaalde vitaminen, hormonen en het grootste deel van het celmembraan dat niet uit eiwitten bestaat.

Lupus Een langdurige auto-immuunziekte waarbij het immuunsysteem van het lichaam overmatig actief wordt en het normale, gezonde weefsel aantast. Symptomen zijn bijvoorbeeld ontsteking, zwelling en schade aan de gewrichten, huid, nieren, bloed, hart en longen.

Lymfatisch systeem Een netwerk van weefsels en organen die het lichaam helpen bij de verwijdering van giftige stoffen, afvalstoffen en andere ongewenste stoffen. De primaire functie van het lymfatische systeem is het transporteren van lymfe, een vloeistof met witte bloedcellen, die in het hele lichaam infecties bestrijden. Het lymfatische systeem is onderdeel van het vasculaire systeem.

Metabole activiteit De levensondersteunende chemische reacties in organismen. De drie belangrijkste doelen van metabole activiteit zijn de omzetting van voedsel in energie om cellulaire processen uit te kunnen voeren; de omzetting van voedsel/brandstof in bouwstenen voor eiwitten, lipiden, nucleïnezuren en sommige koolhydraten; en de uitscheiding van stikstofhoudende afvalstoffen.

Mitochondriale processen De processen waarbij mitochondriën (cellulaire organellen) voedingsstoffen opnemen, deze afbreken en energierijke moleculen voor de cel produceren.

Multiple sclerose Een in potentie invaliderende ziekte van de hersenen en het ruggenmerg waarbij het immuunsysteem de beschermende schede van de zenuwvezels aanvalt en 'communicatieproblemen' veroorzaakt tussen de hersenen en de rest van het lichaam.

Nervus vagus Het langste en meest complexe van de twaalf paren hersenzenuwen die vanuit de hersenen naar andere gebieden van het lichaam lopen. Hij verstuurt informatie tussen het hersenoppervlak en de weefsels en organen die zich elders in het lichaam bevinden.

Neurologische paden Een reeks aaneengesloten zenuwen waarlangs elektrische impulsen zich door het lichaam voortplanten.

Omgevingsstress Stress die wordt veroorzaakt door prikkels uit onze omgeving, zoals oorlog, temperatuur, lawaai en drukte.

Ontsteking Een proces waarbij de witte bloedcellen van het lichaam en de stoffen die ze produceren ons beschermen tegen infectie door lichaamsvreemde organismen, zoals bacteriën en virussen.

Parasympathisch zenuwstelsel Een van de drie onderdelen van het autonome zenuwstelsel. Het spaart energie omdat het de hartslag vertraagt, de darm- en klieractiviteit verhoogt en de sluitspieren in het maag-darmkanaal ontspant.

Periaqueductale grijs Een gebied van grijze stof in de middenhersenen dat een essentiële rol speelt bij onze autonome functies, gemotiveerd gedrag en gedragsreacties op prikkels die we als bedreiging ervaren. Het is ook het primair controlecentrum voor pijnregulatie.

Pijnappelklier Een kleine endocriene klier in de hersenen van de meeste gewervelde dieren die melatonine produceert, een hormoon dat slaappatronen reguleert. Voor de aanmaak van melatonine is serotonine nodig.

Polymeer Een verbinding met een grote moleculemassa die wordt verkregen door de toevoeging of inkorting van een groot aantal kleinere moleculen.

Proprioceptie (kinesthesie) Het vermogen van een organisme om de positie van het eigen lichaam en de eigen lichaamsdelen waar te nemen. Wordt soms het zesde of zevende zintuig genoemd.

Reptielenbrein Een andere naam voor de basale ganglia. Dit zijn structuren die tijdens onze ontwikkeling uit de voorhersenen zijn ontstaan. De term komt voort uit het idee dat neuroanatomen ooit geloofden dat de voorhersenen van reptielen en vogels door deze structuren werden beïnvloed. Men denkt dat het reptielenbrein verantwoordelijk is voor soortspecifiek instinctief gedrag dat zichtbaar is bij agressie, dominantie, het verdedigen van het territorium en paringsrituelen.

Reumatoïde artritis Een langdurige auto-immuunziekte die vooral de gewrichten aantast. Deze aandoening heeft meestal warme, gezwollen, stijve en pijnlijke gewrichten tot gevolg. Reumatoïde artritis tast meestal de pols en de handen aan.

Ribonucleïnezuur (RNA) Een polymeermolecuul dat een essentiële rol speelt bij het coderen, decoderen, reguleren en de expressie van genen. RNA en DNA zijn nucleïnezuren en vormen samen met lipiden, eiwitten en koolhydraten de vier belangrijkste macromoleculen die essentieel zijn voor alle bekende levensvormen.

Ribonucleoproteïne Een complex van ribonucleïnezuur en RNA-bindende eiwitten. Deze complexen spelen een wezenlijke rol in een aantal belangrijke biologische functies, waaronder DNA-replicatie, het reguleren van de genexpressie en het reguleren van de afbraak en omzetting van RNA.

Satchitanda Een woord uit het Sanskriet dat de aard van de werkelijkheid beschrijft zoals men zich er in de hindoeïstische en yogafilosofie een beeld van vormt.

Saturatiemeter (of pulsoximeter) Een apparaatje dat de zuurstofverzadiging van het bloed meet.

Spierplasticiteit Het vermogen van een bepaalde spier om zijn structurele en functionele eigenschappen aan te passen aan een veranderende omgeving.

Sympathisch zenuwstelsel Onderdeel van het autonome zenuwstelsel, waartoe ook het parasympatisch zenuwstelsel behoort. Het sympathisch zenuwstelsel activeert wat vaak de 'vecht- of vluchtreactie' wordt genoemd.

Telomeer Repeterende nucleotide-sequentie aan elk uiteinde van een chromosoom, die dit uiteinde van het chromosoom beschermt tegen beschadiging of tegen samensmelting met naburige chromosomen. Sommige onderzoekers denken dat een voortschrijdend verlies van telomeren de veroudering bevordert.

Telomerase Een ribonucleoproteïne die een soortafhankelijk repeterend stukje DNA toevoegt aan de uiteinden van de telomeren en het uiteinde van het chromosoom beschermt tegen DNA-schade of tegen samensmelting met naburige chromosomen.

Thermoregulatie Het vermogen van een organisme om zijn lichaamstemperatuur binnen bepaalde grenzen te houden, zelfs wanneer de omgevingstemperatuur hier sterk van afwijkt.

Transcriptiefactor Een eiwit dat de snelheid van de transcriptie van genetische informatie van DNA naar boodschapper-RNA reguleert door zich aan een specifieke DNA-sequentie te binden. De functie van transcriptiefactoren is het reguleren (aan- en uitzetten) van genen om er zeker van te zijn dat ze gedurende de gehele levensduur van de cel en het organisme in de juiste cel op het juiste moment en in de juiste hoeveelheid tot uitdrukking komen.

Tummo Een eeuwenoude techniek binnen het Tibetaanse boeddhisme waarbij ademhaling en visualisatie worden gecombineerd om een diepe meditatieve staat te bereiken die wordt gebruikt om je 'innerlijke vuur' groter te maken.

Tumornecrosefactor Een eiwit dat een rol speelt bij de communicatie binnen en tussen cellen. Dit eiwit is betrokken bij systemische ontstekingen en speelt vooral een rol bij de regulering van de immuuncellen.

Tussenribspieren Verschillende groepen spieren die tussen de ribben zitten en een rol spelen bij de vorming en beweging van de borstkaswand. De tussenribspieren zijn vooral betrokken bij het mechanische aspect van de ademhaling.

Vasculair systeem Het systeem van bloedvaten die het mogelijk maken dat het bloed door het lichaam circuleert en voedingsstoffen (zoals aminozuren en elektrolyten), zuurstof, kooldioxide, hormonen en bloedcellen naar en van de lichaamscellen transporteert om deze te voeden en te helpen bij het bestrijden van ziekten, het stabiliseren van de temperatuur en de pH, en het in stand houden van de homeostase. Omvat ook het lymfesysteem.

Vasoconstrictie De vernauwing van bloedvaten door kleine spiertjes die zich in de vaatwand bevinden. Wanneer de bloedvaten vernauwen, stroomt het bloed langzamer of helemaal niet.

Vechten, vluchten of bevriezen (blokkeren) Een fysiologische respons die optreedt als reactie op iets wat als gevaarlijk, een aanval of een bedreiging voor het voortbestaan wordt gezien.
Veda's De oudste hindoegeschriften, geschreven in het vroeg-Sanskriet. Ze bevatten hymnen, filosofische uiteenzettingen en richtlijnen voor de priesters van de Vedische religie. Ze worden beschouwd als het fundament van de hindoeïstische en boeddhistische leer.
VO_2-max Meting van de maximale hoeveelheid zuurstof die een persoon tijdens intensieve inspanning kan gebruiken.
Ziekte van Lyme Een besmettelijke ziekte die wordt veroorzaakt door de borrelia-bacterie. Deze bacterie wordt verspreid door teken. De ziekte van Lyme veroorzaakt uitslag, vaak in de vorm van een ronde vlek met daaromheen een rode ring, en griepachtige symptomen. Gewrichtspijn en zwakte in de ledematen kunnen ook optreden.
Ziekte van Parkinson Een langdurige degeneratieve aandoening van het centrale zenuwstelsel die vooral het motorische systeem aantast.
Ziekte van Weil Een zeldzame besmettelijke ziekte als gevolg van een bacteriële infectie. Deze infectie wordt veroorzaakt door de leptospira-bacterie en wordt leptospirose genoemd.
Zoogdierenbrein Het deel van de middenhersenen dat bestaat uit het limbische systeem, waarvan wordt aangenomen dat het een grote rol speelt bij emotionele reacties en leerprocessen.

Meer lezen

Boeken

Blackburn, Elizabeth en Elissa Epel. *Jonger worden*. Utrecht: Kosmos Uitgevers, 2017.

Bushell, William, Erin Olivio en Neil Theise. *Longevity, Regeneration, and Optimal Health*. Hoboken, NJ: Wiley-Blackwell, 2009.

Capel, Pierre. *The Emotional DNA: Feelings Don't Exist, They Emerge*. Amsterdam: K.pl Education, 2018 (Engelse vertaling, 2019).

Carney, Scott. *Oerkracht*. Amsterdam: Lev., 2017.

Dale, Cyndi. *The Subtle Body*. Boulder, CO: Sounds True, 2009.

Ehrmann, Wilfried. *Handbuch der Atem-Therapie* (*The Manual of Breath Therapy*). Germany: Param, 2011.

Hof, Wim en Justin Rosales. *Becoming the Iceman*. Maitland, FL: Mill City Press, 2011.

Hof, Wim en Koen De Jong. *The Way of the Iceman*. St. Paul, MN: Dragon Door Publications, 2017.

Houtman, Anne, Megan Scudellari en Cindy Malone. *Biology Now*. New York: W.W. Norton, 2018.

Kamler, Kenneth. *Doctor on Everest*. New York: Lyons Press, 2000.

Kamler, Kenneth. *Surviving the Extremes*. New York: St. Martin's Press, 2004.

Ryan, Christopher. *Civilized to Death*. New York: Simon & Schuster, 2019.

Satchidanada, Sri Swami. *The Yoga Sutras of Patanjali*. Buckingham, VI: Integral Yoga Publications, 2012.

Wetenschappelijke tijdschriften

Buijze, Geert A., H.M.Y. De Jong, M. Kox, M.G. van de Sande, D. Van Schaardenburg, R.M. Van Vugt, C.D. Popa, P. Pickkers en D.L.P. Baeten. 'An Add-On Training Program Involving Breathing Exercises, Cold Exposure, and Meditation Attenuates Inflammation and Disease Activity in Axial Spondyloarthritis – A Proof of Concept Trial.' *PLOS One* 14, no. 12 (2 december 2019). doi:10.1371/journal.pone.0225749.

Costa, Dora L., Noelle Yetter en Heather DeSomer. 'Intergenerational Transmission of Paternal Trauma Among US Civil War Ex-POWs.' *Proceedings of the National Academy of Sciences of the United States of America* 115, no. 44 (30 oktober 2018). pnas.org/content/115/44/11215.

Groothuis, Jan T., Thijs M. Eijsvogels, Ralph R. Scholten Scholten, Dick Thijssen en Maria T.E. Hopman. 'Can Meditation Influence the Autonomic Nervous System? A

Case Report of a Man Immersed in Crushed Ice for 80 Minutes.' innerfire.nl/files/can-meditation-influence-ans-hopman.pdf.

Kandasamy, Narayanan, Sarah N. Garfinkel, Lionel Page, Ben Hardy, Hugo D. Critchley, March Gurnell en John M. Coats. 'Interoceptive Ability Predicts Survival on a London Trading Floor.' *Scientific Reports* 6, 32986 (2016). doi: 10.1038/srep32986, nature.com/articles/srep32986.

Kipnis, Jonathan. 'Immune System: The Seventh Sense.' *Journal of Experimental Medicine* 215, no. 2 (16 januari 2018). rupress.org/jem/article/215/2/397/42541/Immune-system-The-seventh-sense-Immune-system-The.

Kipnis, Jonathan. 'The Seventh Sense.' *Scientific American* (augustus 2018). scientific-american.com/article/the-seventh-sense/.

Kox, Matthijs, Lucas T. van Eijk, Jelle Zwaag, Joanne van den Wildenberg, Fred C.G.J. Sweep, Johannes G. van der Hoeven en Peter Pickkers. 'Voluntary Activation of the Sympathetic Nervous System and Attenuation of the Innate Immune Response in Humans.' *Proceedings of the National Academy of Sciences of the United States of America* 111, no. 20 (20 mei 2014). doi: 10.1073 /pnas.1322174111.

Kozhevnikov, Maria, James Elliott, Jennifer Shephard en Klaus Gramann.

'Neurocognitive and Somatic Components of Temperature Increases During g-Tummo Meditation: Legend and Reality.' *PLOS One* 8, no. 3 (maart 2013). doi: 10.1371/journal.pone.0058244.

Ledford, Heidi. 'Behavioural Training Reduces Inflammation.' *Nature News* (5 mei 2014). nature.com/news/behavioural-training-reduces-inflammation-1.15156.

Muzik, Otto, Kaice T. Reilly en Viabhav Diwadkar. '"Brain Over Body"– A Study on the Willful Regulation of Autonomic Function During Cold Exposure.' *NeuroImage* 172 (februari 2018). doi: 10.1016/j.neuroimage.2018.01.067.

Nichols, David E. '*N,N*-Dimethyltryptamine and the Pineal Gland: Separating Fact from Myth.' *Journal of Psychopharmacology* (2 november 2017). doi: 10.1177/0269881117736919.

Van Marken Lichtenbelt, Wouter, J.W. Vanhommeirg, N.M. Smudlers, J.M. Drossaerts, G.J. Kemerink, N.D. Bouvy, P. Schrauwen en G.J. Teule. 'Cold-Activated Brown Adipose Tissue in Healthy Men.' *New England Journal of Medicine* 360, no. 15 (9 april 2009). ncbi.nlm.nih.gov/pubmed/19357405.

Vosselman, Maartin J., Guy H.E.J. Vijgen, Boris R.M. Kingma, Boudewijn Brans en Wouter D. van Marken Lichtenbelt. 'Frequent Extreme Cold Exposure and Brown Fat and Cold-Induced Thermogenesis: A Study in a Monozygotic Twin.' *PLOS One* 9, no. 7 (11 juli 2014). journals.plos.org /plosone/article?id=10.1371/journal.pone.0101653.

Websites

Angier, Joseph. 'Iceman on Everest: "It Was Easy."' ABC News (14 april 2009). abcnews.go.com/Health/story?id=4393377&page=1.

Dattagupta, Shahana. 'Arjuna and the Fish Eye: The Fallacy of Being Over-Informed, Hyper-Busy and Multi-Tasking.' *Reflections and Revelations* (15 december 15 2009). flyingchickadee.wordpress.com/2009/12/15/arjuna-and-the-fish-eye-the-fallacy-of-being-over-informed-hyper-busy-and-multi-tasking/.

Ehrmann, Wilfried. 'Intense Breathing and Control of Immune System.' wilfried-ehrmann-e.blogspot.com/2015/10/intensive-breathing-has-amazing-effects.html.

Kamler, Kenneth. 'World Record Attempt on Regis and Kelly ABC TV Show' (17 september 2009). wimhofmethod.com/uploads/kcfinder/files/WHM _DataInfo%20Kamler.pdf.

Rogers, Martin. 'Extreme Breathing, Cold Helps UFC heavyweight Alistair Overeem Train.' *USA Today*, 1 maart 2017. usatoday.com/story/sports /ufc/2017/03/01/ufc-209-alistair-overeem-heavyweight/98609304/.

Stanger, Shelby. 'Change Your Breath, Change Your Life.' *Outside* (9 juni 2016). outsideonline.com/2086911/iceman-cometh.

Steenbeek, Jelle. 'Sexual Kung Fu.' wimhofmethod.com/blog/sexual-kung-fu. Voor meer informatie: lionwood.nl.

Weatherford, Steve. 'How the Wim Hof Experience Has Changed Me.' weatherford5.libsyn.com/how-the-wim-hof-experience-has-changed-me.

Fotoverantwoording

Alle foto's zijn met toestemming gebruikt.
De foto's op pagina 35 en 125 komen uit het familiearchief van de familie Hof.
De foto's op pagina 41, 90 en 97 © Henny Boogert.
De foto op pagina 60 © Kersti Niglas.
De foto's op pagina 67, 157, 178 en 221 © Peter Schagen.
De filmfoto van *Senior Health Beyond Wellness* op pagina 143 © NEVCO.

Over de schrijver

Wim Hof kreeg de bijnaam 'The Iceman' doordat hij een aantal kouderecords op zijn naam zette. Hij heeft onder andere in een korte broek de Kilimanjaro beklommen, op blote voeten een halve marathon boven de poolcirkel gelopen, en meer dan 112 minuten in een container met ijsblokjes gestaan. Nadat hij de majestueuze kracht van de natuur had omarmd, besloot Hof zijn ontdekking met de rest van de wereld te delen. Hij is ervan overtuigd dat iedereen dit potentieel kan aanboren zonder eerst tientallen jaren te moeten investeren in studie, reizen en gevaarlijke stunts, zoals hij heeft gedaan. En zo ontwikkelde hij de Wim Hof-methode: een natuurlijke weg naar een optimale staat van lichaam en geest.

Hof onderwijst zijn methode overal ter wereld in seminars, en hij leidt een spartaans trainingskamp in het Poolse Przesieka. Hij woont met zijn familie in Stroe. Om de gratis app van de Wim Hof-methode te downloaden of je in te schrijven voor een van onze cursussen, kun je wimhofmethod.com bezoeken.

Eindnoten

Voorwoord: Een ontwaarschijnlijke ontmoeting

1 G.A. Buijze, H.M.Y. de Jong, M. Kox, M.G. van de Sande, D. van Schaardenburg, R.M. van Vugt, C.D. Popa, P. Pickkers en D.L.P. Baeten, 'An Add-On Training Program Involving Breathing Exercises, Cold Exposure, and Meditation Attenuates Inflammation and Disease Activity in Axial Spondyloarthritis –A Proof of Concept Trial,' *PLOS ONE* 14, no. 12 (2 december 2019): e0225749, doi:10.1371/journal.pone.0225749.

2 M. Kox, L.T. van Eijk, J. Zwaag, J. van den Wildenberg, F.C.G.J. Sweep, J.G. van der Hoeven en P. Pickkers, 'Voluntary Activation of the Sympathetic Nervous System and Attenuation of the Innate Immune Response in Humans,' *Proceedings of the National Academy of Sciences of the United States of America* 111, no. 20 (20 mei 2014): 7379-7384, doi: 10.1073/pnas.1322174111.

3 H. van Middendorp, M. Kox, P. Pickkers en A.M.W. Evers, 'The Role of Outcome Expectancies for a Training Program Consisting of Meditation, Breathing Exercises, and Cold Exposure on the Response to Endotoxin Administration: A Proof-of-Principle Study,' *Clinical Rheumatology* 35, no. 4 (2016): 1081-1085, doi: 10.1007/s10067-015-3009-8.

Voorwoord: Alles is al in je aanwezig

1 Mayo Clinic, 'Multiple Sclerosis,' mayoclinic.org/diseases-conditions/multiple-sclerosis/symptoms-causes/syc-20350269; Centers for Disease Control and Protection, 'Lyme Disease,' cdc.gov/lyme/index.html.

Hoofdstuk 1: De missionaris

1 Edgar Rice Burrows, 'The Tarzan Series,' edgarriceburroughs.com /series-profiles/the-tarzan-series/.

2 Jean M. Justad, 'Hypothermia,' State of Montana Department of Health and Human Services (2015), dphhs.mt.gov/Portals/85/dsd/documents/DDP/MedicalDirector/Hypothermia.pdf.

3 National Organization for Rare Diseases, 'Weil Syndrome,' rarediseases.org /rare-diseases/weil-syndrome/#targetText=Weil%20syndrome%2C%20a%20 rare%20infectious,Leptospira%20bacteria%20known%20as%20leptospirosis.

Hoofdstuk 2: De geboorte van The Iceman

1 Dutch Amsterdam, 'Squatting in Amsterdam,' dutchamsterdam.nl/555 -squatting-in-amsterdam.

2 Alesia Hsiao, '6 Amazing Benefits of Cold-Water Swimming,' lifehack.org /288238/6-amazing-health-benefits-cold-water-swimming.

Hoofdstuk 3: Een koude douche per dag houdt de dokter weg

1 Joseph Castro, '11 Surprising Facts about the Circulatory System,' *Live Science* (25 september 2013), livescience.com/39925-circulatory-system-facts-surprising.html.
2 World Health Organization, 'The Top 10 Causes of Death' (24 mei 2018), who.int/news-room/fact-sheets/detail/the-top-10-causes-of-death.
3 Castro, '11 Surprising Facts about the Circulatory System.'
4 Julie O'Connor, 'Novel Study Is First to Demonstrate Brain Mechanisms That Give "The Iceman" Unusual Resistance to Cold,' Wayne State University (28 februari 2018), today.wayne.edu/news/2018/02/28/novel-study-is-first-to-demonstrate-brain-mechanisms-that-give-the-iceman-unusual-resistance-to-cold-6232.
5 Otto Muzik, Kaice T. Reilly en Vaibhav A. Diwadkar, '"Brain Over Body" – A Study on the Willful Regulation of Autonomic Function During Cold Exposure,' *NeuroImage* 172 (februari 2018): 632-641, doi: 10.1016/j.neuroimage.2018.01.067.
6 Marc Dingman, 'Know Your Brain: Periaqueductal Gray' (17 juli 2016), neuroscientificallychallenged.com/blog/know-your-brain-periaqueductal-gray.
7 Wim Hof Method, 'What Can I Do About Cold Hands or Cold Feet?' (5 januari 2016), wimhofmethod.freshdesk.com/support/solutions /articles/5000631655-what-can-i-do-about-cold-hands-or-cold-feet-.

Hoofdstuk 4: Haal gewoon adem, verdorie!

1 Gabriel R. Fries, Consuelo Walss-Bass, Moises E. Bauer en Antonio L. Teixeira, 'Revisiting Inflammation in Bipolar Disorder,' *Pharmacology Biochemistry and Behavior* 177 (february 2019): 12-19, doi: 10.1016/j .pbb.2018.12.006; Lisa M. Coussens and Zeno Werb, 'Inflammation and Cancer,' *Nature* 420, no. 6917 (december 2019): 860-867, doi: 10.1038 /nature01322.
2 Yogapedia, 'Sat-Chit-Anada,' yogapedia.com/definition/5838/sat-chit-ananda.
3 'Wim Hof Breathing Tutorial by Wim Hof,' YouTube (28 september 2018), youtube.com/watch?v=nzCaZQqAs9I&feature=youtu.be.
4 Geert A. Buijze en Maria T. Hopman, 'Controlled Hyperventilation After Training May Accelerate Altitude Acclimatization,' *Wilderness and Environmental Medicine* 25, no. 4: 484-486, wemjournal.org/article/S1080-6032(14)00116-1/abstract.

Hoofdstuk 5: De kracht van de geest

1 Wim Hof en Koen de Jong, *The Way of the Iceman* (St. Paul, MN: Dragon Door Publications, 2017); Frits Muskiet quote w/ translator.
2 Henriët van Middendorp, Matthijs Kox, Peter Pickkers en Andrea W.M. Evers, 'The Role of Outcome Expectancies for a Training Program Consisting of Meditation, Breathing Exercises, and Cold Exposure on the Response to Endotoxin Administration: A Proof-of-Principle Study,' *Clinical Rheumatology* 35, no. 4 (2016): 1081-1085, doi: 10.1007/s10067-015-3009-8.

3 'Wim Hof Breaks World Record,' YouTube (26 januari 2008), youtube.com /watch?v= CEbfXUTiD08.
4 Kenneth Kamler, personal communication, 17 september 2009, wimhofmethod.com/ uploads/kcfinder/files/WHM_DataInfo%20Kamler.pdf.
5 Joseph Angier, 'Iceman on Everest: "It Was Easy,"' ABC News (14 april 2009), abcnews.go.com/Health/story?id=4393377&page=1.
6 'Wim Hof the Iceman in Radboud Hospital Research Facility,' YouTube (23 augustus 2010), youtube.com/watch?v=aINSboYgr_g&feature=youtu.be.
7 Jan T. Groothuis, Thijs M. Eijsvogels, Ralph R. Schoten, Dick. H. J. Thijssen en Maria T.E. Hopman, 'Can Meditation Influence the Autonomic Nervous System? A Case Report of a Man Immersed in Crushed Ice for 80 Minutes,' innerfire.nl/files/ can-meditation-influence-ans-hopman.pdf.
8 Radboud University Nijmegen Medical Centre, 'Research on "Iceman" Wim Hoff Suggests It May Be Possible to Influence Autonomic Nervous System and Immune Response,' *ScienceDaily* (22 april, 2011), sciencedaily.com/releases/2011/04/ 110422090203.htm.
9 The Nobel Prize, 'The Nobel Prize in Physiology or Medicine 2019' (7 oktober 2019), press release, nobelprize.org/prizes/medicine/2019/press-release/.
10 Matthijs Kox, Lucas T. van Eijk, Jelle Zwaag, Joanne van den Wildenberg, Fred C.G.J. Sweep, Johannes G. van der Hoeven en Peter Pickkers, 'Voluntary Activation of the Sympathetic Nervous System and Attenuation of the Innate Immune Response in Humans,' *Proceedings of the National Academy of Sciences of the United States of America* 111, no. 20: 7379-7384, doi: 10.1073/pnas.1322174111.
11 Heidi Ledford, 'Behavior Training Reduces Inflammation,' *Nature News* (5 mei 2014), nature.com/news/behavioural-training-reduces-inflammation-1.15156; Kox et al., 'Voluntary Activation of the Sympathetic Nervous System.'
12 Anne Houtman, Megan Scudellari en Cindy Malone, *Biology Now* (New York: W.W. Norton, 2018).

Hoofdstuk 6: Olaya

1 Encyclopedia Britannica, 'ETA: Basque Organization,' britannica.com/topic/ETA.

Hoofdstuk 7: De Wim Hof-methode voor een goede gezondheid

1 Mayo Clinic, 'Crohn's Disease,' mayoclinic.org/diseases-conditions/crohns-disease/ symptoms-causes/syc-20353304.
2 Centers for Disease Control and Prevention, 'Arthritis: National Statistics,' cdc.gov/ arthritis/data_statistics/national-statistics.html.
3 Mayo Clinic, 'Arthritis,' mayoclinic.org/diseases-conditions/arthritis/symptoms-causes/ syc-20350772.
4 American Autoimmune Related Diseases Association, Inc., 'Autoimmune Disease Statistics,' aarda.org/news-information/statistics/.
5 Wim Hof Method, 'Senior Health Beyond Wellness,' wimhofmethod.com/senior-health-beyond-wellness.

6 Nevco Health Care Education, 'The Wim Hof Method for Seniors,' nevcoeducation.com/product/senior-health-beyond-wellness-the-exercises/.
7 Anna Chojnacka, 'Community for the Uninitiated One,' Ted Talk, youtube.com/watch?v=8wGmE9qCnic&feature=youtu.be.

Hoofdstuk 8: De Wim Hof-methode voor sportprestaties

1 'Adenosine Triphosphate,' ScienceDirect, sciencedirect.com/topics/medicine-and-dentistry/adenosine-triphosphate.
2 Michael M. Cox en David L. Nelson, 'Glycolysis, Gluconeogenesis, and the Pentose Phosphate Pathway,' in *Lehninger Principles of Biochemistry*, 5th ed. (New York: W.H. Freeman, 2008), 527-568.
3 Cox en Nelson, 'Glycolysis, Gluconeogenesis, and the Pentose Phosphate Pathway,' 527-568.
4 Wilfried Ehrmann, 'Intense Breathing and Control of Immune System' (18 oktober 2015), wilfried-ehrmann-e.blogspot.com/2015/10/intensive-breathing-has-amazing-effects.html.
5 'Alistair Overeem Talks Wim Hof Method,' YouTube (3 maart 2016), youtu.be/5h_3NVI2OT4.
6 Jelle Zwaag, Rob ter Horst, Ivana Blaženovi´c, Daniel Stoessel, Jacqueline Ratter, Josephine M. Worseck, Nicolas Schauer, Rinke Stienstra, Mihai G. Netea, Dieter Jahn, Peter Pickkers en Matthijs Kox, 'Involvement of Lactate and Pyruvate in the Anti-Inflmmatory Effects Exerted by Voluntary Activation of the Sympathetic Nervous System,' *Metabolites* 10, no. 4 (2020): 148, doi:10.3390/metabo10040148.
7 Tara Parker-Pope, 'On Your Marks, Get Set, Measure Heart Health,' *New York Times*, 23 mei 2011, well.blogs.nytimes.com/2011/05/23/on-your-marks-get-set-measure-heart-health/.
8 'Talking about the Wim Hof Method on the Dr. Oz Show,' YouTube (22 juli 2019), youtube.com/watch?v=dEeWhsc5ZJ0&feature=youtu.be.
9 Wim Hof Method, 'Wim Hof New World Record! (3 Hours Horse Stance),' YouTube (4 februari 2019), youtube.com/watch?v=uV3Oj6EDJxk&feature =youtu.be.

Hoofdstuk 9: De waarheid staat aan onze zijde

1 W.D. van Marken Lichtenbeld, J.W. Vanhommeirg, N.M. Smudlers, J.M. Drossaerts, G.J. Kemerink, N.D. Bouvy, P. Schrauwen en G.J. Teule, 'Cold-Activated Brown Adipose Tissue in Healthy Men,' *New England Journal of Medicine* 360, no. 15 (9 april 2009): 1500-1508, ncbi.nlm.nih.gov /pubmed/19357405.
2 'The Role of Brown Adipose with Wim Hof,' Innerfire, innerfire.nl /brown-adipose.
3 Maartin J. Vosselman, Guy H.E.J. Vijgen, Boris R.M. Kingma, Boudewijn Brans en Wouter D. van Marken Lichtenbelt, 'Frequent Extreme Cold Exposure and Brown Fat and Cold-Induced Thermogenesis: A Study in a Monozygotic Twin,' *PLOS One* 9, no. 7 (11 juli 2014): e101653, journals.plos.org/plosone/article?id=10.1371/journal.pone.0101653.
4 Vosselman et al., 'Frequent Extreme Cold Exposure.'
5 Mayo Clinic, 'Ankylosing Spondylitis,' mayoclinic.org/diseases-conditions/ankylosing-spondylitis/symptoms-causes/syc-20354808.

6 Dominique Baeten, 'Evidence-Based Mindset & Physical Therapy for Add-On Treatment of Active Axial Spondyloarthritis: Safety and Efficacy' (12 juni 2018), ichgcp.net/clinical-trials-registry/NCT02744014.
7 Mayo Clinic, 'Endometriosis,' mayoclinic.org/diseases-conditions/endometriosis/symptoms-causes/syc-20354656.

Hoofdstuk 10: Een dag uit het leven van The Iceman

1 'A3 Ballon Stunt Met Willibord Frequin en "Bikkel" Wim Hof,' YouTube (31 mei 2007), youtube.com/watch?v=PcEvotOB9wA&feature=youtu.be&t=185.

Hoofdstuk 11: Bevrijd je van je voorouderlijke last

1 Dora L. Costa, Noelle Yetter en Heather DeSomer, 'Intergenerational Transmission of Paternal Trauma Among US Civil War Ex-POWs,' *Proceedings of the National Academy of Sciences of the United States of America* 115, no. 44 (30 oktober 2018): 11215-11220, pnas.org/content/115/44/11215.
2 Mark P. Mattson, 'Hormesis Defined,' *Ageing Research Reviews* 7, no. 1 (januari 2008): 1-7, doi: 10.1016/j.arr.2007.08.007.
3 Indigenous Corporate Training, Inc., 'What is the Seventh Generation Principle?' (29 mei 2012), ictinc.ca/blog/seventh-generation-principle.
4 Nicole Wetsman, 'What This Unprecedented 13-Million-Person Family Tree Reveals,' *National Geographic* (1 maart 2018), nationalgeographic.com/news/2018/03/human-family-tree-genealogy-ancestry DNA-marriage-longevity-science/.
5 Pierre Capel, *The Emotional DNA: Feelings Don't Exist, They Emerge* (Amsterdam: K.pl Education, 2018); English translation by M.L. Leslie Pringle, 2019.

Hoofdstuk 12: Voorbij de vijf zintuigen

1 Narayanan Kandasamy, Sarah N. Garfinkel, Lionel Page, Ben Hardy, Hugo D. Critchley, March Gurnell en John M. Coats, 'Interoceptive Ability Predicts Survival on a London Trading Floor,' *Scientific Reports* 6, 32986 (2016), doi: 10.1038/srep32986, nature.com/articles/srep32986.
2 Jonathan Kipnis, 'The Seventh Sense,' *Scientific American* (augustus 2018), scientificamerican.com/article/the-seventh-sense/.
3 Jonathan Kipnis, 'Immune System: The "Seventh Sense,"' *Journal of Experimental Medicine* (January2018), rupress.org/jem/article/215/2/397/42541/Immune-system-The-seventh-sense-Immune-system-The.

Hoofdstuk 13: Het innerlijke licht binnengaan

1 Sri Swami Satchidanada, *The Yoga Sutras of Patanjali* (Buckingham, VI: Integral Yoga Publications, 2012).
2 Cyndi Dale, *The Subtle Body* (Boulder, CO: Sounds True, 2009).
3 Andrea Ferretti, 'A Beginner's Guide to the Chakras,' *Yoga Journal* (29 juli 2014), yogajournal.com/practice/beginners-guide-chakras.